MAX GOTZLER

BIOHACKING

OPTIMIERE DICH SELBST

Bibliografische Information der Deutschen Nationalbibliothek:
Die Deutsche Nationalbibliothek verzeichnet diese Publikation in der Deutschen Nationalbibliografie. Detaillierte bibliografische Daten sind im Internet über http://d-nb.de abrufbar.

Für Fragen und Anregungen:
info@rivaverlag.de

Originalausgabe
2. Auflage 2018

Nymphenburger Straße 86
D-80636 München
Tel.: 089 651285-0
Fax: 089 652096

Umschlaggestaltung: Marc-Torben Fischer, München
Umschlagabbildung: Tanja Widing
Lektorat: Julia Bauer
Layout: Deborah Herzog, www.alpsee-design.de
Satz: Daniel Förster, Belgern

Bildnachweis: Christine Albrecht: 95; Stefan Andrews: 138/139; Biotrakr UG: 17; Kiki Bosch: 107, 115, 150, 160; Johannes Breyer: 31, 60, 117, 159; Evoletics: 66–74, 76–81; Max Gotzler: 6, 54, 55, 89, 101, 111, 113, 145, 163; iStock/BeylaBalla: 120/103; iStock/FluxFactory: 58/59; iStock/Geber86: 86/87; iStock/lechatnoir: 84; iStock/Materio: 97; iStock/nenadpitarevic: 12/13; Monika Knebel: 163; Pamela Meier: 8, 143; Kasper van der Meulen: 10; riva Verlag: 44; Ben Max Rubinstein: 161; Shutterstock/Auhustsinovich: 132; Shutterstock/4Max: 82; Shutterstock/Africa Studio: 36; Shutterstock/Andras Pal: 152/153; Shutterstock/bitt24: 49; Shutterstock/Cegli: 24/25; Shutterstock/chinasong: 133; Shutterstock/crystal light: 90; Shutterstock/Dario Lo Presti: 148; Shutterstock/designer491: 124; Shutterstock/Frannyanne: 38; Shutterstock/GaudiLab: 104/105; Shutterstock/Gertjan Hooijer: 133; Shutterstock/GlebSStock: 109; Shutterstock/Jacob Lund: 62; Shutterstock/Kate Aedon: 126; Shutterstock/LongQuattro: 92; Shutterstock/Matej Kastelic: 27; Shutterstock/NorSob: 136; Shutterstock/oatawa: 94; Shutterstock/ohrim: 20; Shutterstock/Paolo Bona: 16; Shutterstock/PattyPhoto: 132; Shutterstock/RAJ CREATIONZS: 23; Shutterstock/Renato Seiji Kawasaki: 148; Shutterstock/sebra: 134, Shutterstock/successo images: 133; Shutterstock/VasiliyBudarin: 34; Shutterstock/Voyagerix: 41; Shutterstock/YuRi Photolife: 47

Druck: Florjancic Tisk d.o.o., Slowenien
Printed in the EU

ISBN Print 978-3-7423-0102-4
ISBN E-Book (PDF) 978-3-95971-375-7
ISBN E-Book (EPUB, Mobi) 978-3-95971-374-0

Weitere Informationen zum Verlag finden Sie unter

www.rivaverlag.de

Beachten Sie auch unsere weiteren Verlage unter www.m-vg.de

MAX GOTZLER

BIOHACKING

OPTIMIERE DICH SELBST

- Besser schlafen
- Mehr leisten
- Ausgeglichener sein
- Länger leben

riva

Inhalt

In der Unterhose Skifahren

»Max, du solltest in der Unterhose runterfahren. Dann bekommst du die volle Ladung Sonnenlicht und die positiven Effekte der Kälte!« Als ich mit Dr. Jack Kruse, einem renommierten Neurochirurgen, Autor und Biohacker, über den Einfluss von Licht auf unsere Mitochondrien diskutierte, sprachen wir auch übers Skifahren. Ich war zum Zeitpunkt des Gesprächs gerade in Tirol auf einem Skitrip und berichtete Jack von meinem Bergabenteuer, als er mich zu dieser Mutprobe herausforderte. Natürlich bin ich gleich am nächsten Tag auf über 1500 Meter und bei Minusgraden halb nackt den Berg hinuntergerast und habe das Ganze auch noch auf Video dokumentiert. Entschuldigung, Mama ...

Ich habe die Herausforderung unter anderem auch deshalb angenommen, weil ich mich ständig dabei ertappe, wie ich den Bezug zu meiner natürlichen Umwelt

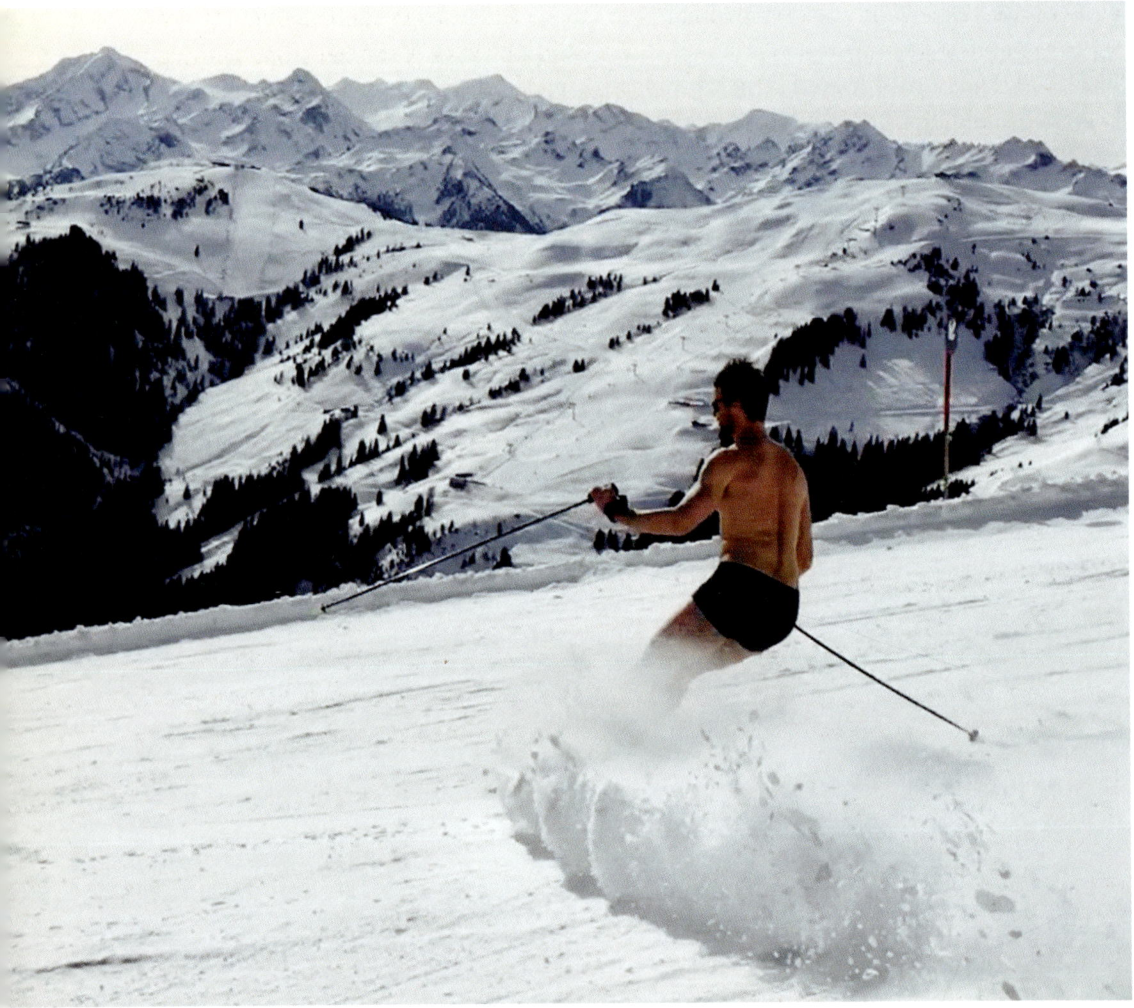

und ihren Elementen wie Licht und Kälte verliere. Besonders im Winter bekommen wir die Sonne nur selten zu Gesicht und halten uns meist in temperierten Räumen auf. Über 1500 Meter Höhe, zum Beispiel während des Skifahrens, bekommen wir allerdings auch in mitteleuropäischen Breitengraden eine ordentliche Menge Sonnenlicht, gepaart mit winterlichen Temperaturen ab. Genau aus diesem Grund hat Jack mich herausgefordert, bei der Abfahrt auf so viele Klamotten wie möglich zu verzichten. In einer künstlich geschaffenen Welt brauchen wir wieder den direkten Kontakt zu unserer natürlichen Umwelt.

Unser Körper ist ein erstaunliches Instrument, das, wenn wir es richtig behandeln, enorm anpassungs- und widerstandsfähig sein kann. Wir sind dazu gemacht, uns auf unterschiedliche Licht-, Nahrungs- und Temperaturverhältnisse einzustellen, und dabei enorm flexibel. Genauso wie sich Reptilien häuten, Bäume die Blätter verlieren oder Pinguine eine besondere Fettschicht bilden können, haben wir von der Evolution Mechanismen mitbekommen, die es uns erlauben, uns zu verschiedenen Jahreszeiten auf diesem Planeten wohlzufühlen. Gleichzeitig haben wir uns eine künstliche Umwelt geschaffen, die diese Mechanismen mehr und mehr unterdrückt. Über die letzten Jahre ist eine Bewegung von Do-it-yourself-Wissenschaftlern herangewachsen, die neue technologische Errungenschaften dazu einsetzt, um in einer technologiedominierten Welt die Werkzeuge der Natur in noch nie da gewesener Form nutzbar zu machen: Damit wir gesünder, glücklicher und leistungsfähiger leben. Diese Wissenschaftler nennen sich selbst »Biohacker« und ihre Methoden werden als »Biohacks« bezeichnet.

Mit diesem Buch liefere ich dir die wirksamsten Tricks und Techniken, die ich in Sachen Biohacking kennengelernt habe. Die beschriebenen Methoden helfen dir dabei, wieder zurück zu einer natürlichen Balance zu finden, nachts wieder durchschlafen zu können, energievoll und motiviert in den Tag zu starten, produktiv und fokussiert zu arbeiten und vor allem lange gesund zu bleiben. Biohacking wird dabei als eine Art der Selbstoptimierung verstanden, die auf der Kombination von Technologie, evolutionären Konzepten und Systemdenken basiert. Indem du zum Beispiel verstehst, wie viel Schlaf du wirklich brauchst und wie dieser durch Ernährung, Licht und Stress beeinflusst wird, kannst du effektiv Einfluss darauf nehmen und ihn nach deinen Bedürfnissen optimieren. Das Besondere am Biohacking ist, dass es sich aus verschiedenen Disziplinen wie Ernährungswissenschaften, Psychologie, funktionalem Training und auch Quantenphysik bedient und daraus wirkungsvolle Methoden entwickelt werden.

Willkommen beim Biohacking, einer neuen, systematischen Art der ganzheitlichen Selbstoptimierung!

Dein Max

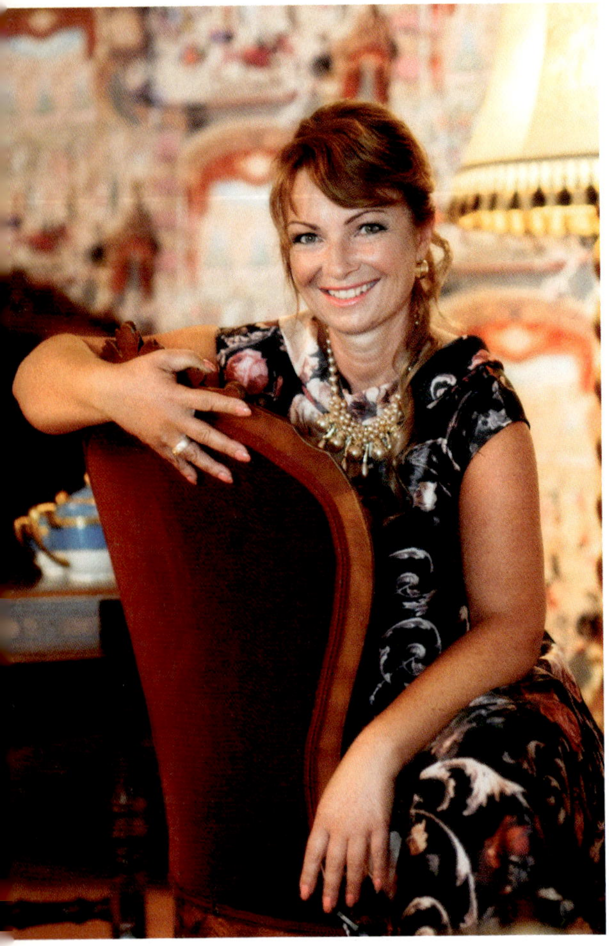

Optimiert durch Rückbesinnung auf das Wesentliche

Unsere heutige moderne Gesellschaft ist geprägt von einem Paradigmenwechsel im Gesundheitsbereich – einem Wechsel von passiver Unwissenheit hin zu positivem Engagement und innovativer Eigeninitiative. Max Gotzlers Erstlingswerk *Biohacking – Optimiere dich selbst* wie auch seine leidenschaftliche Hingabe, mit der er anderen wichtige Werkzeuge zum Erhalt ihrer Gesundheit und Tipps für einen lebensverändernden Lifestyle an die Hand gibt, ist Zeugnis dieses neuen Trends und erfüllt mich mit Freude und Stolz.

Unsere Umwelt hat sich in den letzten 100 bis 150 Jahren massiv verändert. Heute sind wir nicht mehr machtlos immunologischen Angriffen ausgesetzt, müssen uns nicht mehr gegen Attacken wilder Tiere erwehren oder uns von menschheitsdezimierenden Kriegen erholen. Unsere große Herausforderung für ein gesundes (Über-)Leben liegt heute in der von uns selbst veränderten Umwelt und in einem uns immer artfremderen Umfeld. Wir leben in einer elektrifizierten und digitalisierten Umgebung, die uns unserem gewohnten natürlichen elektromagnetischen Feld und Lichtspektrum entzieht, und damit unserem Organismus zunehmend zu schaffen macht. Mehr denn je brauchen wir daher Hilfsmittel und Instruktionen zur Rückbesinnung, um unseren Körper und Geist »im Flow« zu halten und täglich aufs Neue Türen zur eigenen Regeneration zu öffnen.

Bei meiner Beschäftigung mit Biohacking und Optimierung besinne ich mich gern auf Nassim Nicholas Talebs Begriff der »Antifragilität«. Denn wir sollten verstehen lernen, dass wir unserem Körper und Geist Gutes tun, indem wir ihn nicht (krampfhaft) auf Robustheit und Resilienz trainieren, sondern durch eine Rückbesinnung auf ursächliche Wirkmechanismen der Natur, durch eine Reduktion auf das Wesentliche, antifragiler, also weniger zerbrechlich, werden. Nur so können wir uns besser an unser verändertes Umfeld anpassen und gestärkt und optimiert weiterbestehen.

Bei Biohacking und Optimierung heißt es daher, weiter über den Tellerrand einfacher biochemischer oder elektrophysikalischer Vorgänge zu schauen. Wir benötigen ein vertieftes Verständnis unserer evolutionären Herkunft und unseres individuellen körperlichen und geistigen Zustands: Wo befinde ich mich? Wie fragil reagiere ich auf meine Umwelt? Wie reagiert mein Organismus auf molekularer Ebene auf mein internes und externes Umfeld?

Unsere persönliche Fragilität – oder besser natürlich: unsere Antifragilität – zeigt sich in unserer Reaktion auf unsere »moderne« Ernährung und darin, wie flexibel unser Stoffwechsel mit unseren heutigen Nahrungsmitteln umgehen kann. Ebenso spiegelt unser zelluläres Energieniveau unsere Adaptionsfähigkeit an die Umwelt wider. Wer schon am Morgen an Energiemangel leidet, bekommt die eigene Fragilität klar vor Augen geführt. Eigentlich sind wir aber wie kein anderes Lebewesen dafür geschaffen, unsere großartige Denkfähigkeit zu unserem Vorteil zu nutzen und mit großer Kraft und Beweglichkeit den Alltag zu meistern. Geistige und körperliche Agilität sollte unsere Signatur sein! Und genau dafür finden wir in diesem wertvollen Buch einfache und effektive Anleitungen. Man mag es nennen, wie man will – Biohacken, Optimieren, Pimpen (oder irgendein anderer Trendbegriff) –, wichtig ist, dass sich hier alles um die lebenswichtigen Aspekte zur Förderung körpereigener Adaptionsmechanismen dreht, die uns in einer strapaziösen Umwelt entspannter, antifragiler und standfester machen.

Ich wünsche allen Lesern dieser Biohacker-Bibel den gleichen positiven Drive, den Max und ich täglich leben und vorleben. Kommunizieren Sie wie wir immer wieder aufs Neue mit jeder einzelnen Ihrer Zellen und passen Sie Ihr internes und externes Umfeld so an, dass zelluläre Freude entsteht und bleibt. Folgen Sie keinem Trend, kopieren Sie nicht blind Internetempfehlungen und glauben Sie nicht alles, was Sie lesen. Lernen Sie Ihren eigenen Körper kennen und tauchen Sie in die Materie ein. Dann beginnt das wahre Abenteuer Ihrer eigenen Optimierung und Sie werden jeden Tag ein Quäntchen antifragiler. Es gibt viel zu tun – also packen Sie es an!

Mit den besten Wünschen für eine optimale »antifragile« Zukunft.

Anja Leitz
Neurofeedbacktherapeutin und Ernährungsexpertin mit Schwerpunkt neurologische Stoffwechselstörungen, Autorin von *Better Body – Better Brain,* Leiterin des Therapiezentrums Steinfels und Inhaberin des einzigartigen Biohacking-B&B

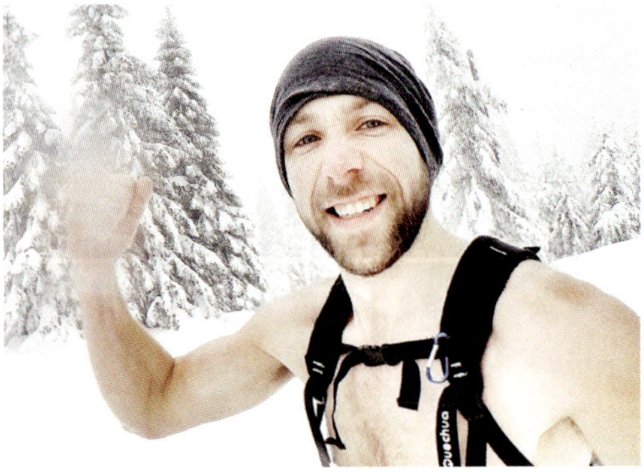

Die wissenschaftliche Kunst der Selbstoptimierung

Herzlichen Glückwunsch! Du bist einer jener Menschen, die das große Glück hatten, in diesem besonderen Zeitabschnitt der Menschheitsgeschichte geboren worden zu sein. Falls du es nicht bemerkt hast: Es gab noch nie eine bessere Zeit, um am Leben zu sein. Noch nie! Im Gegensatz dazu, was die öffentliche Meinung dich glauben lassen will, ist es tatsächlich so, dass die Welt generell noch nie sicherer, wohlhabender und friedlicher war, vor allem, wenn du das Glück hast, in einem entwickelten Teil von Europa zu leben.

Halte einfach mal eine Sekunde inne, um zu realisieren, wie viele endlose Möglichkeiten dir dadurch zur Verfügung stehen. Diese moderne Welt bietet uns unbegrenzten Zugang zu Informationsquellen, Kommunikationsmitteln, reichlich Nahrung und Ressourcen, wirksamer Medizin und einem exponentiell wachsenden Verständnis über Wissenschaft und Technik. Diese erstaunlichen Dinge existieren nicht nur, sie werden auch mehr und mehr verfügbar gemacht – für fast jeden. Aber warum sind wir dann eine so total ungesunde, unglückliche, medikamentenabhängige, depressive, süchtige, fettleibige und ausgebrannte Generation? Diese Fragestellung ist mir selbst auch nicht fremd. In meinen jungen Jahren durchlebte ich bereits eine schwierige Zeit, in der ich mich mit all dem Genannten herumgeschlagen habe. Die letzte Phase einer solchen geistigen und körperlichen Not hatte ich im Alter von etwa 25 Jahren. Ein 35 Kilogramm schweres Fettpolster belastete meinen Körper, mein überstimuliertes Gehirn und der Mangel an Konzentration brannten mich geradezu aus. Meine Unfähigkeit, meine Emotionen zu fühlen und zu verarbeiten, gab mir eine dunkle Lebensanschauung, und meine Auswahl an Minisüchten, wie unkontrollierter Zuckerkonsum, Rauchen, viel Alkohol am Wochenende und durchzockte Nächte beim Videospielen, brachten mir einen schwachen Körper ein, was letztendlich zu Schulterverletzungen, Herzrhythmusstörungen und furchtbaren Migräneanfällen führte. Zu dieser Zeit arbeitete ich als Physiklehrer und beschloss, mich selbst systematisch zu untersuchen, um herauszufinden, was mit mir los war. Um die Kontrolle über meine Gesundheit wiederzuerlangen, führte ich etliche Selbstexperimente durch und versagte oft, bis ich merkte, dass die Antwort schon die ganze Zeit genau vor meiner Nase war: ein Verständnis meiner eigenen Biologie.

Unsere Biologie hat sich in den letzten 100 000 Jahren, seit unsere steinzeitlichen Vorfahren den Erdball durchstreiften, nicht viel verändert. Unser Körper und unser Gehirn sind immer noch dazu geschaffen, um in einer Welt der Knappheit und Gefahren zu überleben, überempfindlich auf neue Informationen zu reagieren, so faul wie möglich zu sein, möglichst viele kalorienreiche Lebensmittel zu verzehren, neue aufregende

Impulse zu suchen und uns ständig an die Welt um uns herum anzupassen. Das alles sind Eigenschaften, die uns in unserer heutigen Umwelt mit ihren stetig neuen Reizen nicht mehr allzu viel nützen. Wir leben in einer Welt, die beherrscht wird von E-Mails, Facebook, Instagram, niemals schließenden Fast-Food-Restaurants und in der in Bezug auf das Arbeitsleben unsere Produktivität wichtiger ist als unsere Gesundheit. Ist es da ein Wunder, dass wir uns schwertun, uns wohlzufühlen? Ich denke nicht.

Und das sind wir: wahnsinnig intelligente, sensible, mächtige und hoch entwickelte Organismen in einer hoch technisierten Informationsgesellschaft lebend, in der es alles im Überfluss gibt, die auch voller Chancen steckt. Es ist an der Zeit, die Herausforderungen unserer Umwelt anzunehmen und unsere Lebensqualität wieder selbst zu bestimmen. Indem du dieses Buch von Max Gotzler in Händen hältst, hast du den ersten Schritt getan, um dich selbst besser zu verstehen und die Verantwortung für die Ergebnisse in deinem Leben zu übernehmen.

Als ich verstanden habe, dass die Qualität meines Lebens komplett in meiner Verantwortung liegt, begann für mich die Wende zum Besseren. In jedem von uns wohnt erstaunliches Potenzial inne, das es freizusetzen gilt. Genau wie Max kombinierte ich auf meinem Weg zur Selbstoptimierung evolutionäre Konzepte mit Technik, Wissenschaft und Intuition, um meinen persönlichen optimalen Lebensstil zu finden. Wir nennen diese wissenschaftliche Kunst »Biohacking«. Dieses Feld basiert nicht auf in Stein gemeißelten Wahrheiten und wissenschaftlichen Dogmen, sondern auf individuellen Erfahrungen, aktuellen Erkenntnissen und evolutionären Werkzeugen, die es jedem Menschen erlauben, die optimale Version seiner selbst zu finden. Von dem Moment an, als ich begann, mein Leben auf diese Weise zu betrachten, habe ich sofort eine neue Art von Freiheit gewonnen. Mit diesem Buch kannst du nun auf deine ganz eigene Reise gehen.

Willkommen in der wunderbaren Welt des Biohackings

Hier bist du genau richtig! Das Buch, das du in Händen hältst, beinhaltet die effektivsten, einfachsten und beeindruckendsten Biohacks, die du selbst an dir austesten kannst. Max ist einer der Topexperten für Biohacking in Europa und der Vorreiter der Szene im deutschsprachigen Raum. Es war mir eine Ehre, Max bei seinem allerersten FlowFest als Redner und Workshopleiter zu unterstützen. Nach der Veranstaltung konnte ich noch ein paar Tage mit Max verbringen und seitdem sind wir gute Freunde und im ständigen Austausch. Ich habe keinen Zweifel: Deine Entscheidung, dieses Buch in die Hand zu nehmen, wird dein Leben über viele Jahre positiv beeinflussen. Werde nun selbst zum Biohacker und befreie dich von Trends, Dogmen und Marketingtricks. Nutze die wertvollen Tipps in diesem Buch und gestalte dein Leben so, wie du es leben willst.

Ich wünsche dir viel Spaß beim Lernen, Experimentieren und Optimieren!

Kasper van der Meulen
Professioneller Biohacker, zertifizierter Wim-Hof-Trainer und Autor von *Mindlift*

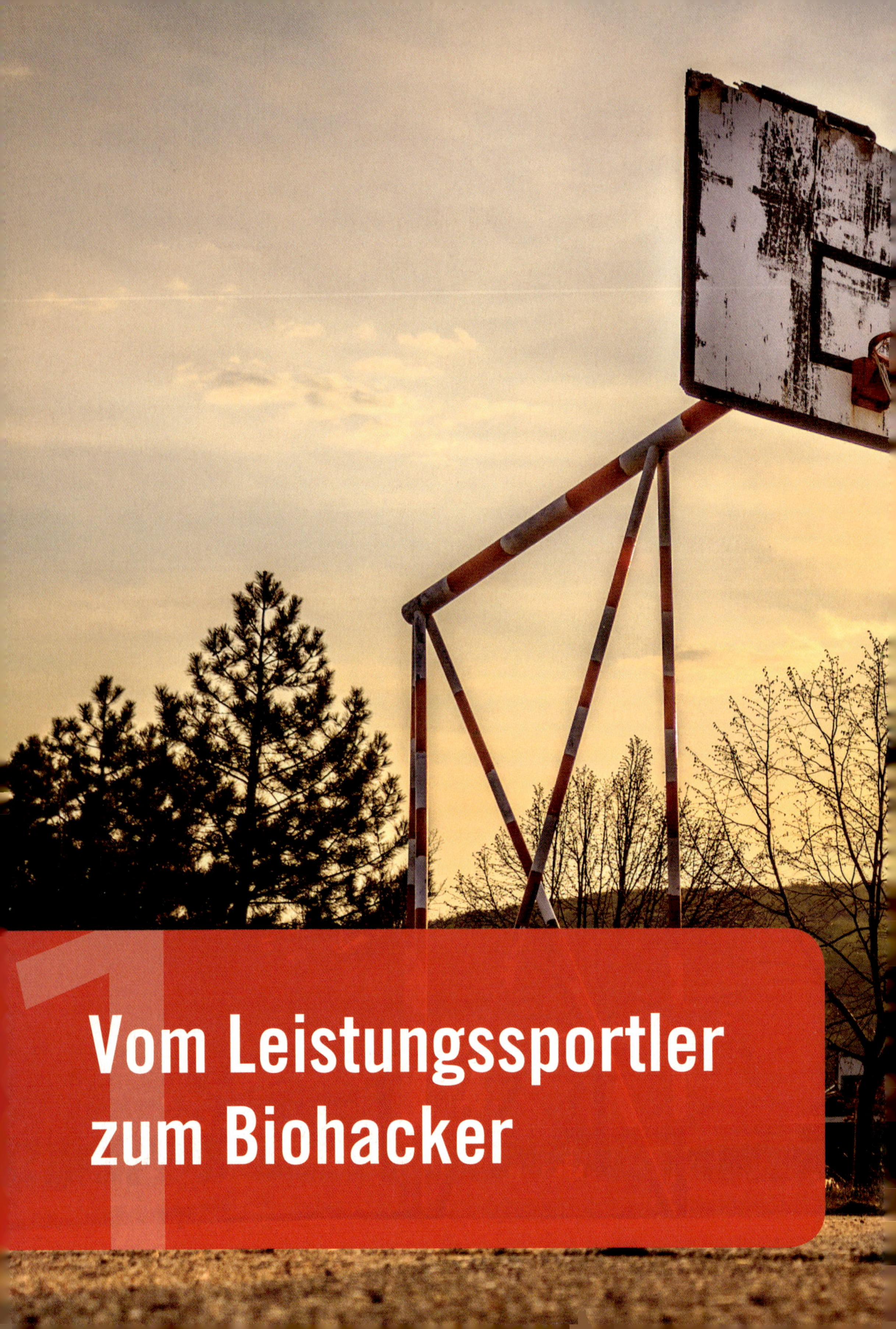

1 Vom Leistungssportler zum Biohacker

»Was immer du tun kannst oder wovon du träumst – fange es an. In der Kühnheit liegt Genie, Macht und Magie.«

Johann Wolfgang von Goethe

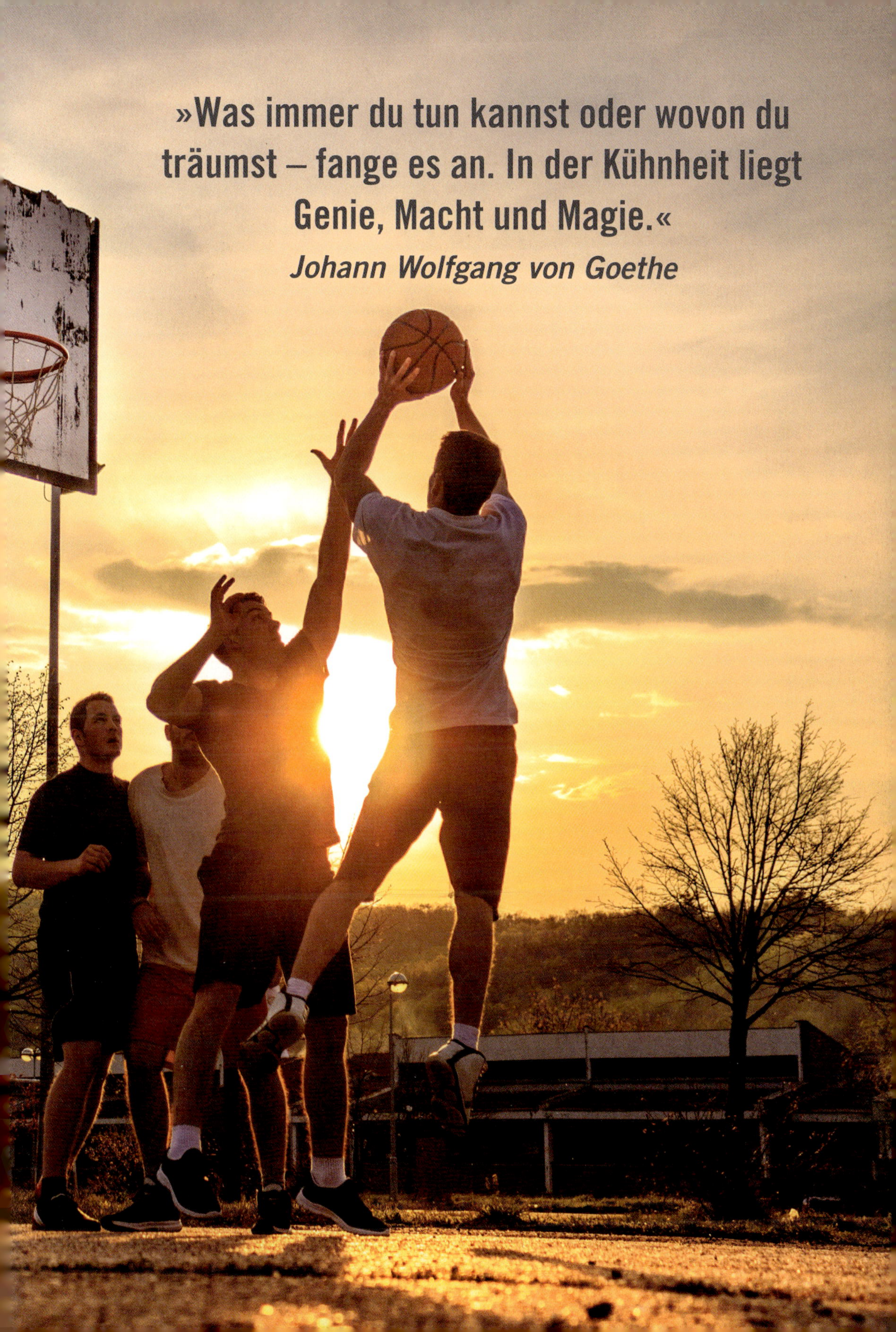

> Ich wurde nicht einfach als Biohacker geboren. Meine Geschichte beginnt als junger Basketballer mit dem Traum, vor Tausenden Zuschauern Basketball zu spielen. Auch nach meiner Karriere blieb mir die Leidenschaft, mich selbst zu beobachten und mich kontinuierlich weiterzuentwickeln. Im Biohacking fand ich ein neues Zuhause.

Wie alles begann

Mein Weg zum Biohacking führte über den Leistungssport. Aufgewachsen bin ich in Oberbayern, groß geworden als Basketballer bei der Jugend des TSV Weilheim und des FC Bayern München. Mit einem Sportstipendium in der Tasche ging ich nach dem Abitur dann in die USA. Dort lernte ich zum ersten Mal den Wert der auf Zusammenhängen und Daten beruhenden Leistungsoptimierung kennen. »Biohacking« war damals noch ein recht schwammiger Begriff, unter dem verschiedene Gruppen von Menschen zusammengefasst wurden. Unter anderem verstand man unter Biohackern Leute, die mit Implantaten arbeiteten, Gene untersuchten, sich selbst in Cyborgs verwandelten, sich für radikale Lebensverlängerung interessierten oder mithilfe technologischer Geräte ihre Körperdaten wie Puls oder die absolvierte Schrittanzahl erfassten, um sich besser zu verstehen und sich leistungsfähiger und gesünder zu machen.

Wie bedeutsam der Effekt des Vermessens tatsächlich ist, wurde mir während meiner Jahre als NCAA-Basketballspieler an der Boston University bewusst. Neben gängigen Statistiken über Punkte, Rebounds und Assists verfolgte unser damaliger Fitnesscoach Glenn akribisch auch andere Werte wie Gewicht, Kalorienverbrauch, Körperfettanteil, Antrittsgeschwindigkeit und Maximalkraft. Jede Woche fanden wir in unserem Spind eine Excel-Tabelle mit allen gemessenen Parametern inklusive der Veränderung zur Vorwoche. Dabei bestimmten das Ausmaß und der Trend der Veränderungen die weitere individuelle Trainingsgestaltung. Gelangte zum Beispiel jemand im Team über die dämonisierte Grenze von 10 Prozent Körperfettanteil (gemessen per 3-Falten-Methode), musste er täglich nach unserem Mannschaftstraining zusätzlich ungefähr 20 Kilometer auf dem Ergometer fahren, bis er wieder ein Level unter 10 Prozent erreicht hatte.

Unser Sportleralltag wurde maßgeblich von unseren Leistungen bestimmt, die täglich gemessen, bewertet und optimiert wurden. Das Tracking beinhaltete nach meinem Empfinden zwei Komponenten: Zum einen wurden damit Leistungsgrenzen erkannt und diese mit optimalen Erholungsphasen kombiniert, zum anderen diente das Messen als psychologische Motivation. Keiner wollte zurückbleiben, jeder visierte das nächste Level an. Zudem dienten die wöchentlichen Reports als objektives Feedback, das einem Fort- oder auch Rückschritte vor Augen führte und in die Anpassung des Trainingsplans einfloss. Das war 2008. Damals steckte die Biohacking-Bewegung noch in den Kinderschuhen. Heute trainieren Athleten bereits mit weit mehr Tools, die Echtzeitfeedback bereits während des Trainings abgeben.

Als ich nach meiner Zeit in den USA nach Deutschland zurückkehrte, war diese Art der systematischen Selbstoptimierung noch nicht sehr verbreitet. In den USA hingegen gab es damals schon die ersten Firmen, die es einem erlaubten, die eigenen Blutwerte und sogar Gene analysieren zu lassen, und darauf basierend, Empfehlungen zu erhalten. Mir gefiel vor allem die individuelle Herangehensweise dieser Analysen. Das erste Mal hatte ich das Gefühl, meine Gesundheit und Leistungsfähigkeit in die eigenen Hände nehmen zu können und nicht von allgemeinen Richtlinien und Normalbereichen abhängig zu sein. Mit den Testresultaten und anderen Parametern konnte ich zum Beispiel herausfinden, wie sich meine Frühstückseier tatsächlich auf meinen Cholesterinspiegel auswirkten, nämlich überhaupt nicht. Ich gründete daraufhin in Deutschland eine Plattform, die es dem Nutzer ermöglichte, seine Blutwerte testen zu lassen. Dafür arbeitete ich mit einem Labor zusammen, mit dem ich versendbare Bluttests anbot, um dann die Ergebnisse für die Kunden online darzustellen. Daraus ist mein heutiges Unternehmen Flowgrade entstanden, eine Onlinewerkstatt zur Optimierung von Körper und Geist mit eigenem Blog, Shop und Podcast. Plötzlich war ich ein professioneller Biohacker.

Was ist Biohacking?

Heute ist Biohacking weltweit zu einem Megatrend geworden. Es geht dabei im Prinzip darum, ein biologisches System auseinanderzunehmen, zu verstehen und wieder zusammenzusetzen. Dabei hat sich die Community auf folgende Definition geeinigt: »Biohacking bedeutet das Optimieren von Körper und Geist mithilfe von Technologie, Wissenschaft und Systemdenken.« Mittlerweile finden rund um den Globus zahlreiche Biohacking-Konferenzen und -Veranstaltungen statt, auf denen sich Experten und Interessierte aus den verschiedensten Bereichen einfinden. Neben Ernährungswissenschaftlern kannst du bei einem solchen Event zum Beispiel auch Fitnesstrainern, Neoschamanen, Musikern, Unternehmern, Leistungssportlern und Neurochirurgen die Hand schütteln. Alle vereint das Ziel, Körper und Geist besser zu verstehen, Zusammenhänge zu erkennen und damit neue Werkzeuge zu gewinnen, um Einfluss auf die Leistungsfähigkeit und das Wohlbefinden nehmen zu können.

Power Posing – ein genialer Biohack

Auf der Biohacking Conference 2015 in Los Angeles, einem jährlich stattfindenden Treffen der Biohacking-Szene, hielt ich einen Vortrag über ein Selbstexperiment zum Sexualhormon Testosteron. Das wohl meistdiskutierte Geschlechtshormon wird nicht nur mit unserem Sexualtrieb, sondern auch mit Muskelwachstum, der Psyche und dem Fettstoffwechsel in Verbindung gebracht, und das sowohl bei Männern als auch Frauen. Vor meinem Vortrag führte ich mit meinem Publikum einen Haka-Tanz durch. Mein Ziel war es, den Testosteronspiegel in dem mit Menschen gefüllten Raum anzuheben. In Echtzeit! Der Haka ist ein Tanz der

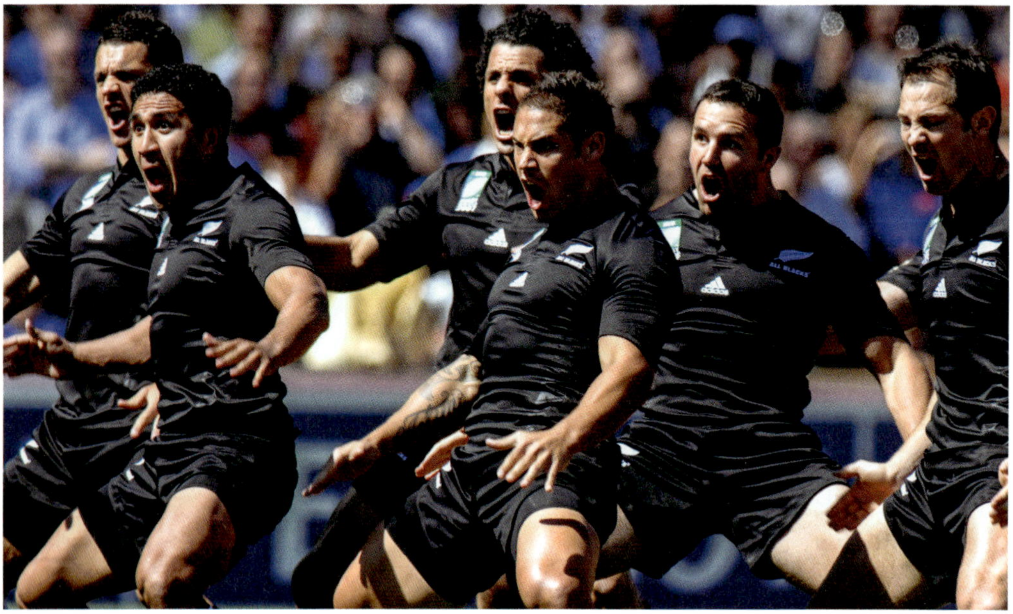

Den Haka, den Tanz der Eingeborenen von Neuseeland, nutzt die neuseeländische Rugbynationalmannschaft, um durch bestimmte Körperhaltungen den Hormonspiegel zu beeinflussen.

Eingeborenen von Neuseeland, der mit der Kombination aus Grimassen und aggressivem Trommeln auf diverse Körperteile einen Gegner einschüchtern und die eigenen Kämpfer motivieren sollte. Durch die beeindruckenden Aufführungen des neuseeländischen Rugbynationalteams, der »All Blacks«, gewann der Haka an internationaler Aufmerksamkeit und wird mittlerweile aufgrund seiner Wirksamkeit auch von Mannschaften in anderen Sportarten angewandt.[1] Die Idee zur Aufführung kam mir durch die Forschung der Harvard-Professorin Amy Cuddy, die herausgefunden hatte, dass wir unseren Hormonhaushalt aktiv beeinflussen können, wenn wir bestimmte Körperhaltungen einnehmen. Nach Amys Erkenntnissen habe ich den durchschnittlichen Testosteronspiegel meiner Zuhörer bereits mit 2-minütigem Power Posing um etwa 20 Prozent steigern können.[2] Dieses Konzept des Power Posings entstammt der Primatenforschung. Denn auch Primaten wie Gorillas oder Schimpansen nehmen bestimmte Posen ein, wenn sie sich zum Beispiel überlegen, angriffslustig oder in die Ecke gedrängt fühlen. Der Zustand triggert dabei eine gewisse Körperhaltung. Nach Amy Cuddy funktioniert es aber auch andersherum. Zwar werden Amys Ergebnisse immer wieder angefochten und Wissenschaftler sind sich hier bei Weitem nicht einig, ob Power Posing tatsächlich eine hormonelle Veränderung hervorruft.[3] Was sicher zu sein scheint, ist, dass eine bewusst eingenommene Haltung einen bestimmten Zustand hervorrufen kann. Wenn du dich beispielsweise breitbeinig vor einen Spiegel stellst und dir auf die Brust trommelst, wirst du dich bereits kurz danach selbstbewusster fühlen. Ein genialer Biohack!

Die sechs Säulen des Biohackings

Ich habe meine Erkenntnisse durch Biohacking in sechs Lebensbereiche unterteilt, die alle ineinanderfließen und das körperliche und geistige Leistungsvermögen und vor allem das Wohlbefinden beeinflussen. Diese sechs Lebensbereiche, nämlich Ernährung, Bewegung, Erholung, Balance, Fokus und Umfeld, liefern auch die Grundlage für den Aufbau dieses Buches. Jeder Bereich entspricht einem eigenen Kapitel, in dem ich Biohacks beschreibe, mit denen du Einfluss auf den jeweiligen Bereich nehmen kannst. Dadurch wird das Buch zu einer Art Werkzeugkiste, aus der du dich frei bedienen darfst. Aber Vorsicht! Nicht jeder Biohack funktioniert für jeden gleich gut. Biohacking ist eine individuelle Kunst und das Selbstexperiment ist ein wichtiges Element dabei. Auch wenn jede der beschriebenen Methoden auf wissenschaftlichen Erkenntnissen beruht, empfehle ich dir, vor der Anwendung deinen Arzt, Ernährungsberater oder Fitnesscoach zu konsultieren. Im Folgenden möchte ich dir diese sechs Lebensbereiche kurz vorstellen.

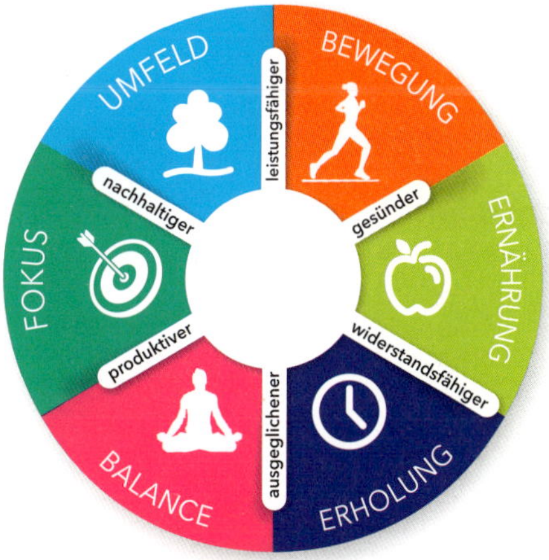

Biohacking befasst sich mit verschiedenen Lebensbereichen für eine ganzheitliche Optimierung von Körper und Geist.

Ernährung

Für die meisten Menschen in meinem Umfeld beginnt die eigene Gesundheit mit der Ernährung. Das hat auch seinen Grund, denn schon mit einigen kleinen Umstellungen der Ernährungsweise lassen sich meist recht schnell beachtliche Veränderungen erzielen. In diesem Kapitel erkläre ich dir, wie ein Biohacker leistungsmindernde Stoffe von seinem Speiseplan eliminiert, Unverträglichkeiten mit einem einfachen Test identifiziert und mit Methoden wie dem ketotischen Zustand und intermittierendem Fasten seine physische und mentale Leistungsfähigkeit optimiert.

Bewegung

Das Ziel dieses Kapitels ist, dir Methoden zu liefern, mit denen du langfristig fit, schmerzfrei und beweglich bleiben kannst. Hier erfährst du, wie du mit kurzen, intensiven Trainingseinheiten deinen Körper in Topform bringen kannst. Dazu findest du Tipps zur Optimierung deiner Körperhaltung in jeglichen Lebenslagen.

Erholung

Ein erholsamer Schlaf ist die Grundvoraussetzung für ein hohes Wohlbefinden. Wenn du ausreichend lange und tief schläfst, lösen sich viele Probleme physischer, aber auch mentaler Natur wie von selbst. Hier findest du eine Anleitung zu einer optimalen Nachtruhe. Tagsüber kannst du deinem Körper mit ein paar Atemübungen zur Regeneration verhelfen.

Balance

In diesem Kapitel findest du Methoden, um gezielt Stress abzubauen, deinen Geist zu entlasten und gelassener zu werden. Darüber hinaus zeige ich dir eine Dankbarkeitsübung, mit der du dich auf die positiven Dinge in deinem Leben konzentrieren und dadurch zufriedener werden kannst.

Fokus

Das menschliche Gehirn hat die nervige Eigenschaft, Dinge aufzuschieben und sehr viel Energie für die Entscheidung zu verwenden, was nun wichtig ist und was nicht. In diesem Abschnitt erfährst du, wie du deine Zeit sinnvoll und produktiv einsetzen kannst, um dir möglichst viel Freiräume für die schönen Dinge des Lebens freizuschaufeln.

Umfeld

Der Einfluss von Kunstlicht und Temperatur auf unsere biologische Struktur hat in den letzten Jahren enorm an Bedeutung gewonnen. In diesem Kapitel erfährst du einige Tricks und Techniken, wie du den neuen und oft schädigenden Einflüssen effektiv entgegenwirken kannst.

Was du mit Biohacking erreichen kannst

Was du hier in Händen hältst, ist eine Sammlung der wirksamsten Methoden, die ich im Biohacking-Universum kennengelernt habe. Dieses Buch liefert einen umfassenden Überblick über verschiedene Techniken und Methoden zur Optimierung von Körper und Geist, die alle ineinanderfließen und nicht Schritt für Schritt durchlaufen werden müssen. Wenn du zum Beispiel deine Lichtverhältnisse zu Hause änderst, könnte sich das auf deinen Schlaf, deinen Stoffwechsel und deine Stimmung auswirken. Gleichzeitig appelliere ich an dich, nicht alles ohne Hinterfragen hinzunehmen, sondern dir eine eigene Meinung zu bilden. Eine wichtige Erkenntnis für mich war, dass eine bestimmte Methode sich bei unterschiedlichen Menschen anders auswirken kann. Ein olympischer Gewichtheber braucht sicherlich eine andere Rückenmuskulatur als ein klassischer Pianist.

Die meisten Menschen, mit denen ich arbeite, lassen sich jedoch grob in zwei Kategorien einteilen: Sie wollen entweder ein körperliches Problem beseitigen oder ihre Leistungsfähigkeit steigern. Je nachdem, welches Ziel du hast, empfehle ich eine individuelle Herangehensweise. Bevor du beginnst, dich selbst zu optimieren, solltest du dir zuerst genau überlegen, was du erreichen willst. Hierbei helfen dir folgende Fragen.

Du hast ein körperliches Problem

1. Fühlst du dich oft müde und antriebslos ohne wirklichen Grund?
2. Schläfst du schlecht und fühlst dich morgens nicht ausgeruht?
3. Kämpfst du mit einer Autoimmunerkrankung, die du nicht in den Griff bekommst?
4. Leidest du unter Allergien oder Nahrungsmittelunverträglichkeiten?
5. Plagen dich Verdauungsstörungen, chronische Entzündungen oder Übergewicht?

Wenn du eine der Fragen mit Ja beantworten kannst, dann empfehle ich dir, vorerst die ersten drei Kapitel zu Ernährung (ab Seite 24), Bewegung (ab Seite 58) und Erholung (ab Seite 86) zu lesen.

Du willst deine Leistungsfähigkeit steigern

1. Willst du mehr aus deinem Körper herausholen, ohne diesen unnötig zu belasten?
2. Willst du produktiver sein, fokussierter arbeiten und motivierter deinen Alltag bestreiten?
3. Willst du Muskeln aufbauen, fitter aussehen und dein Sexleben verbessern?
4. Möchtest du gelassener werden, besser mit Stress umgehen und gesunde Beziehungen pflegen?
5. Möchtest du rundherum gesünder und glücklicher sein und dieses Gefühl mit deinen Mitmenschen teilen?

Wenn du eher in diesen Bereich fällst und bereits einen gesunden Lebensstil pflegst, dann kannst du mit den letzten drei Kapiteln Balance (ab Seite 104), Fokus (ab Seite 121) und Umfeld (ab Seite 138) loslegen. Betrachte das Buch einfach als eine Art Werkzeugkiste, in der du herumstöbern und dir verschiedene Werkzeuge ansehen kannst.

Wie bereits beschrieben, gehen alle Bereiche ineinander über, und ich empfehle dir, jedem einzelnen einen gewissen Grad an Aufmerksamkeit zu widmen, denn Wohlbefinden ist ganzheitlich. Nur wenn du Balance in allen sechs Bereichen erreichst, stellt sich die größte Anzahl an Glücksmomenten für ein Leben in meinem Lieblingszustand ein: dem Flow.

Der Flow-Zustand als Ziel des Biohackings

Beim ständigen Vermessen und Optimieren wird eine Sache oft außer Acht gelassen. Auch mir ging es bei meinen Selbstexperimenten irgendwann nicht mehr darum, ein Problem zu lösen, sondern darum, meinen Körper und meinen Geist immer weiter zu optimieren. Mir fehlte ein Ziel. Ohne konkretes Ziel wird das Optimieren schon bald zum narzisstischen Selbstzweck. In einer Welt, in der es nie genug geben kann, ist es umso notwendiger, sein Tun ständig zu hinterfragen und sich immer wieder auf den eigentlichen Nutzen zu konzentrieren. Die Grundeinstellung wird sonst einfach zu einem endlosen Streben, um immer produktiver, fitter, reicher, schneller, schlauer und glücklicher zu werden. Das Problem dabei ist, dass man mit dieser Einstellung nie in einen wahren Glückszustand gelangt. Sich selbst ziellos weiter zu optimieren wird irgendwann unbefriedigend. Genau aus diesem Grund ist es so wichtig, niemals den Bezug zum Hier und Jetzt zu verlieren. Denn nur im Moment können wir wahres Glück erfahren. Auf meiner Suche nach diesen Glücksmomenten stieß ich auf das Konzept des Flows.

Jeder von uns kennt die Momente, wenn einfach alles passt, wenn man sich selbst vergisst und in seiner Umgebung komplett aufgeht. Wenn man einfach nur ist und nichts mehr will. Wissenschaftler nennen diesen Zustand »Flow«, ein Gefühl der völligen Vertiefung in eine Tätigkeit, verbunden mit einer signifikant höheren mentalen wie physischen Leistungsfähigkeit.

Flow und seine vielen Bezeichnungen

Flow ist durchaus kein neues Konzept und je nach Umgebung hat es oft eine andere Bezeichnung. Sportler wie Michael Jordan sprechen von der »Zone«, Jazzmusiker wie John Coltrane von der »Pocket«, Langstreckenläufer vom »Runner's High«, Schauspieler von »Screen Presence« und Stand-up-Comedians von der »Forever Box«. Sie alle beschreiben einen Zustand höchster Konzentration, in dem Entscheidungen in Rekordzeit getroffen und eine Handlung naht- und mühelos auf die andere folgt. Nichts blockiert, nichts reibt, alles fließt. Man wird wie von einem Fluss an Kreativität und Einfallsreichtum vorangetrieben.[4]

Jeder, der schon einmal bei einem langen Waldlauf komplett das Zeitgefühl verloren oder vor einer wichtigen Prüfung ungeahnte Reserven entdeckt und komplexe Themengebiete innerhalb weniger Stunden erschlossen hat, kennt die Erfahrung. Es gibt jedoch einen Haken: Wenn der Flow auch ein sehr begehrenswerter Zustand ist (wer würde nicht gern stundenlang im Flow

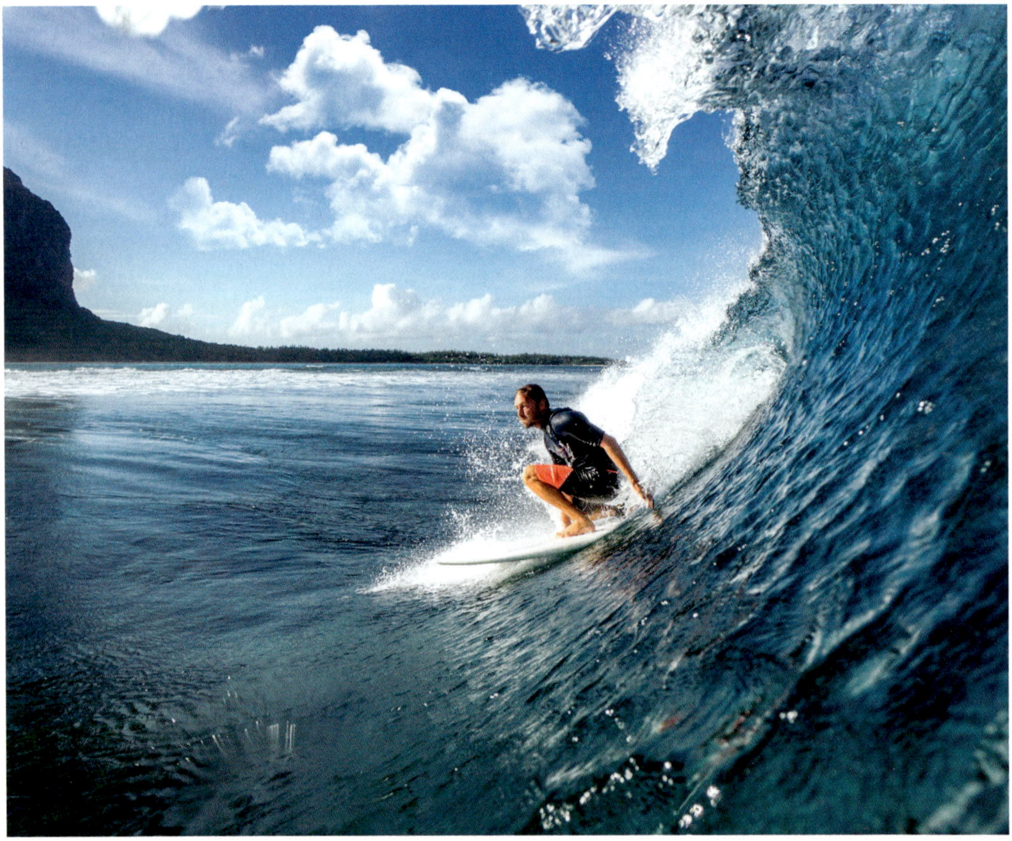

Beim Surfen auf meterhohen Wellen ist der Flow zum Greifen nahe.

verweilen und mit Leichtigkeit jeden Tag Höchstleistungen vollbringen?), ist er gleichzeitig einer der am wenigsten greifbaren.

Bisher hat es niemand wirklich geschafft, Flow in einer kontrollierten Umgebung verlässlich zu erzeugen. Nach einer Erhebung der Unternehmensberatung McKinsey sind Führungskräfte zwar fünfmal leistungsfähiger, wenn sie im Flow sind, der Zustand kann aber meist nur über einen kurzen Zeitraum gehalten werden. Die momentan führenden Köpfe auf dem Gebiet, Mihàly Csìkszentmihàlyi und Steven Kotler, haben beide etliche Berufs- und Interessengruppen untersucht. Die eine Gruppe, die es erstaunlich oft in flowähnliche Zustände schafft, sind Extremsportler. In der Tat waren die Leistungssprünge in Sportarten wie Surfen, Klettern, Snowboarden und Mountainbiken über die letzten zwei Jahrzehnte atemberaubend. Was vor einigen Jahren noch als undenkbar galt (30 Meter hohe Wellen surfen, in einem Fledermausanzug von einem Berg fliegen oder sogar aus dem Weltraum auf die Erde springen sind nur einige Beispiele), wird gefühlt Jahr für Jahr überboten. Der Grund dafür ist eigentlich ziemlich simpel: In den meisten Sportarten, an der Uni und im Job ist Flow eine Art Luxus, der es uns hin und wieder erlaubt, etwas enorm Dringendes oder Faszinierendes schnell fertigzustellen. Bei den genannten Extremsportarten geht es allerdings nicht selten um Leben und Tod. Der einzige Weg, den Tücken einer hereinbrechenden Monsterwelle oder einer bröckelnden Felswand zu entgehen, ist allerhöchste Konzentration. Eine Fehlentscheidung – und das war's. Der Selbsterhaltungstrieb scheint ein enorm starker Trigger für Flow zu sein.

Flow ist ein biologisch messbarer Zustand

Im Grunde ist Flow ein komplexes Zusammenspiel von fünf Neurochemikalien: Das sind die körpereigenen Botenstoffe Noradrenalin, Dopamin, Anandamid, Endorphin und Serotonin. Alle fünf beeinflussen massiv unser Leistungsvermögen. Noradrenalin und Dopamin schärfen den Fokus und liefern schnelle Energie. Anandamid fördert kreatives Denken und hilft dabei, verschiedene Denk- und Wahrnehmungsperspektiven einzunehmen. Alle drei haben einen ungeheuren Effekt auf eine schnelle und kreative Entscheidungsfindung. Endorphine blockieren dazu das Schmerzempfinden und Serotonin, ein beliebter Stimmungsaufheller, verhindert emotionale Talfahrten.[5]

Zusammen schaffen diese fünf Chemikalien wohl eines der mächtigsten Hochgefühle, das der Körper allein bewerkstelligen kann. Alle fünf Stoffe sind nicht zufällig auch in bekannten, suchtgefährdenden Drogen zu finden. Auch der Zustand des Flows kann süchtig machen und könnte erklären, warum Extremsportler immer wieder ihr Leben aufs Spiel setzen und bekannte Superstars nach ihren Karrieren oft in Depressionen abdriften. Auf der anderen Seite scheinen regelmäßige Flow-Momente direkt mit einem erfüllten und glücklichen Leben zusammenzuhängen. Wie bei allem gilt wohl auch in diesem Falle wieder Paracelsus' Aussage: Die Dosis macht das Gift. Auch wenn Extremsportler besser darin zu sein scheinen, in den Flow zu gelangen, besitzen wir alle die Fähigkeit dazu. Wir benötigen nur die richtigen Werkzeuge dafür.

Mit Biohacking mehr Flow erreichen

Neben der Beseitigung von körperlichen Beschwerden eignet sich Biohacking ideal dafür, deinen Körper und Geist so einzustellen, um möglichst viele Glücksmomente zu erfahren. Dies passiert vor allem durch eine Optimierung deiner zellulären Gesundheit. Denn wenn es deinen Zellen gut geht, fühlst du dich auch gut. Besonders wichtig sind hier die Energie produzierenden Mitochondrien, die ich dir auf dieser Seite näher erklären werde. Ein gut genährter, ausgeruhter Geist in einem mobilen, schmerzfreien Körper mit optimal funktionierenden Zellen in einer stressfreien, natürlichen Umgebung hat die besten Voraussetzungen, um sich selbst im Moment zu verlieren.

Biohacking und Flow gehören für mich zusammen – das eine ist die Methode, das andere das Ziel. Im Biohacking geht es darum, zuerst die Zusammenhänge zu verstehen und diese schließlich sinnvoll zur Selbstoptimierung einzusetzen, bis hin zur Erreichung eines Flow-Zustandes. Ein Biohacker probiert, forscht, analysiert und optimiert sich selbst. Er ist so eine Art Daniel Düsentrieb am eigenen Körper und Geist mit dem Ziel, gesünder, ausgeglichener und leistungsfähiger zu werden, damit er möglichst viel im Hier und Jetzt leben kann. Denn wie es mir einmal einer meiner Mentoren treffend erklärt hat: Wenn du ängstlich sein willst, denke an die Zukunft, wenn du traurig sein willst, schwelge in der Vergangenheit, und wenn du glücklich sein willst, dann lebe im Moment.

Mitochondrien – die Kraftwerke unserer Zellen

Wegen ihrer essenziellen Bedeutung für unser Energielevel sind die Mitochondrien schon seit einiger Zeit im Fokus der Biohacker und Gesundheitsoptimierer. Viele der in diesem Buch beschriebenen Methoden zielen in erster Linie auf eine Verbesserung der Mitochondrienleistung ab.

Zelluläre Energie entsteht in kleinen Zellorganellen (Organellen sind abgrenzbare Teile einer einzelnen Zelle wie zum Beispiel auch der Zellkern) namens Mitochondrien, die von einer Doppelmembran umschlossen werden. In diesen »Kraftwerken« wird ATP (Adenosintriphosphat) gebildet, das als grundlegender Energieträger all unsere Zellen mit Energie versorgt. Die Dichte und Anzahl von Mitochondrien hängt vom Energiebedarf der Zelle ab. Mitochondrien sind keineswegs statisch. Sie fügen sich zu einem Netzwerk zusammen (Fusion) und spalten sich von dort auch wieder ab (Fission). Sie vermehren sich, wachsen, verbrauchen sich und werden abgebaut. Die Flexibilität der Mitochondrien liegt dabei wahrscheinlich an ihrer Vorgeschichte als unabhängige Organismen.

Die Mitochondrien sind die einzigen Zellorganellen im Menschen- und Tierreich, die eine eigene DNA besitzen. Die Chloroplasten der Pflanzen besitzen dieselbe Eigenschaft, was Wissenschaftler vermuten lässt, dass beide ursprünglich eigenständige Organismen waren. Im Laufe der Evolution wurden Mitochondrien und Chloroplasten dann von tierischen und pflanzlichen Vorläuferzellen aufgenommen und als symbiotische Energielieferanten eingespannt.

Auch die Wissenschaft steht hinter den vielen Vorteilen einer gezielten mitochondrialen Optimierung. Eine Steigerung der Mitochondrienleistung wird nicht nur mit einem höheren Energielevel, sondern auch mit einer erhöhten Fruchtbarkeit,[6] einer verbesserten Gedächtnisleistung[7] und einer verlangsamten Zellalterung[8] in Verbindung gebracht. Es wird immer klarer, dass die Gesundheit der Mitochondrien im Zusammenhang mit langfristigem Wohlbefinden steht. Auch für Menschen ohne den Drang nach physischen und mentalen Höhenflügen sind gesunde Mitochondrien ausschlaggebend für ein gesundes und langes Leben. Denn mittlerweile werden fast alle degenerativen Erkrankungen in Verbindung mit mitochondrialen Schäden gebracht.

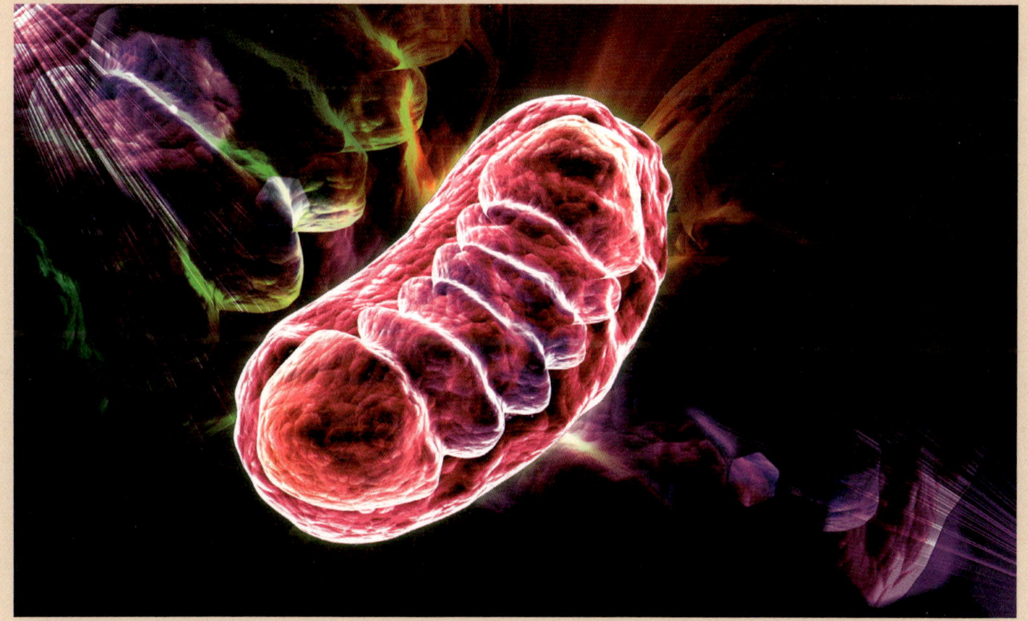

Unser Wohlbefinden steht und fällt mit unserer zellulären Freude, hier eine mikroskopische Aufnahme einer Mitochondrie.

Lesetipp: Mehr zur Wirkungsweise der Mitochondrien und wie du diese gezielt optimieren kannst, findest du im Buch *Hirntuning* meines Biohacker-Kollegen Dave Asprey.

2

Ernährung – essen wie ein technisierter Höhlenmensch

»Eine gute Küche
ist das Fundament allen Glücks.«
Auguste Escoffier

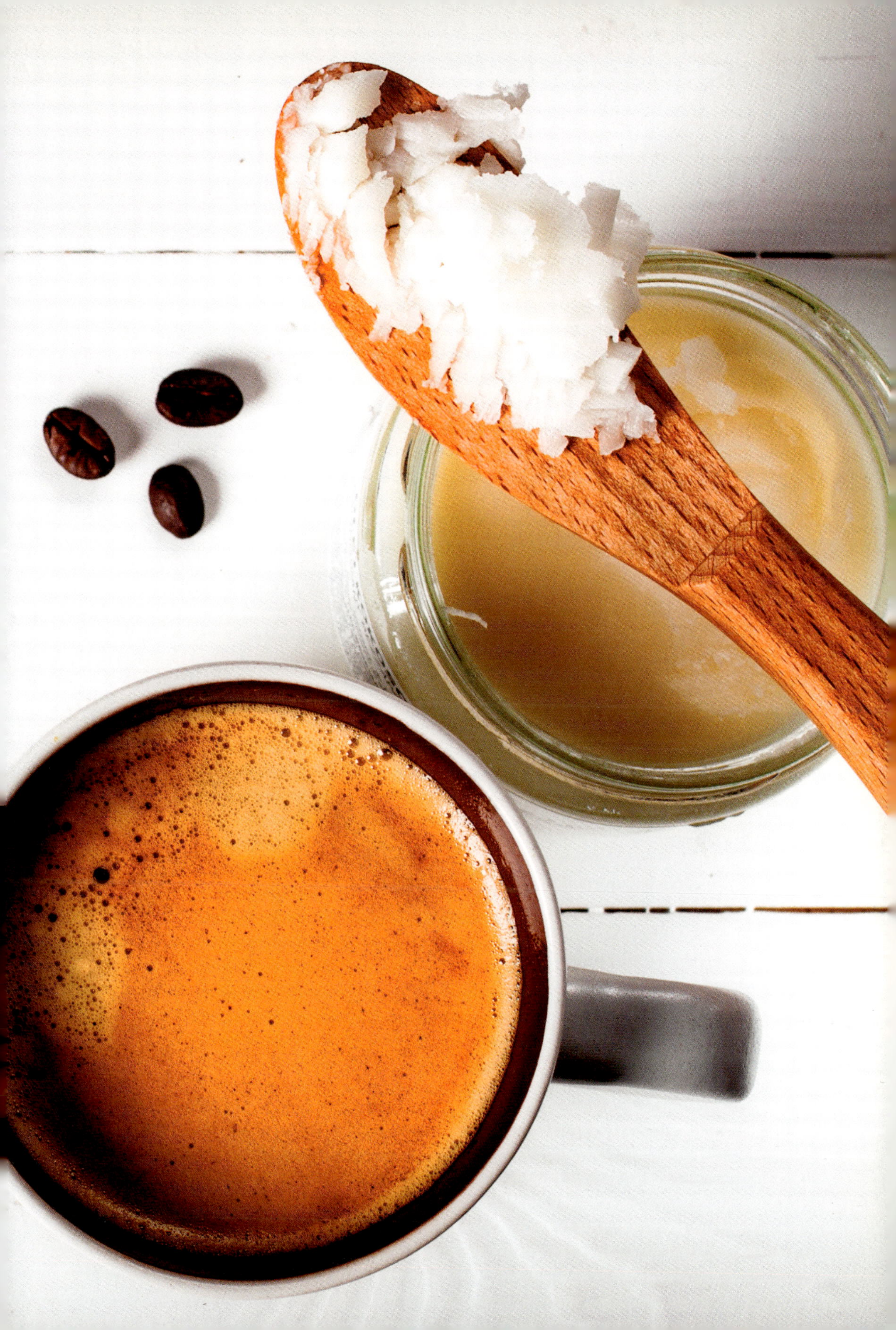

Jedes Jahr begegnen wir neuen Ernährungstrends, die uns schnelles Abnehmen und ewige Jugend versprechen. Bei diesem Überangebot wird es immer schwieriger zu entscheiden, was nun tatsächlich gut für dich ist und was nicht. In diesem Kapitel findest du bewährte Richtlinien und Methoden, um gängige Schadstoffe zu vermeiden und dich optimal zu ernähren.

Höre auf, Trends zu folgen

»Hatten Höhlenmenschen denn schon Massenspektrometer? Ich glaube nicht.« Nur ein paar Meter von den Volleyballfeldern von Venice Beach entfernt hüllt die kalifornische Abendsonne den ersten Bulletproof Coffeeshop in ein sanftes orangefarbenes Licht. Dave Asprey, der Besitzer des Cafés, nippt an dem gleichnamigen Kaffeegetränk, das er selbst erfunden hat und für das er bekannt wurde. Der »kugelsichere« Kaffee wird mit Weidebutter und Kokosfett angereichert, um sättigende Fette ohne energieraubenden Milchzucker zuzuführen. Dave erklärt mir, wie sich seine Ernährungsweise von der eines Steinzeitmenschen unterscheidet. »Jäger und Sammler waren keine technisierten Biohacker und hatten nicht den Zugang zu moderner Labordiagnostik wie wir heute.« Während es unter vielen Ernährungsexperten gerade sehr angesagt ist, das zu essen, was schon unsere prähistorischen Vorfahren konsumiert haben, geht ein Biohacker wie Dave Asprey noch einen Schritt weiter. Denn wenn wir besser verstehen, wie sich bestimmte Lebensmittel und Ernährungsweisen auf unseren Körper auswirken, können wir auch bessere Ernährungsentscheidungen treffen, und das trendunabhängig.

Gerade erleben wir wieder einen Frühling der kohlenhydratarmen und fettreichen Diäten. Dies beruht auf immer mehr Erkenntnissen, die belegen, dass viele Kohlenhydrate unserem Körper mehr schaden als nutzen.[9] Zum Beispiel hat erst vor Kurzem eine breit angelegte Analyse von 16 000 Studien der schwedischen Behörde für die Bewertung von Gesundheitstechnologie signifikante Anzeichen für die Vorteile einer kohlenhydratarmen und fettreichen Ernährungsweise aufgezeigt,[10] besonders bei Übergewichtigen und Prädiabetikern. Dabei ist es schon länger bekannt, dass die in den meisten westlichen Ländern empfohlene Ernährungsweise nicht unbedingt die gesündeste ist. Die positive Assoziation einer fettreichen Ernährung mit einer guten Gesundheit bekam erstmals wissenschaftliche Aufmerksamkeit, als man in den 1970ern beobachtete, dass das Naturvolk der Inuit in Grönland trotz einer sehr fett- und cholesterinreichen Ernährungsweise eine signifikant niedrigere Inzidenz koronarer Herzerkrankungen aufzeigte.[11] Gleichzeitig bemerkte man in westlichen Gesellschaften, dass ein Ungleichgewicht von Fetten und Kohlenhydraten chronische Entzündungen im Körper und damit ernsthafte Krankheiten verursachen kann. Aufgrund dieser Erkenntnisse entstanden neue Ernährungstrends, die vermehrt auf

Fett und weniger auf Zucker basieren. Dazu zählen zum Beispiel die Paläo- und auch die ketogene Ernährung. Während sich die Paläo-Ernährung daran orientiert, was unsere steinzeitlichen Vorfahren gegessen haben, versucht die ketogene Ernährungsweise den Körper über eine stark fettreiche Ernährung in einen fastenähnlichen Fettstoffwechsel, den sogenannten ketotischen Zustand, zu versetzen.

Die Ernährungsrichtlinien dieser Diäten verhelfen zwar schnell zu einer gesünderen Nährstoffverteilung, aber die vereinfachten Regeln lassen viel Raum für Interpretation. Ein Lebensmittel, das als »Paläo« oder »keto« eingestuft wird, kann durchaus schadstoffbelastet sein oder in der falschen Dosis unseren Hormonhaushalt durcheinanderbringen. Ebenso andersherum. Ein Lebensmittel, das nach den Regeln einer Diät ausgeschlossen wird, wäre vielleicht eine gute Ergänzung unseres Speiseplans. Ein Beispiel ist Butter. Obwohl Butter nach klassischer Auffassung nicht »Paläo« ist, da es zu den Milchprodukten gehört, spricht wenig gegen den beliebten Brotaufstrich. Die klassische Butter, besonders wenn sie von Kühen aus Weidehaltung kommt, ist reich an wertvollen Fettsäuren, den Vitaminen A, D und K und dagegen arm an der oft unverträglichen Laktose sowie dem schwer verdaulichen Kasein.

Jetzt fragst du dich vielleicht: Wie soll ich denn bloß wissen, was gut für mich ist und was nicht, wenn ich mich nicht an einfache Schubladen, wie zum Beispiel das Meiden von Milchprodukten, halten kann? Auch wenn viele Prinzipien der Low-Carb-Diät oder der Paläo-Diät wissenschaftlich sinnvoll sind, so ist die Herangehensweise eines Biohackers an seine Ernährung doch eine völlig andere. Die Ernährungsweise eines Biohackers basiert auf den aktuellsten Erkenntnissen der medizinischen, biotechnologischen, psychologischen und ernährungswissenschaftlichen Forschung. Ziel ist es, den Körper mithilfe der Ernährung von leistungsmindernden Entzündungen zu befreien und ihn in einen Zustand höchster mentaler und physischer Leistungsfähigkeit zu versetzen und diesen zu halten. Es gilt also: Folge nicht dem neuesten Trend, sondern lerne deinen Körper kennen!

Ein Biohacker achtet darauf, seine Lebensmittel saisonal und regional auszuwählen. Wochen- und Bauernmärkte halten ein reichhaltiges Angebot bereit – oft auch in Bioqualität.

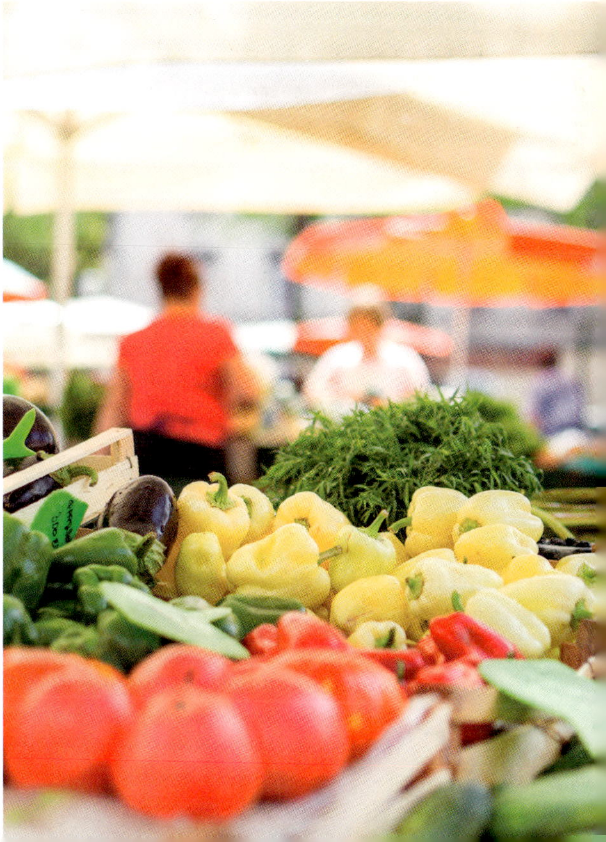

Ernährungsrichtlinien eines Biohackers

Ernährung ist mehr als nur die Aufnahme von Nährstoffen. Mit jeder Nahrungsaufnahme findet eine Art der Unterhaltung zwischen unserem Körper und den aufgenommenen Stoffen statt. Mit zunehmendem Verständnis der Lebensmittel und deren Auswirkungen auf unseren Körper können wir Nahrungsmittel in ihrer ganzen Pracht genießen, ohne uns Sorgen zu machen, was sie wohl in unserem Körper anstellen. Als Biohacker habe ich mir ein paar einfache Ziele und Richtlinien geschaffen, die sich an einer Balance von vielen Nährstoffen, wenigen Giftstoffen und maximalem Genuss orientieren.

Das sind meine Ernährungsziele:

1. Die Vielfalt von Lebensmitteln zu genießen, ohne meinen Körper zu belasten.
2. Die Fähigkeit, hochwertige Quellen an Lebensmitteln und Nahrungsergänzungsmitteln zu identifizieren, um meinem Körper und Geist die Nährstoffe zu liefern, die diese verlangen.
3. Die Neugierde, zu experimentieren und dazuzulernen, um mit meiner Ernährung lange gesund und leistungsfähig zu bleiben, ohne auf den Genuss einer schmackhaften Mahlzeit zu verzichten.

Das sind meine Ernährungsgrundsätze:

- keine Zusatzstoffe
- regional
- saisonal
- unverpackt
- selbst gekocht
- je weniger Zutaten, desto besser
- je frischer, desto besser
- je weniger erhitzt und scharf angebraten, desto besser

Was ist Paläo?

Die Paläo-Ernährung ist eine prähistorische oder steinzeitliche Ernährungsweise, die auf Lebensmitteln und Zubereitungsmethoden beruht, die bereits von unseren prähistorischen Vorfahren gegessen und angewandt wurden. Die Theorie hinter Paläo stützt sich auf die Erkenntnis, dass sich unsere genetisch beinahe identischen Vorfahren mit dieser Ernährungsweise durchgesetzt haben. Der Erfolg ist wissenschaftlich erklärbar, denn viele der Prinzipien der Steinzeiternährung gehen einher mit aktuellen Erkenntnissen der Wissenschaft. Allerdings hatten Höhlenmenschen noch keinen Zugang zu den modernen Herstellungsweisen, um beispielsweise Xylitol, einen künstlich hergestellten und als gesund eingestuften Süßstoff, herzustellen.

Für einen Biohacker stellt die Paläo-Ernährung eine gute Grundlage dar, die mit neuen Erkenntnissen und Errungenschaften ergänzt werden kann. Zum Beispiel würde es aus Sicht des Biohackings für viele Leute sinnvoll sein, Kuhmilch zu meiden, Butter aus Kuhmilch aber weiterhin zu konsumieren. Gleichzeitig ist Gemüse zwar reich an Nährstoffen, aber auch an natürlich vorkommenden Schadstoffen, genannt Lektine, die mit der richtigen Zubereitungsmethode aber entfernt werden können.

Falsche Lebensmittel verursachen Entzündungen

Früher bin ich oft schweißgebadet und mit rasendem Puls aufgewacht, ohne genau zu wissen, was los war. Ich habe es dann oft einem wieder vergessenen Albtraum in die Schuhe geschoben, das T-Shirt gewechselt und mich wieder hingelegt. Gleichzeitig waren beim nächsten Arztbesuch meine Entzündungsmarker erhöht. Den Zusammenhang erkannte ich allerdings erst Jahre später. Damals habe ich meinen Körper durch intensiven Leistungssport beansprucht, ohne auf eine förderliche Ernährungsweise zu achten oder ihm ausreichend Erholung zu bieten. Nicht selten holte ich mir nach dem Training erst einmal ein paar Donuts und zockte dann bis spätnachts mit meinem Mitbewohner das neueste FIFA-Spiel. Das Problem mit Entzündungen im Körper ist oft, dass sie sich nicht unmittelbar bemerkbar machen.

Wenn unser Körper einen Fremdstoff oder einen Gewebeschaden entdeckt, löst er eine Abwehrreaktion unseres Immunsystems aus. Blutgefäße weiten sich, es kommt zu einer Rötung und Schwellung. Schmerzbotenstoffe werden ausgeschüttet, damit wir das betroffene Körperteil möglichst ruhig halten und schonen. Durch die Entzündung heilt der Körper sich selbst. Eine akute Entzündung ist auch erwünscht, um nach einem anstrengenden Workout die Muskelzellen zu reparieren oder nach einem Schnitt in den Finger die Wunde zu heilen. Gefährlich wird es, wenn die Entzündung nicht sichtbar ist, lange andauert und über Monate oder Jahre nicht vollständig heilt. Chronische Entzündungen werden mit einer Vielzahl von Erkrankungen wie Herzschwäche, Krebs, Diabetes, Autoimmunerkrankungen und Alzheimer in Verbindung gebracht.[12] Leider sind sich viele Menschen einer bestehenden Entzündung gar nicht bewusst. Eine chronische Entzündung kann uns versteckt über Jahre hinweg Energie, mentalen Fokus und Lebensfreude rauben.

Neben einem stressigen Lebensstil, Umweltgiften und künstlichen Lichtquellen ist der Verzehr von antinutritiven Stoffen eine häufige Ursache für Entzündungen. Diese werden von unserem Körper oft als unerwünscht eingeordnet und angegriffen. Darunter fallen zum Beispiel industrielle Pestizide und Konservierungsstoffe, aber auch natürlich vorkommende Lektine. Unser Körper kann zwar mit diesen Stoffen in geringen Mengen umgehen und diese abbauen, je mehr dieser Stoffe wir allerdings konsumieren, desto größer wird der Stress für unser Immunsystem. So kann uns zum Beispiel der als oft harmlos angesehene Genuss von minderwertigen Kaffeebohnen, Nachtschattengewächsen wie Tomaten, Auberginen und Paprika oder Hülsenfrüchten wie Kichererbsen oder Bohnen langfristig viel Energie und Fokus rauben.

Lesetipp: Weitere Informationen zur Schadstoffbelastung von bestimmten Lebensmitteln findest du im Buch *Lektine – das heimliche Gift* von Miriam Schaufler und Walter A. Drössler.

Symptome einer verborgenen Entzündung

Eine oberflächliche akute Entzündung ist ziemlich leicht zu identifizieren, da der Körper starke Signale wie Fieber oder Schmerz an uns sendet. Entzündungen im Körper, besonders im Magen-Darm-Trakt, bleiben allerdings oft lange unentdeckt und können chronisch werden, wenn sie nicht richtig ausheilen. Tückisch sind die Symptome einer chronischen, wenig sichtbaren Entzündung, da diese sich oft erst nach und nach bemerkbar machen. In der folgenden Liste findest du einige mögliche Symptome, die auf eine chronische Entzündung hinweisen könnten:

Du wirst schwächer

Eine Minderung deiner körperlichen Leistungsfähigkeit ist ein starker Indikator für eine bestehende, kraftraubende Entzündung.[13] Schnaufst du schon nach fünf Kilometern, obwohl du letztes Jahr noch drei Marathons gelaufen bist?

Du fühlst dich erschöpft

Eine chronische Entzündung raubt viel Energie und führt dazu, dass wir uns ständig erschöpft fühlen. Könntest du schon wieder eine Kaffeepause vertragen, obwohl du gerade erst zur Arbeit erschienen bist?

Du bemerkst Nahrungsmittelunverträglichkeiten

Eine chronisch entzündete Darmschleimhaut führt häufig zu einer erhöhten Durchlässigkeit des Darms, dem sogenannten Leckdarm oder »Leaky Gut«.[14] Dadurch gelangen unerwünschte Schadstoffe und unzureichend abgebaute Nahrungsbestandteile in die Blutbahn. Die Folge sind Nahrungsmittelunverträglichkeiten und eine verstärkte Immunreaktion. Bist du unerklärlicherweise auf einmal auf Mandeln oder Avocados allergisch?

Du schläfst schlecht

Entzündungen verursachen die Ausschüttung des Tumornekrosefaktor-alpha, eines Botenstoffs, der die Kommunikation zwischen Immunsystem und Gehirn entscheidend steuert und oft zu unerklärlicher Müdigkeit und Schlafstörungen führt. Schläfst du bereits die fünfte Nacht in Folge nicht richtig durch?

Du schwitzt nachts

Eine chronische Entzündung führt zu einer dauerhaften Erwärmung des betroffenen Gewebes. Der Körper leitet die übermäßige Wärme dann über die Schweißproduktion nach außen.[15] Das Resultat sind viele durchgeschwitzte Nachthemden. Wachst du regelmäßig schweißgebadet auf, ohne dass die Heizung aufgedreht ist?

Natürlich kannst du eine Entzündung auch mithilfe eines diagnostischen Tests nachweisen. Es gibt Entzündungsmarker, die in Zusammenhang mit einer bestehenden Entzündung im Körper gebracht werden. Das ultrasensitive C-reaktive Protein oder auch hsCRP wird in der Leber gebildet und ins Blut abgegeben. Je höher die Konzentration im Blut, desto schwerer der Grad der Entzündung. Eine klinische Studie an 18 000 augenscheinlich gesunden Medizinern in den USA zeigte als erste Untersuchung, dass erhöhte CRP-Werte mit einem dreifach erhöhten Herzinfarktrisiko in Verbindung stehen können.[16] Das Protein lässt sich einfach im Kapillarblut bestimmen.

Bestimme deine Werte bequem von zu Hause aus

Mit meiner ersten Unternehmung bot ich meinen Kunden versendbare Bluttests zur Bestimmung von verschiedenen Biomarkern im Kapillarblut an, unter anderem auch den Entzündungsmarker hsCRP. Mittlerweile biete ich zwar keine Tests mehr an, es gibt allerdings einige Firmen im deutschsprachigen Raum, die es dir erlauben, Blutwerte ohne Arztbesuch bequem von zu Hause aus zu bestimmen. Ich selbst nutze seit einiger Zeit die Tests der Firma Cerascreen, die auch auf unserem ersten FlowFest vertreten waren.

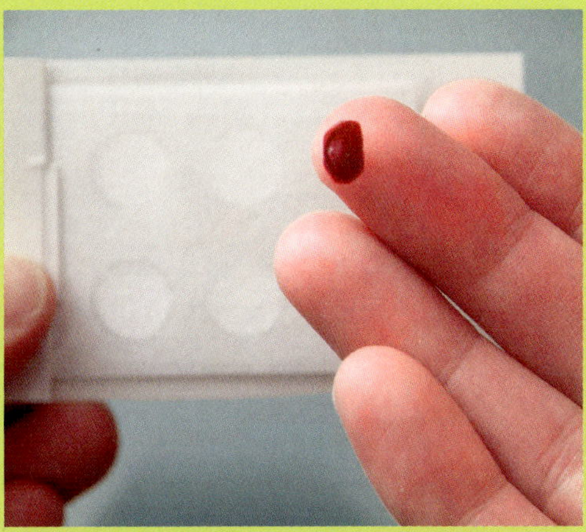

Bestimmte Blutwerte kannst du mit einfachen Testkits selbst bestimmen.

Meide leistungsmindernde Stoffe

Zum Frühlingsbeginn ist es für so manchen ein Ritual, ein gründliches »Cleansing«, eine »Detox-Kur« oder zu Deutsch ein umfassendes Entgiftungsprogramm durchzuführen, um alle über den Winter angesammelten Schadstoffe mal wieder komplett zu entfernen und die neu aufblühende Umgebung mit einem gereinigten Körper zu begrüßen. Meist nur, um danach wieder in alte Verhaltensweisen zurückzufallen und den Körper mit Schadstoffen zu überladen. Das halte ich für zu kurzfristig gedacht. Eine Entgiftung ist durchaus sinnvoll, besonders wenn du dich bereits über längere Zeit antriebslos fühlst, die Magen-Darm-Gegend sich öfter unangenehm bemerkbar macht und verschiedene Körperteile einfach nicht mehr so mitspielen, wie du es gern hättest. Aber eine Entlastung deines Organismus sollte nicht nur temporär, sondern nachhaltig sein. Wir wollen nicht nur die zuvor beschriebenen chronischen Entzündungen beseitigen, sondern den Körper auch auf Dauer entzündungsfrei halten. Wenn du den Schadstoffanteil in deinem Körper dauerhaft reduzierst, wirst du dich schon bald energiereicher und lebenslustiger fühlen!

In der Regel wollen wir den Körper so weit wie möglich reinigen. Schadstoffe, Toxine und andere ungewollte Eindringlinge werden hauptsächlich durch die Leber, aber auch über die Nieren, den Darm, die Lunge, das Lymphsystem und die Haut nach draußen befördert.

Dieser natürliche Reinigungsprozess kann auch durch verschiedene Methoden aktiv unterstützt werden, zum Beispiel:

- Fasten, um den Organen eine Pause zu gönnen
- Stimulierung der Leber, um Toxine noch effektiver abzubauen
- Schwitzen, um Schadstoffe über die Haut auszuscheiden
- Anheizen der Blutzirkulation
- Aufnahme von essenziellen Nährstoffen zum Aufbau der Abwehrkräfte

Der erste und einfachste Schritt ist allerdings, die häufigsten Schadstoffe, die wir tagtäglich zu uns nehmen, zu vermeiden. Hierbei unterscheide ich im Folgenden zwischen synthetisch hergestellten Stoffen, die sich unter anderem in Lebensmittelverpackungen, im Wasser, aber auch in Kosmetika und in bedruckten Kassenzetteln befinden, und natürlich vorkommenden Stoffen in häufig verzehrten Lebensmitteln.

Auch Verpackungen beinhalten Schadstoffe

In vielen verarbeiteten oder verpackten Lebensmitteln finden sich sogenannte endokrinschädliche Stoffe.[17] Das sind synthetische Chemikalien oder natürliche Substanzen, die unser endokrines System schädigen können und nicht nur in den Lebensmitteln selbst, sondern oft auch in den Verpackungen vorkommen und von dort in die Lebensmittel vordringen. Endokrin bedeutet dabei, dass sie nach innen, also in unser Blut, abgegeben werden. Viele davon wirken sich direkt negativ auf die Produktion verschiedener Hormone aus, darunter auch die Geschlechtshormone Testosteron und Östrogen, die – wenn sie außer Kontrolle geraten – unliebsame Auswirkungen auf das Hautbild, die Stimmung und den Stoffwechsel haben können. Dazu verhalten sie sich oft wie Xenoestrogene. Das sind synthetisch hergestellte chemische Verbindungen, die sich auf den Östrogenhaushalt auswirken und zu den endokrinen Disruptoren zählen. Sie kommen in Kunststoffen, Metalldosen, Pestiziden, Konservierungsmitteln und Pharmazeutika vor und können bei Dauerverwendung eine Ursache für ein Hormonungleichgewicht darstellen.

Einer meiner ersten Ansprechpartner für Fragen bezüglich leistungsmindernden und gefährlichen Stoffen in Lebensmitteln ist der Personal Trainer und Entgiftungsexperte Daniel Knebel. Daniel ist hierzulande einer der gefragtesten Fitnesstherapeuten mit einem unglaublichen Wissens- und Erfahrungsschatz auf den Gebieten Detox, Hormone und Fitness. Mit Daniels Hilfe habe ich folgenden Katalog zusammengestellt, um einige häufig vorkommende Giftstoffe zu vermeiden.

Diese Stoffe solltest du meiden:

- BPA (Bisphenol A)
- BPS (Bisphenol S)
- Phtalate
- Parabene
- Triclosan und Triclocarban
- Benzophenone (BP-1, BP-2 und BP-3)

So vermeidest du schädliche synthetische Stoffe in deinen Lebensmitteln:

- Bevorzuge frische Ware von der Theke anstelle von in Plastik eingeschweißten Lebensmitteln.
- Verwende Glas- oder Edelstahlbecher und -flaschen statt Kunststoffbecher.
- Verwende einen hochwertigen Wasserfilter (zum Beispiel von Leogant).
- Bewahre Essensreste lieber in Gläsern statt in Plastikbehältern auf.
- Verzehre vornehmlich Biolebensmittel und kein Junkfood.
- Analysiere die Inhaltsstoffe beim Kauf von Nahrungsmitteln, zum Beispiel mit der »CodeCheck-App«.

Die »CodeCheck-App«

Mit der »Codecheck-App« kannst du einfach per Barcode Schadstoffe in Produkten mit dem Smartphone zu Hause oder im Supermarkt identifizieren und gesündere Kaufentscheidungen treffen. Die App findest du auf iTunes oder im Google Play Store.

Vermeide zusätzlich Kosmetika, Sprays und Shampoos mit fragwürdigen Inhaltsstoffen. Nicht nur Nahrungsmittel, auch Gerüche und Produkte auf Haut und Haaren gelangen in unser System. Du kannst eine App wie »CodeCheck« auch für die Analyse dieser Produkte im Supermarkt nutzen. Aber auch ohne Hilfsmittel wie Apps kannst du die Schadstoffbelastung mit den folgenden Tipps weiter reduzieren:

- Verwende grundsätzlich Bio- und Naturkosmetika.
- Vermeide übermäßiges Anfassen von Einkaufsquittungen und Wechselgeld.
- Beschäftige dich mit den Inhaltsstoffen der Produkte, die du am häufigsten verwendest, wie zum Beispiel Waschpulver oder Putzmittel.

Wie Lebensmittel auf die Verdauung wirken

Auch wenn Lebensmittel regional und saisonal eingekauft werden, bedeutet das nicht automatisch, dass sie gut für uns sind. Mit der landwirtschaftlichen Revolution haben sich einige Lebensmittel in die westliche Ernährungsweise geschlichen, die uns – häufig konsumiert – aber nicht wirklich zuträglich sind. Im Gegenteil, eine Ernährungsweise, die vor allem auf den folgenden Lebensmitteln basiert, kann unseren Verdauungstrakt kaputt und uns dauerhaft krank machen.

Die falsche Milch macht uns dick und krank

Der Fall von Milch ist nicht ganz so einfach. Milch ist eine nahrhafte Quelle von Fetten, Kohlenhydraten und Wasser. Die klassische laktosehaltige Milch wird allerdings von Menschen mit einer Laktoseintoleranz nicht vertragen. Laktosefreie Milch und Milchprodukte mit einem geringen oder keinem Laktoseanteil, wie Butter oder Butterschmalz, in den meisten Fällen allerdings schon. Daneben beinhaltet Milch ein Protein namens Kasein, dem von einigen

Wissenschaftlern eine darmzerstörende Wirkung ähnlich der von Lektinen nachgesagt wird. Auch hier muss man allerdings wieder unterscheiden: Einige Kühe produzieren A1-Kasein und andere das wesentlich verträglichere A2-Kasein. Allerdings ist hierzulande A1-Milch deutlich verbreiteter. Ursprünglich gaben alle Kühe A2-Milch, bis eine Mutation die Verbreitung von A1-Milch in weiten Teilen Europas bewirkte.

Während der Aufspaltung der Aminosäuren entsteht in der A1-Milch ein Opiat namens Beta-Casomorphin-7 (BCM7), das mit Verdauungsproblemen und sogar Herzerkrankungen in Verbindung gebracht wird. Daher ist es nach derzeitigem Wissensstand auch für Menschen, die Laktose vertragen, ratsam, auf A1-Milch zu verzichten.[18] Die Milch aus dem hiesigen Supermarkt beinhaltet im Moment noch mit großer Sicherheit das schwer verdauliche A1-Kasein. Es gibt einige Rinderarten wie die Rasse Guernsey, die A2-Milch liefern. Genauso geben Ziegen und Schafe vornehmlich A2-Milch. Die Problematik der A1-Milch befindet sich glücklicherweise bereits auf dem Radar vieler Landwirte. In Neuseeland zum Beispiel sind viele Milchbauern schon dazu übergegangen, ihre Milchproduktion auf A2-Milch umzustellen.[19]

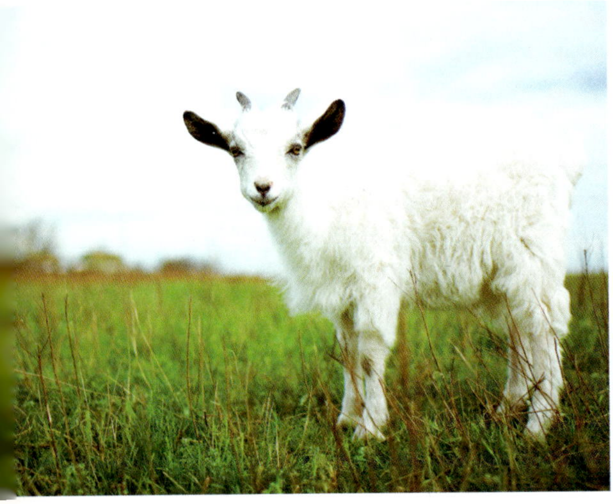

Die Milch von der Ziege ist in der Regel eine gute Alternative zur Kuhmilch.

Neben der schwierigen Verdaulichkeit hat Milch auch den Nachteil, dass sie viel Zucker beinhaltet. Mit der Geburt eines Kindes produziert der Körper der Mutter Milch, mit der sie das Neugeborene stillt. Diese Flüssigkeit ist so nahrhaft, dass sich ein zartes, 3 bis 4 Kilogramm leichtes Baby in relativ kurzer Zeit in ein 12 Kilogramm schweres Kleinkind verwandelt. Nach etwa zwei Jahren versiegt die Muttermilch und das Kind wird ab diesem Zeitpunkt nie wieder Muttermilch trinken. Auch in der Tierwelt ist Ähnliches zu beobachten. Säugetiere produzieren in der Regel nur dann Milch, wenn sie Nachwuchs haben. In der Natur ist Milch also ein Krafttrunk für superschnelles, explosives Wachstum von Neugeborenen. In der Tat ist die ursprüngliche Rohmilch so nahrhaft, dass man davon stark zunehmen kann.

Als Babys besitzen wir ein Enzym namens Laktase, um die Laktose (Milchzucker) in der Muttermilch zu verdauen. Bis zum Alter von vier Jahren geht ein hoher Prozentsatz dieses Enzyms verloren. Weil sie den Milchzucker nicht ausreichend verdauen können, sind viele Erwachsene laktoseintolerant oder reagieren empfindlich auf Milch und Milchprodukte. Denn unverdaute Laktose führt zu einer ansteigenden Anzahl an Darmbakterien, die Verdauungsprobleme

Verwende Ziegenmilch und Weidebutter

Auch wenn du nicht laktoseintolerant bist, solltest du beim Milchkonsum achtsam sein. Bevorzuge Milch von Kühen der Rasse Guernsey sowie Schafs- oder Ziegenmilch, die das verträglichere A2-Kasein beinhalten. Das ist natürlich leichter gesagt als getan. Als Biohacker stößt man immer wieder auf Widerstände, wie zum Beispiel darauf, dass A2-Milch noch nicht gekennzeichnet und hierzulande kaum verfügbar ist. Ich persönlich erkundige mich bei den lokalen Bauernhöfen, recherchiere im Internet und weiche auf Milchalternativen wie Mandelmilch oder Reismilch aus.

Darüber hinaus sind aus der Milch gewonnene Produkte, die überwiegend aus Fett bestehen, wie Butter, Ghee und bestimmte Käsesorten wesentlich verträglicher – auch für laktoseintolerante Menschen. Besonders Butter und Ghee von Kühen aus Weidehaltung enthalten einen hohen Anteil an den Vitaminen A, D, E und K2, Butyrat, eine entzündungshemmende, kurzkettige Fettsäure und wenig Kasein.

Bei aller Vorsicht, stress dich aber nicht allzu sehr, besonders wenn du nicht unter Laktoseintoleranz leidest. Wenn du an einem entspannten Sonntag mal Lust auf einen Cappuccino in der Sonne hast, dann gönn ihn dir! Das sehen einige meiner Biohacker-Kollegen sicher anders. Aber ich bin davon überzeugt, der Stress, dogmatisch alles richtig zu machen, ist ungesünder als der gelegentliche und mit Genuss getrunkene Milchkaffee.

hervorrufen können. Menschen mit einer Laktoseunverträglichkeit müssen daher grundsätzlich auf Milch verzichten. Aber auch Nichtintolerante sollten ihren Milchkonsum zumindest reduzieren.

Im Gegensatz zur landläufigen Meinung liefert uns die vorbehandelte Milch aus dem Supermarkt kein Kalzium und kräftigt dadurch auch nicht Muskeln und Knochen. Ganz im Gegenteil, es wird sogar vermutet, dass pasteurisierte Milch mit ihrem hohen Phosphorgehalt Kalzium entzieht.[20] Nach dem Melken der Kühe wird die Milch pasteurisiert, das bedeutet, sie wird kurz erhitzt. Zwar werden dadurch Bakterien und andere schädliche Mikroorganismen beseitigt, allerdings verändern sich durch diesen Prozess auch die Proteine und das Kalzium in der Milch. Erstere können dann nur schwer verdaut und Letzteres vom Körper wohl gar nicht mehr aufgenommen werden. Für starke Knochen gibt es aber glücklicherweise Alternativen. Mit Nahrungsmitteln wie Grünkohl, Algen, Kresse, Brokkoli und Nüssen kann der Kalziumhaushalt problemlos aufgefüllt werden. Ganz wichtig dabei ist auch das durch Sonnenlicht im Körper produzierte Vitamin D. Das Sonnenvitamin reguliert den Kalziumgehalt im Blut, stärkt die Knochen, fördert die Muskelleistung und hebt die Stimmung. Länder wie die USA, Schweden und Finnland haben nicht umsonst hohe Osteoporoseraten: viel Milchkonsum und wenig Zeit in der Sonne.

Lektine beanspruchen unseren Darm

Auch wenn du vielleicht noch nicht oft von der Problematik der Lektine in Nahrungsmitteln gehört hast, ist dir sicherlich das Klebereiweiß Gluten ein Begriff. Aber Gluten ist nur eines von Tausenden Lektinen (und nicht einmal das gefährlichste), die nicht nur in Getreide, sondern auch in Gemüse und Obst vorkommen. Lektine sind komplexe Proteine, die sich spezifisch an Zellmembranen binden und von dort aus biochemische Reaktionen auslösen. Für Pflanzen sind diese Inhaltsstoffe sehr wichtig, weil sie entweder als Nahrung dienen oder Fraßfeinde abwehren. Für unseren Organismus sind diese Substanzen jedoch nicht zweckmäßig. Dieselben natürlichen Giftstoffe, die hungrige Insekten unschädlich machen können, können eben auch unseren Verdauungstrakt angreifen. Gluten ist ein Beispiel eines Lektins, welches vielen Menschen Probleme bereitet. Sofern du unter einer Unverträglichkeit gegenüber Gluten oder anderen Eiweißstrukturen leidest, solltest du diese in jedem Falle meiden. Menschen ohne Unverträglichkeiten besitzen zwar natürliche Abwehrmechanismen, wie Speichel, Magensäure und verschiedene Bakterien, die sie vor diesen pflanzlichen Toxinen schützen. Aber auch für diese Leute gilt, je mehr Lektine sie konsumieren, desto härter beanspruchen sie ihre Schutzmechanismen, bis sie nicht mehr richtig funktionieren. Das einzelne Lektin ist also erst einmal gar nicht das Problem, sondern vielmehr die Menge davon. Je mehr Lektine, darunter Gluten, die wir zu uns nehmen, desto wahrscheinlicher schaden sie uns. Mit ein paar wenigen Lektinen hingegen kommt unser Körper problemlos zurecht. Es gibt sogar Hinweise darauf, dass der komplette Verzicht auf Gluten jegliche Bakterien absterben lässt, die uns vor dem Protein schützen können.[21, 22]

Das heißt wiederum nicht, dass wir nun unbesorgt zu glutenhaltigen Lebensmitteln greifen sollten. Wir verzehren in unserer getreidebasierten Esskultur sicherlich sowieso schon zu viel davon. Ernährungsbehörden wie die Gesellschaft für gesunde Ernährung (DGE) stufen Gluten eindeutig als Ursache für Zöliakie ein. Inzwischen liefern sich jedoch gastroenterologische Medien, die Fachpresse und auch die Experten in den Behörden zunehmend kontroverse Diskussionen um das Thema Gluten und die Auswirkungen auf die Verdauung gesunder Menschen. Häufig lässt sich eine erhöhte Anzahl an Antikörpern feststellen, ohne dass im Darm Schleimhautveränderungen nachweisbar sind. Obwohl keine »echte« Zöliakie vorliegt, könnte die dahintersteckende Erkrankung (zum Beispiel Hashimoto, Typ-1-Diabetes, Morbus Crohn) mit dem Verzehr von Gluten in Verbindung stehen. Allgemeingültige Aussagen stehen hierzu allerdings noch aus.

Die Schale der Tomate beinhaltet Lektine zum natürlichen Schutz vor Angreifern.

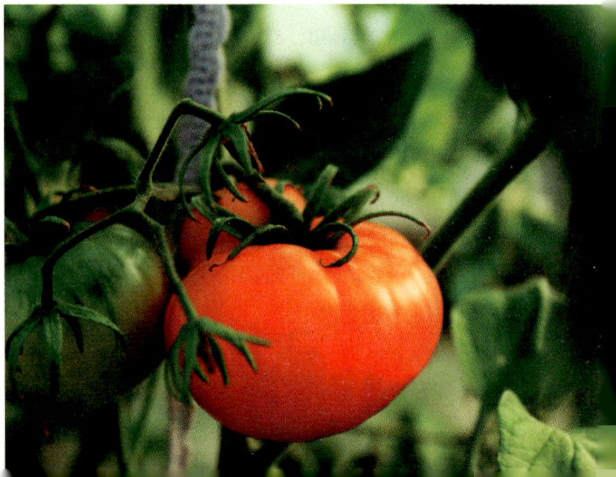

Ein weiterer Nachteil neben dem hohen Lektingehalt ist der schwindende Gehalt an Nährstoffen in den Getreidesorten. Denn mit erhöhtem Bedarf wuchs auch der Drang nach einem größeren Ertrag. Analog zur Höhe der Pflanzen und der Größe der Körner sank auch der Nährstoffgehalt, sodass moderne Getreidesorten wie Weizen oder Hafer heute weniger Zink, Magnesium, Kupfer und Eisen enthalten als Urgetreide. Hinzu kommt eine fortschreitende Nährstoffverarmung der intensiv genutzten Böden. Obwohl wir mehr Lebensmittel zur Verfügung haben, liefern sie uns weniger Nährstoffe. Im Folgenden gebe ich dir ein paar Tipps, wie du Lektine in deiner Nahrung reduzieren kannst.

Reduziere den Verzehr von glutenhaltigen Lebensmitteln

Auch wenn du keine Probleme mit deinem Darm hast, solltest du Getreidesorten wie Weizen, Gerste, Roggen, Urkorn (Kamut, Einkorn, Tricale) und Dinkel zumindest reduzieren. Genauso steckt Gluten in vielen Fertiggerichten, in Wurst, Gewürzzubereitungen, Süßwaren und sogar in manchen Zahnpasten, ohne dass du es auf den ersten Blick wahrnimmst. Falls du bereits Probleme mit dem Darm hast, solltest du ganz darauf verzichten.

Vorsicht auch bei sogenannten Pseudogetreidesorten

Mais, Hirse, Buchweizen, Reis, Hafer, Amarant, Quinoa und daraus hergestellte Lebensmittel enthalten zwar kein Gluten, dafür aber andere Lektine. Sie gelten zwar als verträglicher und punkten mit bedeutenden Mengen an wertvollem Eisen und B-Vitaminen. Auch hier gilt, die Dosis macht das Gift. Achte besonders auf Qualität und Menge.

Wenn Brot, dann lange fermentierter Sauerteig

Früher wurden Getreideprodukte mit Sauerteig zubereitet und lange fermentiert. Dabei wandeln pflanzeneigene Enzyme und mikrobielle Prozesse die Glutenmoleküle in verdaulichere Formen um. Auch wenn auf diese Weise zubereitete Brotarten heute selten zu finden sind, es gibt sie noch. Suche in deiner Stadt nach alten Handwerksbäckereien, die solche Brote anbieten. Oder aber du backst dir dein glutenfreies Sauerteigbrot einfach selbst, im Internet gibt es zahlreiche Rezepte unter diesem Stichwort.

Schäle und entkerne dein Gemüse

Die meisten Lektine befinden sich in der Schale und den Saatkörnern der Pflanzen. Vor allem Nachtschattengewächse wie Tomaten, Auberginen oder Paprika kannst du von vielen Antinährstoffen befreien, indem du sie schälst und das Saatgut entfernst.

Nasche reifes, saisonales Obst

Reife Früchte aus der Region enthalten weniger Lektine als frühreife Früchte. Zudem solltest du Früchte immer als saisonales Produkt betrachten, denn sie signalisieren unserem Körper die Jahreszeit. Im Winter zu viel Obst zu essen, sendet unserem Körper das Signal, es sei Sommer und wir bräuchten Reserven für den Winter, die er nur allzu gern als Fettreserven für uns anlegt.

Greife zu Brokkoli und Blumenkohl

Sulforaphan ist ein sogenannter sekundärer Pflanzenstoff, der in Kreuzblütengewächsen wie Brokkoli, Weißkohl, Rosen-

und Blumenkohl sowie Kresse, Meerrettich, Kohlrabi und Senf vorkommt. Besonders hoch konzentriert kommt Sulforaphan in Brokkolisprossen vor (bis zu 100-mal höher als in vollreifen Brokkoliröschen). Sulforaphan ist die Vorstufe von Glucoraphanin, das nachweislich erfolgreich gegen Entzündungen wirkt und sogar Tumorzellen bekämpft.[23] Diesen Tipp habe ich das erste Mal von der renommierten amerikanischen Biochemikerin Dr. Rhonda Patrick während eines Campingtrips im finnischen Hinterland erhalten. Dr. Patrick hat bei ihren Studien über den Einfluss der Ernährung auf systemische Entzündungen herausgefunden, dass das in Brokkolisprossen hoch konzentriert vorkommende Sulforaphan Entzündungen um bis zu 20 Prozent senken kann. Zudem wirkt es prophylaktisch auf entzündungsbedingte depressive Symptome.

Wie ein Biohacker mit Alkohol umgeht

Als ich Todd White, einen Weinhändler aus dem Napa Valley in Kalifornien, der sich auf den Vertrieb von schadstoffreduzierten und zuckerarmen Weinsorten spezialisiert hat, das erste Mal auf einer Konferenz kennenlernte, berichtete er mir von den enormen Qualitätsunterschieden verschiedener Weine. Viele der teils sehr schädlichen Inhaltstoffe im Wein müssen weder in den USA noch in Europa auf den Etiketten angegeben werden. Todds Firma lässt daher eine breite Anzahl an Weinen im Labor testen und bietet ausschließlich Weine mit sehr geringen Mengen an Toxinen, Sulfaten und Zucker an.

Der »Weinhacker« lud mich auch gleich zu einem exquisiten und extrem fettreichen Dinner mit einigen der führenden Köpfe

50 Milligramm Sulforaphan am Tag helfen gegen Entzündungen

Wer die positive Wirkung von Sulforapahn möglichst in seiner ganzen Breite nutzen will, erhält wesentlich mehr Sicherheit durch die Einnahme eines konzentrierten Brokkoliextrakts. Ich empfehle eine tägliche Einnahme von ein bis zwei Kapseln mit 50 Milligramm reinem Sulforaphan. 100 Milligramm Sulforaphan entsprechen der empfohlenen Tagesmenge gemäß einer EU-Richtlinie über Lebensmittel-Nährwertkennzeichnung.

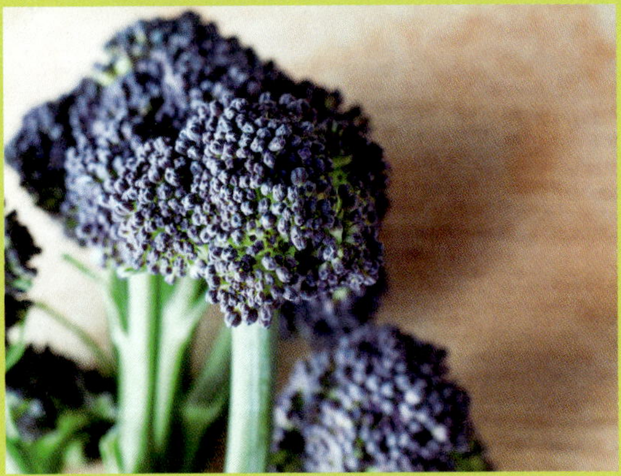

Lila Brokkoli ist eine gute Quelle für den Wirkstoff Sulforaphan.

der amerikanischen Low-Carb-Szene ein und versprach mir, dass ich am nächsten Tag keinen Kater bekommen würde, wenn ich mich an seine Richtlinien hielte. An dem Abend tranken etwa drei Dutzend Leute sage und schreibe ganze 72 Flaschen Wein, die alle von Todd ausgewählt und im Labor auf die Inhaltsstoffe getestet worden waren. Es wurde mir von keinem einzigen Hangover berichtet.

Der Genuss von Alkohol ist tief in unserer Gesellschaft und Kultur verankert, und wenn du dem Weinhändler Todd aus meiner Geschichte glaubst, dann kann Alkohol auch – vorausgesetzt, er wird richtig dosiert – zu erhöhter Kreativität und sozialer Bindungsfähigkeit führen. Dabei sollte aber jedem bewusst sein, dass Alkohol ein ernst zu nehmendes Gift darstellt, das ab einer gewissen Menge sehr unangenehme Auswirkungen haben kann. Leider fehlt uns hier oft der Notfallknopf, denn Alkohol hat eine tückische Eigenart: Er heizt kurzfristig die Produktion von ATP an und liefert uns dadurch Energie, nur um kurz darauf schon wieder müde zu machen. Denn unsere Leber braucht Zucker, um den Alkohol zu verstoffwechseln. Zum Abbau dieses Giftes stellt der Körper die Abarbeitung des unwillkommenen Stoffes auch vor alle anderen Prozesse wie zum Beispiel die Fettverbrennung. Mit dem Fallen des Blutzuckerspiegels fällt auch unsere Stimmung und wir greifen nach dem nächsten Bier. Es gilt die Devise: Wenn Alkohol, dann in Maßen und nach Möglichkeit den richtigen Alkohol.

Natürlich ist der beste Weg, einen Kater zu vermeiden, der, erst gar keinen Alkohol zu trinken. Mit den folgenden Tipps gebe ich dir aber eine Anleitung, mit der du Alkohol auf vernünftige Art und Weise genießen kannst, ohne deinen Körper komplett zu ruinieren. Achte trotzdem immer auf den verantwortungsvollen Umgang mit Alkohol.

Wähle den richtigen Alkohol

Der Alkohol deiner Wahl hat großen Einfluss auf das Wohlbefinden am nächsten Morgen, denn verschiedene Alkoholsorten enthalten eine unterschiedliche Menge an Toxinen. Destillierter Alkohol enthält in der Regel weniger Giftstoffe als Bier, ein trockener Naturwein hat weniger Zucker als ein zuckersüßer Rosé. Informiere dich am besten bei einem gut sortierten Weinhändler.

Trinke ein Glas Wasser mit jedem Glas Alkohol

Besonders mit ungefiltertem Alkohol wie Wein oder Bier nehmen wir eine Reihe an Giftstoffen auf, die unser Körper über den Urin schnell wieder nach draußen befördern will. Deswegen müssen wir beim Feiern so oft für kleine Königstiger. Der Körper löst die Toxine allerdings erst in Wasser auf. Ist wenig Wasser verfügbar, dehydrieren wir schnell, was den Kater um ein Vielfaches verstärkt. Deshalb gilt: viel Wasser trinken! Am besten ein Glas mit oder unmittelbar nach jedem Glas Alkohol.

Nimm Vitamin C mit jedem Glas Alkohol

Während der Verstoffwechselung von Alkohol entsteht Acetaldehyd, auch Ethanal genannt, welches körpereigene Eiweiße verändert und somit die Hauptursache für Symptome wie Kopfschmerzen, Unwohlsein und Konzentrationslosigkeit darstellt.[24] Um Acetaldehyd möglichst schnell abzubauen und aus dem Körper zu befördern, verwendet die Leber Glutathion, das stärkste körpereigene Antioxidans. Für die Herstellung von Glutathion benötigt der Körper Vitamin C in sehr großen Mengen. Die Glutathionspeicher sind so schnell leer, dass du mit jedem Glas Alkohol problemlos 500 bis 1000 Milligramm Vitamin C zu dir nehmen kannst, um den Haushalt optimal zu halten.[25] Dieser Schritt ist meiner Erfahrung nach der ausschlaggebendste für einen katerfreien Morgen danach. Hierfür habe ich stets eine Packung Langzeit-Vitamin-C-Kapseln aus der Apotheke für alle Fälle dabei. Wenn mich jemand dabei beobachtet und sich erkundigt, ist die Packung nicht selten am Ende des Abends leer.

Nimm Aktivkohle direkt nach dem Alkoholkonsum

Aktivkohle ist ein uraltes Heilmittel und wird auch schon Kindern bei Magenproblemen gegeben. Die poröse Oberfläche der Kohle funktioniert wie eine Art negativ geladener Schwamm, der positiv geladene Giftstoffe und Gase im Körper anzieht, die dann an die Kohle gebunden und aus dem Körper transportiert werden. Allerdings macht Kohle keinen Unterschied zwischen den Stoffen und sollte daher nicht zusammen mit anderen Nahrungsergänzungsmitteln oder Medikamenten eingenommen werden. Aktivkohle bindet sich war nicht sehr effektiv an Alkohol, neutralisiert aber weitere Abfallprodukte des Alkohols, wie zum Beispiel Ochratoxine in Wein und Bier. Ich persönlich bevorzuge verkapselte Aktivkohle aus Kokosnussschale, die du problemlos im Internet finden kannst.

Die Biohacker-Box gegen den Kater

Besorge dir eine kleine Pillenbox und befülle sie mit Vitamin C und Aktivkohle für die nächste Hochzeit oder Party. Auch wenn du keinen Alkohol trinkst, kannst du anderen Gästen den nächsten Morgen angenehmer machen.

Versuche es auch mal ganz ohne

Alkoholische Getränke sind in erster Linie immer noch Gifte, die dem Körper einiges abverlangen, auch unter Einhaltung der genannten Schritte. Für maximale Sprünge in deinem mentalen und physischen Wohlbefinden probiere es eine Zeit lang mal komplett ohne Alkohol. Mein persönliches Ziel ist eine gesunde Balance aus alkoholfreier Zeit und gelegentlichem Konsum geworden, mit der ich mich sehr wohlfühle.

Teste dich auf individuelle Nahrungsmittelunverträglichkeiten

Es gibt eine Reihe von weiteren Lebensmitteln, die bei bestimmten Personen Stressreaktionen auslösen. Da diese Unverträglichkeiten sehr individuell sind, werde ich hier keine allgemeinen Empfehlungen aussprechen. Es gibt aber einen einfachen Test, mit dem du herausfinden kannst, auf welche Lebensmittel du empfindlich reagierst. Die gängigsten Lebensmittel, die eine Stressreaktion hervorrufen, sind neben den bereits beschriebenen: Eier, Nachtschattengewächse wie Kartoffeln oder Tomaten, Hefe, Orangen, Rindfleisch, Hülsenfrüchte wie Linsen oder Bohnen, Karotten, Geflügel, Erdnüsse, Spinat, Erdbeeren, Zimt, Knoblauch, Paprika, Vanille oder auch künstliche Süßstoffe.

Schnelltest für Nahrungsmittelunverträglichkeiten

Der Arzt Dr. Arthur F. Coca veröffentlichte 1956 ein Buch, in welchem er eine einfache Methode beschrieb, um die Ursachen für viele verschiedene Gesundheitsprobleme zu finden. Er fand die Methode zufällig, nachdem sie bei seiner erkrankten Frau enorme Verbesserungen bewirkt hatte. Daraufhin experimentierte er damit auch bei anderen Patienten und fand heraus, dass viele ihrer Symptome auf unentdeckten Nahrungsmittelunverträglichkeiten beruhten. Dabei war Dr. Cocas Test ziemlich einfach. Der Patient testete seinen Puls mehrmals vor und nach dem Verzehr eines bestimmten Lebensmittels. Wenn der Puls nach dem Verzehr mehr als vier Pulsschläge pro Minute anstieg, dann sprach das für eine Stressreaktion und für eine temporäre Eliminierung des jeweiligen Lebensmittels.

Eine noch einfachere Variante des Tests funktioniert ohne den Verzehr und lediglich durch das im Mundbehalten des Lebensmittels. Damit kannst du dich in nur 2,5 Minuten auf eventuelle Lebensmittelunverträglichkeiten und -empfindlichkeiten testen. Alles, was du dafür brauchst, ist eine Pulsuhr und das Lebensmittel, auf das du dich testen willst.

So funktioniert der Coca-Pulstest

1. Setz dich auf einen Stuhl, atme einmal tief ein und aus und entspann dich.
2. Miss deinen Ruhepuls, indem du deinen Herzschlag über 1 Minute zählst. Dazu legst du knapp unterhalb des Handgelenks Zeige- und Mittelfinger sanft auf die Unterarmrückseite auf. Notiere deinen Puls auf einem Blatt Papier.
3. Nimm ein Stück des Lebensmittels in den Mund und lasse deine Zunge einige Male darübergleiten. Du kannst es auch kauen, aber schlucke es nicht hinunter. Du solltest es für etwa 30 Sekunden im Mund schmecken.
4. Jetzt miss wieder deinen Puls, ohne das Lebensmittel aus dem Mund zu nehmen, und notiere dir erneut die Zahl.
5. Du kannst anschließend das Lebensmittel ausspucken und den Test mit einem weiteren Lebensmittel wiederholen.

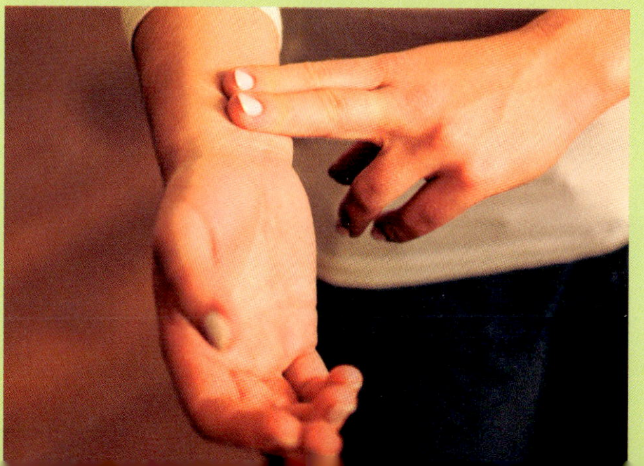

Dein Puls verrät dir, welche Lebensmittel du verträgst und welche nicht.

Verändert sich dein Puls mit dem Lebensmittel im Mund?

Wenn dein Puls mehr als vier Schläge pro Minute zunimmt, dann spricht das für eine Stressreaktion deines Körpers auf das Lebensmittel. Auch wenn dein Puls fällt, kann man von einer Irritation ausgehen. In beiden Fällen solltest du dich von einem Arzt oder Ernährungstherapeuten untersuchen lassen. Schlucke das Lebensmittel nicht hinunter, sondern spucke es nach dem Messen wieder aus. Du kannst den Test mit einem weiteren Lebensmittel durchführen, sobald dein Puls seine Ausgangsfrequenz erreicht hat.

Wenn du auf ein Lebensmittel stark reagierst, dann streiche es für einen Monat von deinem Ernährungsplan und wiederhole den Test. Wenn du drei Monate in Folge auf das Lebensmittel reagierst, dann spricht das für eine dauerhafte Eliminierung. Du solltest aber auf jeden Fall noch einen Arzt oder Ernährungsexperten aufsuchen. Wenn ein Lebensmittel plötzlich keine Reaktion mehr auslöst, kann es wieder vorsichtig in den Ernährungsplan eingebaut werden. Besprich die Resultate des Coca-Pulstests immer mit einem Arzt oder einem Ernährungstherapeuten, um die für dich effektivsten Lösungswege zu erarbeiten.

Iss mehr Fett und werde leistungsfähiger

»Du siehst fitter und gesünder aus als damals an der Uni! Wie oft trainierst pro Woche?« Mein ehemaliger Mitspieler John vom Basketballteam der Boston University und zu diesem Zeitpunkt NBA-Spieler für die San Antonio Spurs sah mich ungläubig an. Tatsächlich hatte sich mein Körper mit der neuen Ernährungsweise verändert, meine Muskeln sind bis heute definierter, ich bin drahtiger als früher und meine Haut sieht frischer aus als zuvor. »Vielleicht zweimal 30 Minuten die Woche?«, war meine damalige Antwort. John glaubte mir zwar nicht, aber es war die Wahrheit. Diese Resultate hatte ich vor allem einer signifikanten Ernährungsumstellung zu verdanken. Als ich John während eines Besuches seines Teams bei Alba Berlin wiedersah, befand ich mich gerade in der Ketose, einem Zustand, in dem der Körper Fett als primäre Energiequelle nutzt. Dafür reduzierte ich meine Kohlenhydratzufuhr stark und schraubte den Fettanteil in meinen Mahlzeiten erheblich nach oben, teils auf über 70 Prozent meiner Gesamtkalorien. Mittlerweile sind fettreiche Ernährungsformen mit ihrem positiven Einfluss auf die körperliche und mentale Leistungsfähigkeit auch unter Profisportlern, Schauspielern und anderen Künstlern sehr beliebt.

Einige namhafte Topathleten und Leistungsträger haben bereits vor einiger Zeit begonnen, die Kohlenhydratzufuhr stark zu reduzieren und vermehrt gesunde Fette zu konsumieren. Der Tennisspieler und Langzeit-Weltranglistenerste Novak Djokovic schreibt seiner gluten- und zuckerfreien Ernährungsweise seine schnellen Erholungsphasen und seine überwältigende Konzentrationsfähigkeit zu. Das schwedische Gedächtnisgenie Mattias Ribbing setzt auf die ketogene Diät vor Wettkämpfen, der NFL-Quarterback Tom Brady gewann mit einer kohlenhydratarmen und toxinreduzierten Ernährung noch im Alter von 40 Jahren einen Superbowl und auch das kurvige Topmodel Adriana Lima ernährt sich dauerhaft zuckerarm mit vielen gesunden Fetten. Warum sind diese stark leistungsorientierten Menschen so begeistert von einer fettreichen Ernährungsweise? Die Anzeichen mehren sich, dass du mit weniger Kohlenhydraten und mehr gesunden Fetten bessere Voraussetzungen für eine optimale Leistungsfähigkeit schaffst. Mit den folgenden Schritten kannst du die Vorteile dieser Erkenntnisse selbst nutzen, um schnell energiegeladener, leistungsfähiger und gesünder zu werden.

Wir können auch ohne Zucker

Den meisten ist bekannt, dass Zucker nicht unbedingt das gesündeste Lebensmittel ist. Und doch bekomme ich oft die Frage gestellt: »Aber ist Zucker wirklich so schlecht für mich?« Ich sehe Zucker als Genussmittel und in natürlicher Form wie in Honig oder Früchten richtet er in kleinen Mengen normalerweise auch nicht so viel Schaden an. Allerdings essen wir im Schnitt einfach zu viel davon und jeder, der abnehmen, mehr Energie haben, fitter aussehen oder einfach nur gesünder leben will, tut gut daran, den Zuckeranteil auf dem Speiseplan zu minimieren. Besonders wenn man wieder ein ganzes Stück Kuchen verdrückt und es dann noch mit einer heißen Schokolade und einem Orangensaft hinunterspült, stellt sich nach kurzer Zeit ein beinahe komatöser Zustand ein. Dieses Phänomen wird auch als »Kuchenkoma« bezeichnet und tritt etwa 30 Minuten nach dem Verzehr ein. Zu viel Zucker raubt uns Energie, anstatt uns welche zu liefern. Besonders Fruktose, eine Unterform des Einfachzuckers, macht nicht nur dick, sondern erhöht auch die Blutfettwerte, was wiederum die Gefahr für Thrombose und Arteriosklerose erhöht. Sie lässt Zellen schneller altern und raubt vor allem Energie und Motivation.

Weißer raffinierter Zucker, auch Haushaltszucker genannt, besteht normalerweise zu einer Hälfte aus Glukose und zur anderen aus Fruktose. Wird nun Zucker verzehrt, binden sich Zuckermoleküle an sogenannte Dopaminrezeptoren im Gehirn und regen dadurch starke Belohnungsmechanismen in uns an. Dazu liegt eine Studie an Ratten vor, die zeigt, dass Zucker sogar zu einem Abbau ebenjener Rezeptoren führt, die nicht nur den Tieren, sondern auch uns so fantastische Hochgefühle liefern. Das bedeutet, dass die Naschkatzen unter uns mehr und mehr von dem Stoff benötigen, um kontinuierlich dasselbe Hochgefühl zu erreichen. Wie bei Drogenabhängigen wird es immer schwerer, sich mit der Droge zu befriedigen. Darüber hinaus ist Zucker nicht einmal ein Sattmacher, ganz im Gegenteil: Durch den ansteigenden Insulinspiegel sind wir nach dem Zuckerkonsum oft sogar hungriger als zuvor.

Zu viel Zucker macht uns also müde, stört die Konzentration, bringt unseren Hormonhaushalt durcheinander und fördert die

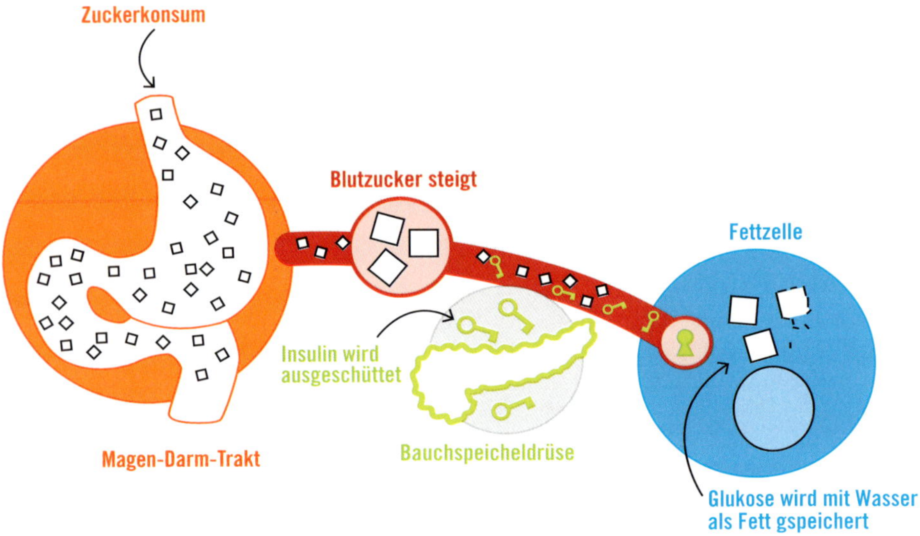

Insulin wird in der Bauchspeicheldrüse (Pankreas) gebildet und reguliert den Blutzuckerspiegel.

Fettzunahme. Umgangssprachlich spricht man hierbei vom »Zuckercrash«, physiologisch ist dieser Terminus ebenso zutreffend. Denn neben dem mentalen Fokus und dem Energielevel sinkt auch der Blutzuckerspiegel rapide ab. Wenn wir Zucker zu uns nehmen, steigt unser Blutzuckerspiegel zunächst einmal an, was zu einer Ausschüttung von Insulin durch die Bauchspeicheldrüse führt. Insulin ist das einzige Hormon, das den Blutzuckerspiegel senken kann. Die Bauchspeicheldrüse tendiert dazu, mehr Insulin abzugeben als eigentlich notwendig, was zu einem starken Abfall des Blutzuckerspiegels führt. Hier haben wir ihn also, den Zuckercrash, der uns wie ein lustloser Schluck Wasser in der Kurve vor dem Laptop einnicken lässt und unseren Fokus mit mentalen Nebelschwaden belegt. Mit dem Crash fällt ebenso unsere Selbstdisziplin und ehe man es sich versieht, hat man den Keks in der Hand, den man sich noch Stunden zuvor geschworen hatte, nicht anzurühren.

Wenn der Insulinspiegel aufgrund von starkem Zuckerkonsum ansteigt, bekommt der Körper das Signal, Fett zu speichern, anstatt es zu verbrennen. Das passiert, da Insulin den Blutzuckerspiegel dadurch senkt, indem es überschüssige Glukose in Fettzellen befördert und dieses dort zusammen mit Wasser als gesättigtes Fett speichert. Wenn man allerdings seinen Zuckerkonsum kontrolliert und nur sporadisch in die Keksdose greift, bleibt das Insulin niedrig, und der Körper greift weiterhin auf Fette als Energiequelle zurück.

Zu viel Zucker schadet der Darmflora

Ein weiterer erheblicher Nachteil von Zucker ist dessen Einfluss auf die Darmflora und deren Balance verschiedener Bakterienkulturen. Die menschliche Darmflora besteht zum größten Teil aus vier bakteriellen Stämmen (auch Phyla genannt), den Firmicutes, Bacteroidetes, Proteobacteria und Actinobacteria. Das Verhältnis dieser Bakterienstämme beeinflusst wiederum die Fettverbrennungsleistung deines Körpers. Denn die verschiedenen Bakterien verarbeiten Lebensmittel unterschiedlich und können die Fettverbrennung genauso ankurbeln wie bremsen. Ausschlaggebend ist hier ein Protein namens FIAF oder Fasting-Induced Adipose Factor (manchmal auch ANGPTL4 genannt). FIAF wird in der Leber produziert und blockiert ein Enzym namens LPL oder Lipoproteinlipase.[26] LPL wiederum ist verantwortlich für die Anlagerung von Fettpolstern. Das bedeutet, je mehr FIAF sich aktiv im Körper befindet, desto weniger Fett wird angelagert.

Darmbakterien können ebenso FIAF produzieren, es aber auch inaktiv machen. Besonders bei gleichzeitig zucker- und fettreichen Ernährungsweisen wurde eine Unterdrückung des FIAF-Proteins beobachtet.[27] Sprich: Viel Zucker in Kombination mit viel Fett macht dick. Nun sind Darmbakterien natürlich nicht per se schlecht, wir brauchen nur die richtigen im richtigen Verhältnis. Schlanke Menschen haben generell mehr Darmbakterien des Bacteroidetes-Stammes und weniger Firmicutes. Bei Übergewichtigen ist es genau andersherum. Interessanterweise sind auch bei Rauchern, die gerade mit dem Rauchen aufgehört haben, wesentlich mehr Firmicutes und Actinobacteria in der Darmflora zu finden, was die oft einhergehende Gewichtszunahme erklären könnte.[28] Daher sollten Ex-Raucher sich wirklich darum bemühen, ihre Darmflora schnell wieder zu normalisieren. Wenn unsere Darmbakterien keinen Zucker bekommen, werden sie hungrig, beginnen FIAF zu produzieren und Fett zu verbrennen. Der Stamm der Bacteroidetes, also der schlank machenden Bakterien, wächst überproportional an. Wenn die Darmbakterien allerdings Zucker zur Verfügung haben, unterdrücken sie das FIAF und lagern das Fett an.

Wenn du auf ein zuckerreiches Frühstück verzichtest und stattdessen ein fettreiches zu dir nimmst, kannst du deine Fettverbrennung erheblich ankurbeln. Ich ersetze mein Frühstück deshalb regelmäßig durch einen Biohacker-Kaffee (Seite 53) mit Butter und MCT-Öl, einem pflanzlichen Öl, das aus Kokosfett gewonnen wird. »MCT« steht für Medium-Chain Trilgycerides, also mittelkettige Fettsäuren, aus denen das Öl besteht. Diese Fettsäuren liefern dem Körper schnell Energie und helfen gleichzeitig dabei, die Darmbakterien zu nähren und FIAF zu produzieren. Die Polyphenole im Kaffee wiederum sorgen dafür, Bacteroidetes, den Stamm, der vornehmlich bei fitten Menschen zu finden ist, zu nähren.

Übermäßiger Zuckerkonsum kann also die Gesundheit und das generelle Wohlbefinden des Menschen maßgeblich beeinträchtigen. Willst du mehr Energie, weniger Gewicht und dich schlicht und ergreifend wohler fühlen? Dann ist die Reduktion von Zucker in deiner Ernährung sicherlich einer der vielversprechendsten Wege dazu. Wenn du eine Weile ohne Zucker ausgekommen bist, normalisiert sich auch dein Verhältnis zur Süße wieder. Es kann gut sein, dass ein mit Zuckerguss überzogener Donut dann viel zu süß für dich sein wird und dir ein Apfel als Nachspeise vollkommen ausreicht.

Ein Fahrplan zur gesunden Süße

Zucker und Süßstoffe haben jeweils bestimmte Effekte auf unseren Körper. Dabei sind Süßstoffe nicht unbedingt besser als Zucker. Ganz im Gegenteil, manche können sogar richtigen Schaden anrichten. Trotzdem ist die Süße einfach Teil einer runden Geschmackserfahrung und es ist möglich, sie zu genießen, ohne langfristige Gesundheitsschäden zu riskieren.

Für mich unbedenkliche Zuckerarten und Süßstoffe

Zucker und Süße befinden sich in sehr vielen Lebensmitteln und es ist schwer, sie komplett zu vermeiden. Musst du auch nicht, denn es gibt Zuckerarten und Süßstoffe, die ich für unbedenklicher halte als andere. Besonders wenn es dir schwerfällt, auf den gewohnten Einfachzucker zu verzichten, können dir Ersatzstoffe wie Erythrit oder Birkenzucker dabei helfen, Zucker durch eine gesündere Alternative zu ersetzen, ohne an Geschmack einbüßen zu müssen.

Erythrit

Erythrit ist nicht ganz so süß wie Haushaltszucker, hat aber dafür keine Kalorien und Kohlenhydrate und wirkt sich nicht auf den Blutzuckerspiegel aus. Der natürliche Zuckeralkohol kommt vornehmlich in Obst und Gemüse vor und verursacht auch weit seltener Magenprobleme als andere Zuckeralkohole. Er lässt sich auch gut mit dem süßeren Xylit mischen, um ein milderes Aroma zu bekommen.

Xylit (Birkenzucker) und Sorbitol

Xylit – auch unter dem Namen Birkenzucker bekannt – oder Xylitol und Sorbitol sind natürliche Zuckeralkohole, die wir schon mit verschiedenen Gemüsesorten und Früchten, zum Beispiel Blumenkohl und Erdbeeren, zu uns nehmen. Xylit wird generell sehr gut vertragen, schützt vor Karies, indem es das Wachstum von Bakterien hemmt, und soll aus diesem Grund sogar Mittelohrentzündungen verhindern. Zusätzlich wirkt es sich positiv auf den Kalziumstoffwechsel aus. Übermäßiger Konsum kann sich allerdings auf die Darmflora niederschlagen und zu Durchfall führen.

Stevia

Die Blätter der Steviapflanze werden seit Jahrhunderten von der indigenen Bevölkerung Paraguays und Brasiliens als Heilpflanze verwendet. Auch in Japan ist die Pflanze als Süßstoff zur Zubereitung von Speisen und Getränken schon lange beliebt. Stevia gilt generell als unbedenklich, schmeckt aber für manche Leute ein wenig »seifig« und war bis vor Kurzem auch im Kosmetikregal und nicht bei den Lebensmitteln zu finden. Auch wenn ich Stevia für eine gesunde Zuckeralternative mit einer positiven Wirkung auf den Blutzuckerspiegel halte, solltest du die von der europäischen Behörde für Nahrungsmittelsicherheit (EFSA) festgelegte zulässige tägliche Aufnahmemenge von 4 Milligramm pro Kilogramm

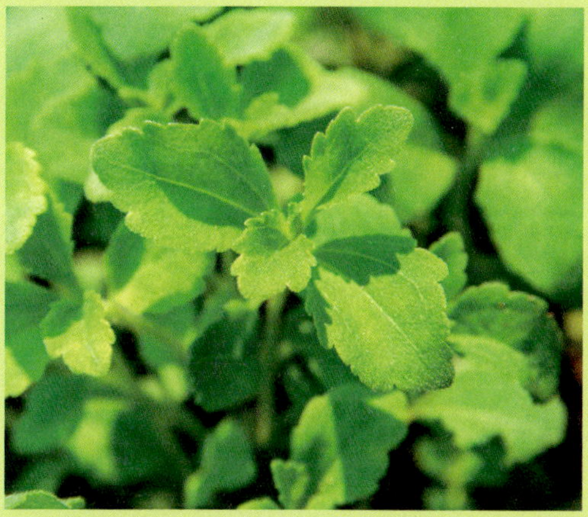

Einige Süßstoffe wie die Steviapflanze gelten als unbedenklich und sind eine gute Alternative zu Haushaltszucker.

Körpergewicht beachten. Greife am besten zu ganzen Steviablättern, diese kommen meist ohne weitere bedenkliche Zusatzstoffe aus.

Kokosblütenzucker

Der Nektar der Kokospalme ist dem Haushaltszucker in der Zusammensetzung sehr ähnlich, beeinflusst den Blutzuckerspiegel aber nicht so stark und ist außerdem reich an Eisen, B-Vitaminen, Kalium, Zink und Magnesium. Die Produktion ist zudem nachhaltig, denn eine Kokospalme muss zur Gewinnung des Kokosblütenzuckers nicht gefällt werden und kann über 70 Jahre den Nektar hervorbringen.

Naturhonig

Unbehandelter Honig ist reich an Antioxidantien, Enzymen und Nährstoffen und wirkt sich darüber hinaus positiv auf den Schlaf aus. Problematisch ist das Kochen oder Erhitzen des Honigs, das viele der positiven Effekte zunichtemacht, in dem es wertvolle hitzeempfindliche Inhaltsstoffe zerstört. Sogar im heißen Tee oder Wasser verliert der Honig einen Großteil seiner Zauberkraft.

Begrenzt empfehlenswerte Zuckerarten und Süßstoffe

Diese Arten von Zucker und Süßstoffen sind meiner Meinung nach in kleinen Mengen für den gelegentlichen Genuss völlig in Ordnung. In größeren Mengen können sie allerdings deine Leistungsfähigkeit und Gesundheit im Allgemeinen stark beeinträchtigen.

Haushaltszucker

Weißer und brauner Haushaltszucker besteht zur Hälfte aus Glukose und zur anderen Hälfte aus Fruktose. In geringen Mengen zu Genusszwecken richtet er wenig Schaden an, im Übermaß allerdings macht er dick, süchtig, krank und fördert zudem Karies.

Sirup

Der dickflüssige Zuckersaft, egal ob aus Agave, Zuckerrübe oder Ahorn, beinhaltet meist einen hohen Anteil an Fruktose (zwischen 70 Prozent und 90 Prozent). Deshalb gilt: Außer zum Verfeinern so weit wie möglich vermeiden.

Nicht empfehlenswerte Zuckerarten und Süßstoffe

Die schlimmsten und ungesündesten aller Zuckerarten wirken auf uns wie Kryptonit auf Superman. Sie rauben Energie, setzen schnell ungeliebte Fettpolster an, machen hungrig und krank (ich bin mir nicht sicher, ob die beiden letzten auch auf Superman zutreffen, aber der erste Punkt ganz bestimmt!). Am besten streichst du sie komplett von deinem Ernährungsplan.

Fruktose (Fruchtzucker)

Auch wenn der Blutzuckerspiegel nach dem Verzehr von Fruchtzucker langsamer ansteigt als bei Haushaltszucker, wirkt sich Fruktose wesentlich ungünstiger auf den gesamten Stoffwechsel aus. Der Konsum von Fruktose führt nachweislich zu Übergewicht, Leberzirrhose, Bluthochdruck, Diabetes und Gicht. Also: Finger weg!

Besonders in den USA werden Getränke oft mit Maissirup, auch High-Fructose-Corn-Sirup genannt, versehen. Dieser Sirup wird als einer der Hauptfaktoren der amerikanischen Epidemie der Fettleibigkeit gesehen. Glücklicherweise ist Maissirup hierzulande weniger verbreitet. Doch sollte sich auf einer Zutatenliste doch einmal Glukose-Fruktose-Sirup finden, lass am besten die Finger davon. Zur Herstellung von abgepackten Fruchtsäften werden meist die minderwertigsten Früchte verwendet. Diese sind nicht nur reich an der abträglichen Fruktose, sondern beinhalten oft auch unerwünschte Toxine und schädliche Nebenprodukte.

Aspartam

Aspartam ist ein synthetischer Süßstoff, der oft in zuckerfreien Lutschbonbons, Süßwaren und Erfrischungsgetränken zu finden ist. Aspartam wird im Körper erst in Methanol gespalten und dann in der Leber in Formaldehyd verstoffwechselt, ein bekanntes und giftiges Karzinogen. Dazu macht es hungrig. Also wenn du dich mal wieder nach einem Colagetränk sehnst, greife nach dem Original. Die rote Dose gilt tatsächlich als weniger ungesund als die silberne oder schwarze.

Acesulfam-K

Ähnlich wie Aspartam ist Acesulfam-K ein synthetischer Süßstoff, dessen Wirkung auf den menschlichen Körper noch wenig erforscht ist. Wenn man den Vermutungen einiger Wissenschaftler Glauben schenken will, dann ist Zucker sicherlich eine sicherere und weniger ungesunde Alternative als die beiden synthetischen Süßstoffe Aspartam und Acesulfam-K.

Sucralose

Der künstliche Süßstoff Sucralose ist höchst fragwürdig, da er in seiner Struktur einem Molekül namens PCB (polychlorierten Biphenylen) ähnlich ist, das als krebserregend gilt, und es bis heute noch keine aussagekräftigen Langzeitstudien zur Sicherheit von Sucralose gibt. Sehr bedenklich ist der Schaden, den Sucralose bei gesunden Darmbakterien anrichtet.

Wir alle brauchen ein bisschen Süße in unserem Leben. Das ist auch überhaupt nicht schlimm, solange du dich an diesen Fahrplan hältst und deine Gerichte und Getränke so gestaltest, dass sie dir schmecken und gleichzeitig gesund sind. Wenn man sich ein bisschen mit diesem Thema auseinandersetzt, ist es gar nicht so schwer!

Fett als exzellenter Treibstoff

Lebensmittel bestehen aus drei verschiedenen Makronährstoffen in unterschiedlichen Mengen: Kohlenhydrate, Eiweiß, Fett. Es gibt mittlerweile sogar den Vorschlag einiger Wissenschaftler, Ketonkörper als vierten Makronährstoff zu betrachten. In einer von Krankenkassen und Ärzten empfohlenen Ernährungsweise soll der Mensch über den Tag verteilt 50 Prozent der Kalorien durch Kohlenhydrate zu sich nehmen. Kohlenhydrate – oder vereinfacht Zucker (Glukose) – sind der Hauptenergielieferant für unseren Körper. Die Energieversorgung des Körpers wird im Wesentlichen über die im Blut gelöste Glukose gewährleistet und jede Körperzelle kann Glukose direkt verarbeiten. Führen wir keine Kohlenhydrate mehr zu, sind die Glukosespeicher, je nach Person, nach 24 bis 72 Stunden aufgebraucht. Stopp! Das ist zu kurz gegriffen! Würde unser Gehirn tatsächlich nur Kohlenhydrate als Energiequelle nutzen können, würden wir also nach spätestens drei Tagen verhungern? Das wäre für unsere Vorfahren in vielen Fällen fatal gewesen. Allein aus evolutionärer Perspektive muss sich unser Körper also etwas anderes überlegt haben.

Mittlerweile werden die Annahmen, auf denen diese Überlegung basiert, regelmäßig von neuen Studienergebnissen herausgefordert. Wir brauchen gar nicht so viele Kohlenhydrate, wie uns noch immer gepredigt wird. Der menschliche Körper kann seine primäre Energie auch aus Fetten ziehen, und das sogar besser, als lange angenommen. Mit der Umstellung auf eine fettreiche Ernährung können wir in den Zustand der Ketose gelangen, der mittlerweile unter anderem mit Verbesserungen des Stoffwechsels, der Konzentrationsfähigkeit, des Hungergefühls und des generellen Hormonhaushalts in Verbindung gebracht wird. Wenn du den Zucker weglässt, fehlen dir Kalorien. Diese kannst du mit gesunden Fetten und viel Gemüse auffüllen. Konzentriere dich auf hochwertige Lebensmittel, Fleisch aus Weidehaltung, frischen Fisch, viel regionales Gemüse, Butter, Oliven- und Kokosöl, Avocados und Nüsse als Basis deiner Ernährung. Iss dich satt und meide Junkfood, so gut es geht.

Lesetipp: Detaillierte Informationen zu den einzelnen Fettsäuren und wie du gesunde Fette identifizieren kannst, findest du im Buch *Fett* der Ernährungswissenschaftlerin Anja Leitz.

Gesunde Fettsäuren, wie in Oliven oder Fisch, gehören auf jeden Speiseplan.

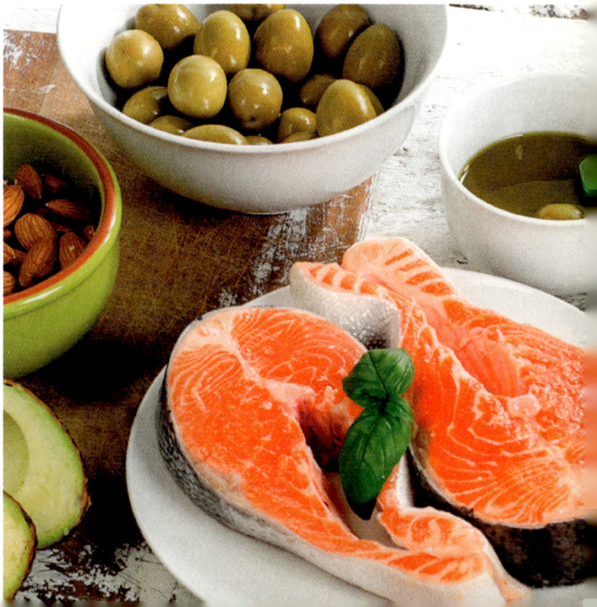

Der Zustand der Ketose

Die Ketose ist ein Stoffwechselzustand, bei dem es zu einem erhöhten Umbau von Fettsäuren zu sogenannten Ketonkörpern in der Leber kommt. Ketonkörper sind Moleküle, die in der Leber aus Fettsäuren gebildet werden. Sie sind eine transportable Form des Acetyl-Coenzym A (kurz Acetyl-CoA), eines Essigsäurerests, den Mitochondrien zur Energiegewinnung nutzen können. Ketonkörper dienen so dem Körper als alternative Energiequelle zum Traubenzucker (Glukose), der aus der Verdauung von Kohlenhydraten gewonnen wird. Wie besonders dieser Zustand aus evolutionärer Sicht ist, zeigt sich durch die Tatsache, dass unsere Vorfahren auch in Gegenden ohne natürlich vorkommende Kohlenhydrate überleben konnten.

In der Abwesenheit von Glukose hat unser Körper im Laufe der Evolution einen coolen Trick gelernt. Bekommt der Körper für mehrere Stunden keinen Zucker mehr, dann sinkt der Blutzuckerspiegel, und die Bauchspeicheldrüse sondert ein Hormon namens Glucagon ab, das wiederum den Umbau von Fettsäuren in transportfähige Ketonkörper veranlasst. Aus diesen Ketonkörpern können die Zellen dann, wie aus Glukose, Energie gewinnen. Der Grund, warum eine Person ohne Nahrung noch 50 bis 60 Tage überleben kann, ist also der Bauchspeck. Zügelloses Schlemmen ist evolutionstechnisch tatsächlich sinnvoll! Ketogen bedeutet »die Herstellung von Ketonen«. Wie eben beschrieben, werden diese Ketone oder auch Ketonkörper hergestellt, wenn der Körper plötzlich nicht mehr genug Kohlenhydrate geliefert bekommt und nun Fett in Energie umwandelt. Sobald du diesen Zustand erreicht hast, befindest du dich in der Ketose. Der Körper hat nun gelernt, dass nicht mehr Zucker, sondern Fett der Hauptlieferant von Energie ist.

Die ketogene Ernährung wurde ursprünglich zur Behandlung von diversen Krankheitsbildern wie Epilepsie, Bluthochdruck oder Typ-2-Diabetes angewandt. Auch heute noch schwören viele Ärzte auf diese Ernährungsumstellung, und das mit Erfolg. So scheint es ebenso große Erfolge in der Behandlung von Alzheimer und Parkinson in Verbindung mit der ketogenen Ernährung zu geben.[29] Für Menschen, die nicht unter den genannten Symptomen leiden, wird die ketogene Ernährung mittlerweile auch oft präventiv zur Vorbeugung dieser Krankheiten eingesetzt oder eben zur Optimierung der physischen und mentalen Fähigkeiten.

Die Vorteile des ketotischen Zustands

Als ich mit der ketogenen Ernährung begann, war ich skeptisch, ob sie für mich, der über Jahre Getreide wie ein Scheunendrescher gefuttert hatte, funktionieren würde. Erst als ich das erste Mal in die Ketose gelangte, war für mich klar, wie mächtig der Zustand tatsächlich ist. In der Ketose brauchte ich weniger Schlaf, hatte weniger Hunger und verspürte eine mentale Klarheit. Der Zustand wird auch noch mit einer Reihe weiterer Vorteile in Verbindung gebracht.

Hilft beim Abnehmen

Was richtig toll ist: Einmal aus Körperfett gebildete Ketonkörper können nicht mehr in

Körperfett rückumgewandelt werden (High Five, Ketonkörper!). Die unverbrauchten Ketonkörper werden einfach mit dem Urin ausgeschieden. Dadurch eignet sich die Ketose sehr gut, um überschüssige Pfunde loszuwerden.[30] Darüber hinaus hat man auch noch wenig Hunger, denn fetthaltige Lebensmittel, die man vermehrt zu sich nehmen darf, wirken sehr sättigend.[31]

Verbessert den Fokus, steigert die Gehirnleistung

Einige bekannte Anhänger der ketogenen Ernährungsweise wie Anja Leitz, Marina Lommel und Philipp Rauscher schwören unter anderem auf die mentalen Leistungssprünge, die sich mit der Ketose einstellen. Auch ich spüre eine stark erhöhte Konzentrationsfähigkeit am Morgen. Das könnte an zwei Effekten der ketogenen Ernährung liegen: Zum einen führt der reduzierte Zuckergehalt zu einem stabilen Blutzuckerspiegel und verhindert dadurch ablenkende Hungerattacken. Zum anderen werden Entzündungen im Körper reduziert, wodurch mehr Energie für mentale Aufgaben zur Verfügung steht.

Fördert den Schlaf, verhilft zu mehr Energie

Mit der Aufnahme von wertvollen Fetten steht deinem Körper eine ideale Energiequelle zur Verfügung, welche den Blutzuckerspiegel stabil hält und nicht zu einer übertriebenen Ausschüttung von Insulin führt. Dadurch fühlst du dich fitter, schläfst besser und hast deutlich mehr Ausdauer. Mit der ketogenen Ernährung meidest du beinahe automatisch verarbeitete Lebensmittel, die mit Zucker und allerlei Zusatzstoffen versehen sind. Je weniger du deinen Körper mit Antinährstoffen belastest, desto mehr Energie steht dir aktiv zur Verfügung. Und je weniger Hunger du hast, desto zufriedener und besser gelaunt bist du.[32]

Gleicht den Hunger aus

Sobald dein Körper in einen Fettstoffwechsel schaltet, fühlst du dich weniger hungrig. Der wenige Zucker hilft dir dabei, deinen Blutzuckerspiegel zu stabilisieren, und verhindert gleichzeitig auch eine Aufnahme von zu vielen Kalorien. Wenn du diese Ernährung auch noch mit intermittierenden Fastentagen (Seite 53) kombinierst, hilfst du deinem Körper weiterhin, eine hohe Empfindlichkeit gegenüber dem Hormon Leptin zu entwickeln, welches das Hungergefühl maßgeblich regelt.[33]

Verlangsamt den Alterungsprozess

In den nächsten Jahren könnte der Einsatz von Ketonkörpern in Therapiezyklen die Behandlung einiger schwerwiegender neurologischer Erkrankungen revolutionieren. Ketonkörper schützen unseren Körper vor oxidativem Stress und beugen dadurch sehr wahrscheinlich Krankheiten wie Alzheimer, Multipler Sklerose oder Parkinson vor. In dieser Hinsicht kann eine ketogene Ernährung zu einer Verlangsamung des natürlichen Alterungsprozesses des Körpers beitragen.[34]

Erhält die Muskeln

Wenn du bei einer kohlenhydratreichen Ernährungsweise deine Kalorienzufuhr senkst, beginnt der Körper nach einiger Zeit, Muskelmasse abzubauen, indem er Proteine in Glukose verstoffwechselt. In der Ketose bevorzugt der Körper allerdings Ketonkörper, die aus Fettsäuren gewonnen werden.

Daher wird der ketotische Zustand auch als antikatabol beschrieben. Das bedeutet, dass der Körper nicht auf die Muskeln, sondern auf die Fettpolster zurückgreift, um sich Energie zu holen.

Sorgt für eine gesteigerte Ausdauer

Untersuchungen mit Langstreckenläufern haben gezeigt, dass sich auch im Ausdauersport eine Umstellung auf eine extrem kohlenhydratarme Ernährungsweise durchaus positiv auf die Ausdauer und den Fettstoffwechsel auswirken kann.[35, 36]

Reduziert Migräne

In einer Studie mit 96 übergewichtigen Frauen, die unter Migräne litten, ließ eine Ernährungsumstellung auf Low Carb High Fat (LCHF) die Migräneattacken der Patientinnen drastisch zurückgehen.[37]

Wie du in die Ketose gelangst

Eigentlich ist es ganz einfach: Den Zustand der Ketose erreichst du, indem du deine tägliche Kohlenhydratmenge auf 20 bis 50 Gramm reduzierst. Das sind etwa zwei bis drei Äpfel oder ein Müsliriegel. Dies ist wirklich eine drastische Reduzierung, wenn du bedenkst, dass du vorher wahrscheinlich mehrere Hundert Gramm Kohlenhydrate pro Tag zu dir genommen hast. Die nun fehlenden Kalorien durch das Weglassen der Kohlenhydrate füllst du mit gesunden Fetten auf. Aufgrund des Glykogenspeichers dauert es ein paar Tage, bis die Kohlenhydrate aufgebraucht sind und der Körper beginnt, auf Fett zurückzugreifen. Durch intensives Training werden diese Speicher rascher geleert und die Ketose tritt schneller ein.

So in etwa funktioniert der Eintritt in die Ketose:

1. Kohlenhydrate werden stark reduziert.
2. Die Glykogenspeicher werden geleert.
3. Der Körper sucht sich einen neuen Energielieferanten (freie Fettsäuren).
4. Diese Fettsäuren werden in der Leber abgebaut und in Energie umgewandelt.
5. Ketonkörper liefern dem Nervensystem und Gehirn Energie.
6. Die Muskeln werden versorgt.
7. Die Fettverbrennung läuft auf Hochtouren.

Der Körper hat sich während der Evolution daran gewöhnt, Kohlenhydrate als Energielieferanten zu bevorzugen. Sind genügend Kohlenhydrate vorhanden, wandelt der Körper diese als Erstes in Energie um. Da der Körper aber keine großen Mengen Kohlenhydrate speichern kann (außer in geringen Mengen in der Leber und den Muskeln), werden die überschüssigen Kohlenhydrate nicht umgewandelt, sondern verbleiben als Hüftspeck. Solange Kohlenhydrate vorhanden sind, hat der Körper keinen Grund, die Fettverbrennung anzukurbeln. Die extreme Reduzierung von Kohlenhydraten leert also die Glykogenspeicher und die Leber beginnt damit, Enzyme herzustellen, die Fett in Energie umwandeln.

Viele Aussagen gängiger Ernährungstheorien behaupten heute noch, dass der Körper hauptsächlich Kohlenhydrate zum Überleben benötigt und das Gehirn ohne nicht funktionieren kann. Es wird aber mittlerweile immer wahrscheinlicher, dass das Gehirn optimal oder sogar besser durch Ketonkörper als Energielieferant arbeitet. Fakt ist:

Kohlenhydrate sind nicht so wichtig, wie sie oft dargestellt werden.

Zellerneuerung mit intermittierendem Fasten

Ein einfacher Biohack, um seinem Körper zu helfen, sich noch schneller von Giftstoffen zu befreien, den Fettstoffwechsel anzukurbeln, in die Ketose zu gelangen und sogar mehr Energie zu haben, ist periodisches Fasten. Ein weiterer positiver Nebeneffekt: Du entwickelst ein viel feineres Gefühl für die Nahrungsaufnahme, das heißt für das, was dein Körper wirklich benötigt. Auch dein Geschmacksempfinden wird sensibilisiert. Diese Art des Fastens wird täglich neu begonnen. Die Fastenperiode beträgt dabei zwischen 14 und 18 Stunden. Während des Fastens werden dem Körper keine oder sehr wenige Kohlenhydrate zugeführt. Das hilft, schneller in die Ketose zu gelangen. Wenn du genügend Ketonkörper im Blut hast, wirken diese zusätzlich antikatabol. Das bedeutet, dass du optimal Gewicht verlieren kannst, ohne Muskelmasse einbüßen zu müssen.

Für schnelle erste Erfolge baue zwei intermittierende Fastentage, zum Beispiel dienstags und donnerstags, in deinen Ernährungsplan ein. Das gibt dem Körper genug Zeit, um Zellerneuerung zu betreiben und schneller in die Ketose zu kommen. Kürzere Perioden der Nahrungsaufnahme bedeuten weniger Stress für unsere Körperzellen.[38] Geschädigte Zellen und Biomoleküle werden vermehrt repariert,[39] der Blutstoffwechsel wird gefördert[40] und man kann eine erhöhte Widerstandsfähigkeit der Neuronen beobachten.[41] Tiere, die regelmäßige Fastenperioden durchlaufen, sind widerstandsfähiger, werden seltener krank und weisen höhere kognitive Fähigkeiten auf. Während des Fastens verlangsamt sich auch der Zellzyklus, das bedeutet, Zellen teilen und vermehren sich langsamer als üblich. Intermittierendes Fasten erhöht auch die Energieeffizienz der Mitochondrien, fördert die Insulinsensivität und verlangsamt somit die Zellalterung. Beim Fasten werden außerdem vermehrt antioxidative Enzyme produziert. Sie helfen dem Körper, besser mit oxidativem Stress, einem der Hauptfaktoren für die Alterung von Zellen, umzugehen. Wenn wir essen, wird von der Bauchspeicheldrüse zudem Insulin ausgeschüttet. Dadurch werden im Körper Prozesse in Gang gesetzt, die sich nachweislich negativ auf die Lebenserwartung auswirken. Wenn wir also weniger oft essen, altern wir demnach auch weniger schnell.

Der Biohacker-Kaffee: Energie aus der Tasse

»Und das soll mich nun dünn machen und mir massenhaft Energie verleihen?« Die Assistentin der Verlagsgruppe, bei der ich zu Besuch bin, beäugt mit gerümpfter Nase und skeptischem Blick die mit einigen Fettaugen versehene Oberfläche ihres Kaffees. »Na ja, ihr habt jetzt keinen Mixer, sonst sähe das zum einen appetitlicher aus, und außerdem werden ohne richtiges Mixen nicht genug Mizellen aus der Butter gebildet, die dabei helfen, den Fettstoffwechsel anzu…« Ich winke ab. Sie hört mir sowieso nicht mehr wirklich zu. Nächstes Mal würde ich einfach einen Mixer mitbringen.

Also was genau ist dieser Biohacker-Kaffee? Und warum soll er für die ketogene Ernährung von Vorteil sein? Eigentlich ist die Rezeptur ganz einfach. Man nehme einen hochwertigen, toxinarmen Kaffee, gebe einen Teelöffel Weidebutter, einen Teelöffel MCT-Öl, ein paar Tropfen Vitamin D3 und eine Prise deines Lieblingsgewürzes wie Zimt oder Vanille hinzu und mixe das Ganze kräftig in einem Mixer oder mit einem Milchaufschäumer. Das Konzept des fettreichen Getränks ist als »Bulletproof Coffee« bekannt geworden und wird auch Butterkaffee, Keto-Kaffee oder einfach Biohacker-Kaffee genannt. Es erfreut sich einer stetig ansteigenden Beliebtheit, nicht nur unter Gesundheitsfanatikern und Biohackern. Bekannte Gesundheits-Blogs, Tageszeitungen und berühmte Persönlichkeiten wie Ed Sheeran, Shailene Woodley und Gwyneth Paltrow schwärmten bereits von dem erklärten neuen Zaubertrank. Die Vorteile liegen in der speziellen Kombination der Zutaten. Zusammen führen der Kaffee, die Butter, das MCT-Öl und das Vitamin D3 dazu, dass du lange satt bleibst, wertvolle Fette zur Verstoffwechselung in Ketonkörper aufnimmst und dein Immunsystem mit dem wichtigen Secosteroid Vitamin D3 stärkst. Dabei dienen die Wirkstoffe des Kaffees als idealer Lieferant für die Fettsäuren.

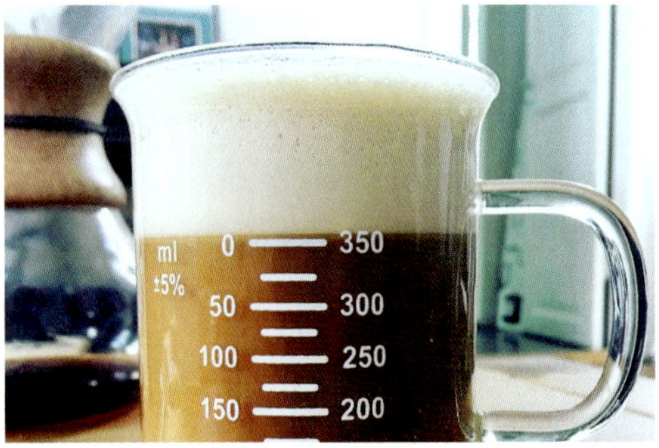

Der buttrige Kaffee hat sich als das Lieblingsgetränk der Biohacker etabliert.

Die Qualität des Kaffees ist entscheidend

Kaffee wird leicht von sogenannten Mykotoxinen oder anderen Schadstoffen befallen. Daher ist es wichtig, seinen Kaffee sorgfältig auszuwählen. Diese Merkmale sprechen für hochwertigen Kaffee:

- Herkunft aus einem hoch gelegenen Anbaugebiet
- Röstung vor weniger als drei Monaten
- reine Arabica-Bohnen
- leichte Röstung für die Zubereitung mit einem Filter
- getestet auf Toxine und Antioxidantien

Ich habe einmal mit einem Labor in Potsdam sechs verschiedene Kaffeesorten auf Inhaltsstoffe testen lassen. Ergebnis: Die Unterschiede bei Kaffee sind groß, und um möglichst sauberen Kaffee zu bekommen, solltest du unbedingt auf die Qualität achten. Suche dir am besten eine Kaffeeröststätte und informiere dich dort. Vor allem wenn du jeden Tag Kaffee trinkst, ist die Qualität besonders wichtig, und du solltest die Finger von minderwertigem Kaffee lassen.

Die wertvollen Eigenschaften der Butter

Butter hatte lange einen schlechten Ruf aufgrund des hohen Anteils an gesättigten Fettsäuren. Nun zeigt sich mehr und mehr, dass gesättigte Fettsäuren uns nicht, wie behauptet, schaden. Ganz im Gegenteil, sie haben sogar einen positiven Einfluss auf unsere Blutwerte. Sie erhöhen die Werte des HDL, des »guten« Cholesterins, und

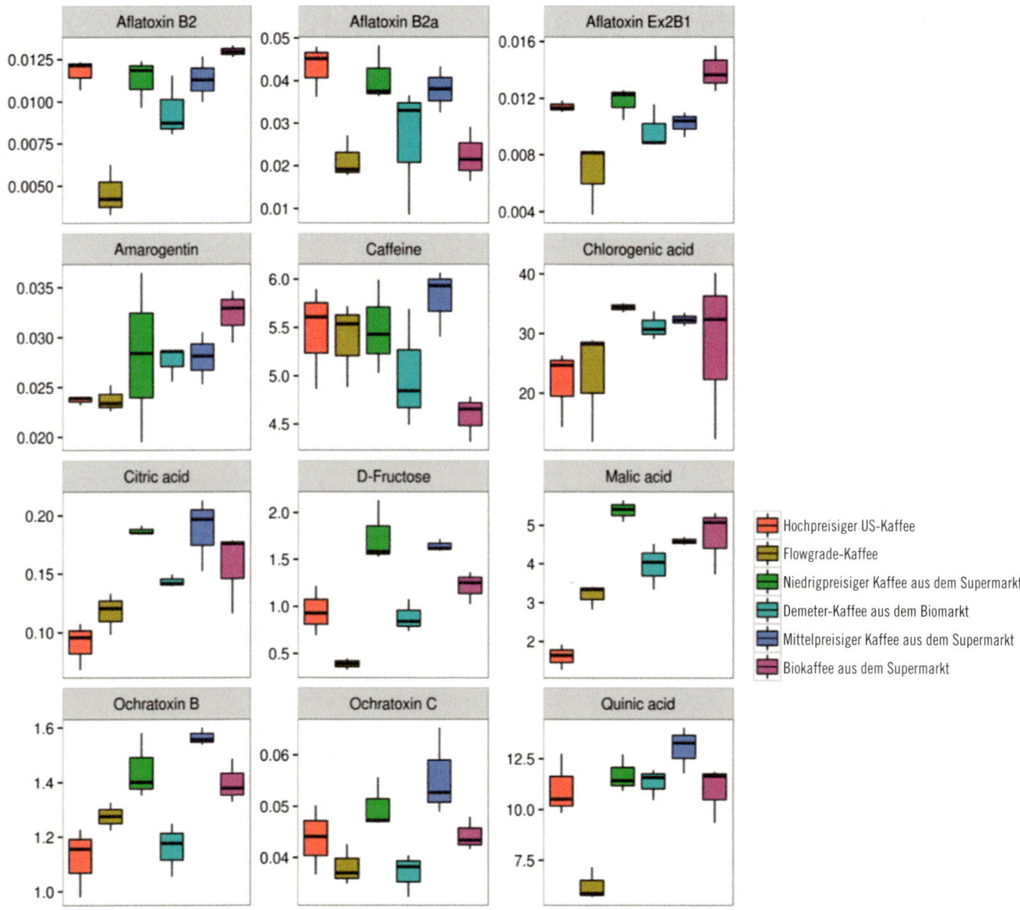

Ein Biohacker analysiert die Lebensmittel, die er konsumiert. Hier die Analyse nach dem Verzehr unterschiedlicher Kaffeemarken.

wandeln die kleinen, dichten Partikel des »schlechten« LDL in größere, ungefährliche um. Außerdem sind die Fettsäuren in der Butter sehr hitzestabil und oxidieren nicht so schnell wie die meisten ungesättigten, pflanzlichen Fette. Dazu ist Butter reich an Vitamin K2, Buttersäure und konjugierter Linolensäure, auch CLA genannt. CLA ist aufgrund des geringen Laktose- und Kaseingehalts wesentlich verträglicher als andere Milchprodukte. Achte darauf, ungesalzene Biobutter idealerweise aus Weidehaltung zu verwenden. Diese ist besonders reich an Vitaminen.

MCT-Öl ist wie ketogene Energie aus der Flasche

Was für Obelix der Zaubertrank ist, ist für den Biohacker das MCT-Öl. Dieses Akronym steht für ein geschmacksneutrales, pflanzliches Öl aus Kokosfett. »MCT« steht für Medium-Chain Triglycerides oder mittelkettige Fettsäuren und war lange schwer zu bekommen. Ich habe es allerdings schon in einem gut sortierten Supermarkt im Regal bei den Speiseölen entdeckt. Diese mittelkettigen Fettsäuren können bereits im Magen vom Körper aufgenommen und ohne Gallensäuren verdaut werden. Dadurch umgeht MCT-Öl das Lymphsystem, nicht aber die Leber. Dort werden die Fettsäuren teilweise oxidiert (verbrannt) oder zu Ketonkörpern umgewandelt. Ketonkörper selbst können dann nicht mehr von der Leber verwertet werden, dienen aber unseren Mitochondrien als ein exzellenter Energielieferant. Auch bei den MCT-Ölen gibt es allerdings Unterschiede. Achte darauf, dass das Öl aus Kokosfett stammt und in eine Glasflasche abgefüllt ist. Die meisten MCT-Öle bestehen aus zwei oder drei Fettsäuren. Den größten Effekt wirst du allerdings mit einem MCT-Öl aus nur einer Fettsäure, der achtkettigen Caprylsäure, verspüren. Dieses Öl findest du unter der Bezeichnung C8-Öl oder C8-MCT-Öl.

Lesetipp: Wenn du mit der ketogenen Ernährung loslegen willst, hole dir am besten ein Kochbuch mit vielen leckeren Low-Carb-Rezepten. Auch auf meinem Blog findest du eine immer größer werdende Anzahl an tollen Keto-Rezepten.

Der Vorteil der Fettadaption

Der Sinn einer fettreichen, ketogenen Ernährung ist in erster Linie, in den Zustand der Ketose zu gelangen. Die Ketose bedeutet

Das Rezept für den Biohacker-Kaffee

Zutaten

- 220 ml frisch aufgebrühter, hochwertiger Kaffee
- 1 EL ungesalzene Butter (am besten Weidebutter)
- 1–2 EL C8-MCT-Öl
- flüssiges Vitamin D3, auf individuellen Bedarf abgestimmt

Zubereitung

1. Bereite deinen Kaffee zu und fülle ihn in einen Mixer oder festen Behälter.
2. Füge dann Butter, C8-MCT-Öl und Vitamin D3 hinzu.
3. Im Mixer, mit einem Milchaufschäumer oder Stabmixer kräftig schaumig schlagen oder rühren.

Du kannst den Kaffee je nach Geschmack zusätzlich verfeinern. Füge zum Beispiel ein bisschen Zimt- oder Kakaopulver, gemahlene Vanille und, wenn du es süß magst, etwas Xylit oder Stevia hinzu. Weiter optimieren kannst du den Biohacker-Kaffee mit medizinischen Vitalpilzextrakten wie zum Beispiel Reishi, Cordyceps, Löwenmähne oder Chaga. Diese Wirkstoffe findest du online und in spezialisierten Apotheken. Erkundige dich aber am besten nach der Herkunft und dem Herstellungsverfahren. Ich bevorzuge die Extrakte aus Skandinavien, doppelt extrahiert. Ein Biohacker macht seine Hausaufgaben, wenn es um die Produktbeschaffung geht.

lediglich, dass der Körper Fett in Ketonkörper umwandelt, mehr nicht. Dieser Zustand ist recht einfach zu erreichen, entweder durch Fasten oder durch den drastischen Verzicht auf Kohlenhydrate. Hierbei handelt es sich um eine ganz normale Reaktion des Körpers, denn wenn der Körper keine Nahrung (Fasten) oder nicht ausreichend Kohlenhydrate (ketogene Ernährung) geliefert bekommt, muss er sich eine alternative Energiequelle zur gewohnten Glukose suchen. Also schaltet er auf Fett um. Mit der Zeit gewöhnt sich der Körper an die Verstoffwechselung von Fetten, er adaptiert sich. Dies wird auch als »Fettadaption« bezeichnet und kann nach einer Umstellung auf eine fettreiche Ernährungsweise durchaus mehrere Monate in Anspruch nehmen. Wenn der Körper Fett als primären Energielieferanten erkannt hat und beginnt, die Fettsäuren effizient zu nutzen, wird das als eine »erfolgreiche Fettadaption« bezeichnet. Um Fett in Energie umzuwandeln, werden aber andere Enzyme gebraucht als bei der Umwandlung von Zucker. Dies ist der Grund, warum sich der Körper erst einmal adaptieren muss. Beim Eintritt in die Ketose werden zwar Fette bereits als Energie genutzt, allerdings nur in einem recht geringen Maß. Der Körper hat noch nicht genügend Enzyme gebildet, um Fett effektiv nutzen zu können. Dadurch fühlen sich viele Menschen schlapp und müde, wenn sie von einer kohlenhydratreichen auf eine zuckerarme Diät umsteigen. Das wird unter Ketariern als »Keto-Grippe« oder »Keto-Fieber« bezeichnet. Hier ist ganz einfach Durchhalten angesagt! Die Enzyme werden nach und nach hergestellt und der Körper lernt, diese zu nutzen. Bist du einmal fettadaptiert, nutzt der Körper Fett als primären Energielieferanten und die positiven Wirkungen der ketogenen Ernährung treten ein: erhöhte Ausdauer, mehr Energie und Fokus, Gewichtsabnahme, Ausscheidung von überschüssigem Wasser und vieles mehr. Die Fettadaption kann von Person zu Person unterschiedlich lange dauern. Die meisten Menschen sind aber nach ein bis drei Monaten fettadaptiert.

Biohacker-Spickzettel

Ernährung

- Höre auf, dem neuesten Trend zu folgen, und lerne deinen Körper kennen.
- Minimiere Lebensmittel mit einem hohen Anteil an leistungsmindernden Stoffen.
- Iss viel Gemüse, viele gesunde Fette, ausreichend Proteine und wenig Kohlenhydrate.
- Bringe deinem Körper bei, Fettsäuren als Treibstoff zu verwenden.
- Nutze die Vorteile von intermittierendem Fasten zur Leistungsoptimierung.

Hast du Lust loszulegen? Dann melde dich zu meinem kostenfreien Videokurs an und erfahre, wie du die Inhalte und Übungen in diesem Buch in deinem Alltag umsetzen kannst. Gehe hierzu auf: biohacking-buch.de/kurs.

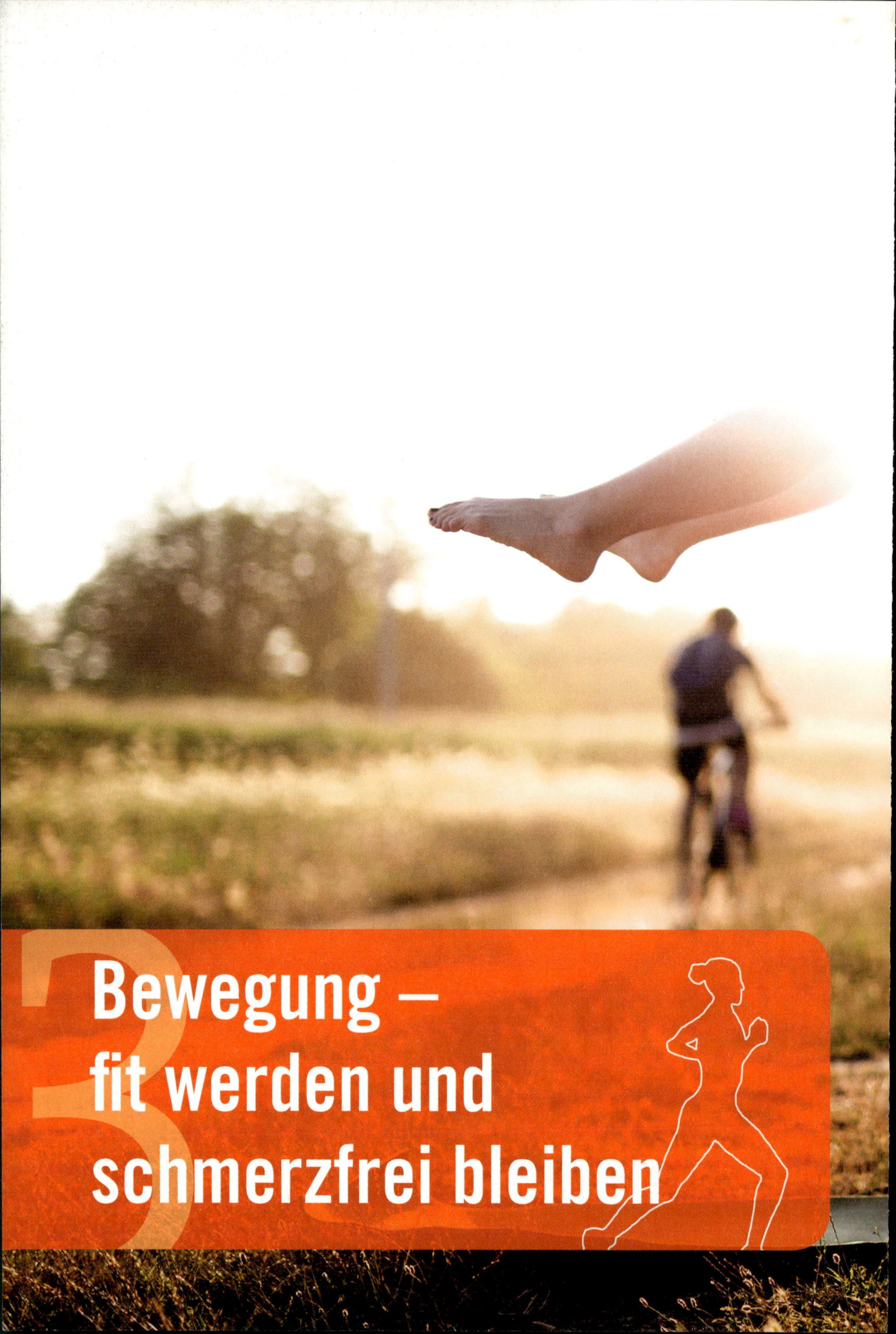

3 Bewegung – fit werden und schmerzfrei bleiben

»Krabble wie ein Baby,
schreite wie ein Mann.«

Steve Maxwell

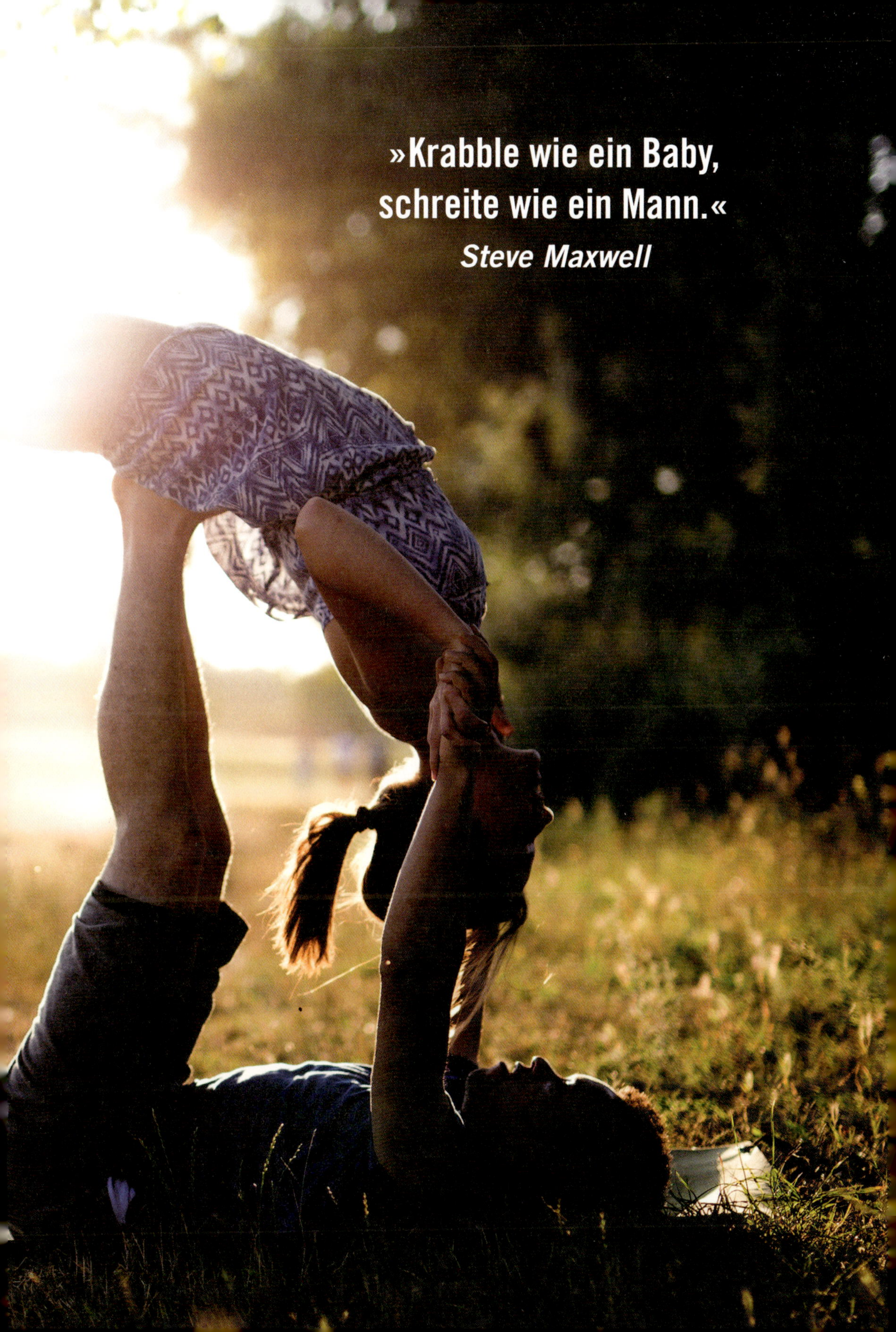

Entgegen der landläufigen Meinung musst du nicht unzählige Stunden im Kraftraum zubringen, um dich fit zu halten. Bewegen können wir uns überall und mit deinem Körpergewicht und einer effektiven Trainingsabfolge kannst du schon in ein paar Minuten enorme Effekte erzielen. Ich verrate dir, wie du es schaffst.

Mein Wolverine-Selbstexperiment

Als ambitionierter Leistungssportler war ich schon früh begeistert davon, mich selbst zu vermessen und anhand meiner Messwerte mein Training anzupassen. Aus dieser Leidenschaft heraus startete ich 2013 mein erstes Unternehmen »Biotrakr«, über das ich versendbare Labortests anbot und die Ergebnisse meiner Kunden, visuell aufbereitet, mit einigen Tipps zur Optimierung auf einer Onlineplattform darstellte. Mit steigendem Interesse, besonders an den verschiedenen Optimierungsmöglichkeiten, entwickelte sich das Unternehmen hin zu einer Biohacking-Werkstatt für Körper und Geist, die sich heute »Flowgrade« nennt und sich auf die nachhaltige Optimierung des individuellen Lebensstils spezialisiert hat.

Mit der immer stärker wachsenden Anzahl an Armbändern, Uhren und Apps, die erlauben, uns rund um die Uhr mit unserem Körper zu beschäftigen, hat das Konzept von körperlicher Fitness immer größeren Einfluss auf immer mehr Lebensbereiche genommen. Zu jeder Zeit können wir unsere Daten wie Schritte, Schlafverhalten, Kalorienverbrauch, Puls, Blutdruck und Blutwerte beobachten, analysieren und mit anderen teilen. Man kann diesem Trend durchaus kritisch gegenüberstehen, doch was er geschaffen hat, ist ein Bewusstsein für viele Gewohnheiten, die uns schwächer, kränker und unglücklicher machen. Ich selbst habe das in einem umfassenden Selbstexperiment mit meinem Testosteronspiegel herausgefunden. Testosteron wird generell mit Kraft, männlicher Energie und einem starken Selbstbewusstsein in Verbindung gebracht. Keiner steht so für diese Eigenschaften wie der Superheld Wolverine aus der *X-Men*-Reihe, der vollbehaart seine Gegner mit Klingen bezwingt, die zwischen seinen Knöcheln hervorragen.

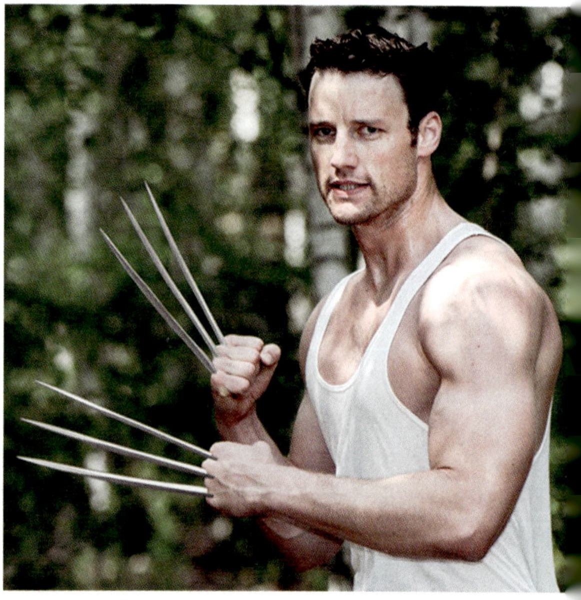

Macht ein erhöhter Testosteronspiegel tatsächlich kräftiger und selbstbewusster?

Fitness und deine Hormone

Vor ein paar Jahren habe ich aus Frustration über einen immer weiter sinkenden Testosteronspiegel besagtes Selbstexperiment getätigt mit einer Vielzahl an Labortests, Trainingseinheiten, Supplements, Apps und Gadgets (und komplett ohne Anabolika). Mein Ziel war, auf natürliche Weise wieder in Wolverine-ähnliche Testosteronsphären zu gelangen. Nach mehreren Monaten hatte ich für mich folgende Erkenntnis gewonnen. Ein gesundes Testosteronlevel geht einher mit einem gesunden Lebensstil: viel schlafen, fettreich essen, Nährstoffe nicht vergessen, Gifte vermeiden (Alkohol ist ein Testosteronhemmer), Stress reduzieren (das Stresshormon Cortisol ist ebenso ein Gegenspieler zu Testosteron) und vor allem viel bewegen!

Auch wenn Testosteron größtenteils mit dem männlichen Körper in Verbindung gebracht wird, spielt es auch bei Frauen eine essenzielle Rolle. Bei Frauen wird es zu 90 Prozent in den Eierstöcken und zu 10 Prozent in der Nebennierenrinde gebildet. Auch wenn der weibliche Körper im Schnitt weniger als ein Zehntel (oft nur 1/30) des männlichen Haushalts produziert, ist die Wirkung des Hormons bei Frauen sehr ähnlich. Das Hormon sorgt bei beiden Geschlechtern für die Zunahme von Lust, Muskelmasse und Muskelkraft und beeinflusst den Fett- und Zuckerstoffwechsel.

An dieser Stelle möchte ich erwähnen, dass Testosteron nur ein Wert von vielen ist, dessen alleinige Erhöhung dich sicher nicht in einen kraftstrotzenden, supermaskulinen Übermenschen verwandelt. Vielmehr übernimmt Testosteron eine wichtige Rolle in einem komplexen Zusammenspiel von verschiedenen Hormonen und Botenstoffen. Eine große Erkenntnis meines Experiments war, dass es gar nicht so viel Aufwand bedarf, um sich fitter zu machen. Im Gegenteil, es ist sogar abträglich für deine Hormonwerte und damit für dein Fitnesslevel, viel zu trainieren, besonders wenn du noch dazu wenig Schlaf bekommst und im Job gestresst bist. Hier gilt, weniger ist mehr. Bereits eine körperliche Aktivität wie ein zwanzigminütiger Spaziergang kann deine Hormonwerte beeinflussen. Wenn du deinen Körper ein wenig mehr herausfordern willst, dann eignen sich vor allem kurze, intensive Trainingseinheiten. Im Folgenden möchte ich mit dir die für mich effektivste und nachhaltigste Methode teilen, das Biohacker-Tabata. Grundlegend bedeutet mehr Zeit im Fitnesscenter nicht unbedingt mehr Fitness. Mit den folgenden Techniken kannst du vom Sport profitieren, ohne Hunderte Kilometer zu laufen oder stundenlang im Studio zu pumpen.

Bewege dich auch ohne Sport

Unser Körper ist nicht nur ein Fortbewegungsvehikel für unseren Kopf, sondern ein höchst außergewöhnliches Instrument, mit dem wir so allerhand anstellen können. Unser Muskelapparat wird nicht nur beim Sport, sondern bei allen möglichen Aktivitäten beansprucht, zum Beispiel beim Lachen, Singen, Tanzen, Handstandmachen, Yogaüben und auch beim Sex. Dabei trainieren wir mit diesen funktionellen Bewegungen nicht nur unseren Körper, sondern gleichzeitig auch unseren Kopf! Schon normales Spazierengehen regt die Neurogeneserate – also die Bildung von Nervenzellen – in unserem Hippocampus an und eine regelmäßige Yogapraxis führt zu einer erhöhten Konzentrationsfähigkeit und einem besseren Erinnerungsvermögen. Deswegen nutze deinen Körper, bewege dich, probiere viel Neues aus und trainiere damit deinen Körper *und* deinen Geist.

Mit Intensität zu weniger Fett

Die Kamera blitzte ein paarmal, während eine Gruppe von Leuten meine angespannten Bauchmuskeln begutachtete. »Okay, du kannst dich wieder anziehen.« Ziemlich beschämt zog ich mein Hemd wieder über und fluchte innerlich über meine Entscheidung, es überhaupt ausgezogen zu haben. Mein Studienkollege Antoine lachte, als ich ihm von der peinlichen Situation erzählte. Er hatte mich überredet, zum Model-Casting von *Abercrombie & Fitch* zu gehen, der amerikanischen Modemarke, die bekannt

Acro-Yoga: Krafttraining, Yoga und Therapie in einem

Den Körper einmal richtig zu dehnen, kann den Blutfluss verbessern und die Regeneration deiner Muskeln beschleunigen. Yoga hilft unter anderem dabei, chronische Schmerzen zu lindern, und verringert Angst- und Stresszustände. Aufgrund der sozialen Komponente ist Acro-Yoga eine meiner neuen Lieblingsdisziplinen. Acro-Yoga ist eine Art akrobatisches Stretching und Turnen zusammen mit einem Partner. Diese Form des gemeinsamen Yogas trainiert das gegenseitige Vertrauen und hilft dir, dich deinem Partner hinzugeben und einmal komplett loszulassen. Genau deshalb habe ich beim FlowFest 2017, der ersten Biohacking-Konferenz im deutschsprachigen Raum, einen Acro-Yoga-Workshop für die Teilnehmer organisiert.

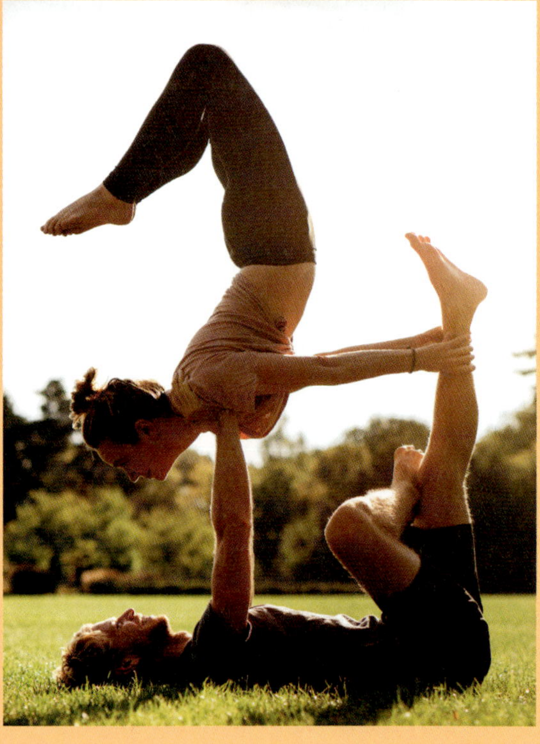

dafür wurde, gut gebaute Menschen in ihren Geschäften in Klubatmosphäre tanzen, beraten und verkaufen zu lassen. Für ihren neuen Laden an der Champs-Élysées in Paris suchten sie noch Männermodels, die oben ohne vor dem Laden standen und der vorbeilaufenden Kundschaft ihren gut gebauten Torso präsentierten. Diese »nackten« Männermodels verdienten das Vierfache der anderen und das Kriterium war ein stahlhartes und wie aus Stein gemeißeltes Sixpack. Antoine war einer von ihnen. Auch wenn ich mich am Ende für einen Job entschied, in dem ich das Hemd anlassen durfte, war ich fasziniert von Antoines Trainingsroutine, mit der er stets eine größtmögliche Sichtbarkeit seiner Bauchmuskeln sicherstellte. Was mich aber noch mehr beeindruckte, war, wie wenig Antoine eigentlich trainierte. Mit einer Kombination aus der richtigen Ernährung und einigen intensiven Trainingseinheiten war es ihm möglich, sich topfit, leistungsfähig und gut gelaunt zu halten.

Die meisten Menschen, die sich mit Sport fit halten und ihren Körper möglichst schlank und muskelaufbauend formen wollen, unterliegen der Fehleinschätzung, dass nur mühsames und langes Training den gewünschten Erfolg herbeiführt, getreu dem alten Motto: Je länger, desto besser. Allerdings bewerten inzwischen immer mehr Sportwissenschaftler intensive Intervalltrainingseinheiten als gewinnbringender im Vergleich zu zyklischen Cardioeinheiten, die den Körper eher unter Stress setzen und eine Gewichtszunahme fördern. In einer meiner Podcast-Folgen spreche ich mit dem Fitnesstherapeuten Daniel Knebel nicht nur über Entgiftung, Hashimoto und die Frage, warum Frauen mit Cardiotraining nicht abnehmen, sondern auch über die Fehleinschätzung, dass Joggen in städtischen Gegenden gut für den Körper sei. Wie du zum Podcast kommst, erfährst du auf Seite 162.

Als Leistungssportler habe ich mich früher in meiner Freizeit größtenteils in einer Basketballhalle oder in einem Kraftraum aufgehalten. Heute haben sich meine Interessen verschoben und ich bevorzuge eine Trainingsroutine, die sich auf wenige Grundsätze stützt. Sie sollte:

- nur ein paar Minuten Zeit in Anspruch nehmen,
- keine Mitgliedschaft im Fitnessstudio voraussetzen,
- zu Hause oder im Hotelzimmer durchführbar sein,
- mich ästhetischer aussehen lassen,
- mich gesünder und leistungsfähiger machen.

Gibt's nicht, denkst du? Dann lies weiter, denn mit kurzen, aber hochintensiven Workouts benötigst du weder teuren Schnickschnack noch viel Zeit. Du brauchst nur wenige Minuten und deinen Körper.

Auf den folgenden Seiten möchte ich dir gern mein bevorzugtes hochintensives Miniworkout vorstellen, mit dem ich mich, egal, wo ich mich befinde, in nur wenigen Minuten am Tag fit halten kann. Dieses von mir benannte Biohacker-Tabata basiert auf den Prinzipien des originalen Tabatas, das nach seinem Entdecker, dem japanischen Sportwissenschaftler Dr. Izumi Tabata, benannt wurde, sowie den Grundsätzen eines von Wissenschaftlern entwickelten Zirkeltrainings zur Betätigung des gesamten Muskelapparates.

Das originale Tabata-Workout

Eine der kürzesten, aber intensivsten HIIT-Workout-Methoden ist das 4-minütige Tabata-Workout. Dieses Training ist nachweislich eine hocheffektive Intervalltrainingsmethode, bei der mit minimalem Zeitaufwand maximale Ergebnisse erreicht werden. In einer Studie absolvierte eine Gruppe von Teilnehmern viermal pro Woche ein 4-minütiges Tabata-Workout (also 16 Minuten pro Woche). Eine weitere Kontrollgruppe absolvierte dagegen vier 30-minütige weniger intensive Trainingseinheiten auf dem Laufband. Die Tabata-Gruppe verbuchte wesentlich bessere Resultate bei Muskelwachstum und Ausdauer. Tabata-Workouts eignen sich besonders als Ergänzung zu einem funktionalen Training. Bereits bei einem 4-minütigen Training konnte eine deutliche körperliche Leistungssteigerung festgestellt werden.

Was ist ein HIIT-Workout?

Seit 2014 ist HIIT, ein hochintensives Intervalltraining, zu einem Megatrend geworden. Das Konzept dahinter ist einfach erklärt: Du trainierst in Intervallen in unterschiedlichen Geschwindigkeiten und erlaubst deinem Körper nicht, dass er sich auf ein Intensitätsniveau einstellt. Ziel ist es, in schnellen, intensiven Übungen immer 100 Prozent zu geben, gefolgt von kurzen Pausen. Diese Art von Training bringt deinen Puls schnell in die Höhe, sodass du in kurzer Zeit mehr Fett verbrennst als bei anderen Übungen.

Das Tabata-Intervall 20/10

Hochgesteckte Ziele werden immer nur durch besondere Anstrengungen und überdurchschnittliche Leistungen erreicht. Das ist im Sport nicht anders als im richtigen Leben auch. Der Schlüssel zum Erfolg liegt darin, die richtigen Schlüsse aus gewonnenen Erkenntnissen zu ziehen. Das Tabata-Intervalltraining 20/10 besticht dadurch, dass es die wissenschaftlich belegten Fakten zu 100 Prozent auf den Punkt bringt. Die Regel des Tabata-Trainings lautet: 4 Minuten Training, verteilt auf acht Einheiten. Diese acht Einheiten dauern jeweils 30 Sekunden und setzen sich aus 20 Sekunden intensiver Belastung sowie 10 Sekunden Entlastung zusammen. Zusätzliche Pausen sind ganz bewusst nicht vorgesehen. Sie würden den maximalen Nutzen des Tabata-Workouts im Keim ersticken. Dieses Intervalltraining birgt daher die klare Vorgabe, in den Belastungszyklen immer an die körperlichen Grenzen zu gehen, niemals nachzulassen oder gar aufzuhören. In dieser Zeit des Intervalltrainings wird der Körper so intensiv belastet, dass er seine letzten Energiereserven aktivieren muss.

Wenn du nach dem Training völlig ausgelaugt und platt bist, ist das der eindeutige Beweis dafür, dass du richtig trainiert hast. Jetzt tritt ein weiterer Vorteil des Tabata-Workouts in Bezug auf die Maximierung der Fettverbrennung in Kraft: der sogenannte Nachbrenneffekt. Das harte Training im Grenzbereich beschleunigt den Stoffwechsel und steigert gleichzeitig den Energieumsatz. Ein 4-minütiges Tabata-Training am Morgen kann einen Energieüberschuss von bis zu 30 Prozent bedeuten, der in den nächsten 24 Stunden noch zum Tragen kommt. Du verbrennst also lange nach dem Training noch Energie.

Die besten Übungen für ein Tabata-Workout

Grundsätzlich eignen sich alle bekannten körperlichen Übungen für ein Tabata-Training. Entscheidend ist aber nicht, *welche* Übungen du machst, sondern *wie* du sie machst. Wie bereits erwähnt und erklärt, gibt es keine Alternative zu dem Leitsatz, dein 4-minütiges Training immer im Grenzbereich des körperlich Möglichen durchzuziehen. Von Vorteil sind Übungen, die einen möglichst hohen Anteil der Skelettmuskulatur bewegen. Sie garantieren einmal mehr eine maximierte Fettverbrennung. Ein Tabata-Workout kann zu jeder Zeit und an jedem Ort praktiziert werden, sofern es aus Übungen ohne Hilfsmittel besteht. Der eiserne Wille zum Loslegen reicht.

Ab Seite 66 findest du eine Auswahl von zehn gängigen Übungen für dein ganz individuelles Tabata-Workout. Die Übungen 1 bis 5 funktionieren komplett ohne Geräte, für die Übungen 6 bis 10 benötigst du ein paar Hilfsmittel. Ich selbst habe mir zum Beispiel eine Kettlebell besorgt, mit der ich ein schnelles Workout mit Widerstand zwischendurch auch zu Hause machen kann. Für die anderen Übungen sind noch ein Sprungseil und eine Klimmzugstange oder eine andere geeignete Alternative notwendig. Das sind die Übungen:

1. Liegestütz (Push-up)
2. Kniebeuge (Squat)
3. Hampelmann (Jumping Jack)
4. Sprint
5. Burpee (Liegestütz mit Flugphase)
6. Kettlebell-Schwung
7. Klimmzug
8. Seilspringen
9. Cockroach
10. Eisschnellläufer

Hinweis zur Durchführung

Eines der häufigsten Probleme, die ich bei vielen Trainierenden beobachte, ist eine fehlerhafte Ausführung. Sogar ein einfacher Liegestütz, bei dem entweder die Knie abgelegt sind oder der sogar erhöht durchgeführt wird, erfordert die richtige Technik. Selbst wenn du schon Erfahrung mit Krafttraining hast, achte stets auf eine absolut korrekte Ausführung. Damit erreichst du nicht nur maximale Ergebnisse, sondern vermeidest auch effektiv Verletzungen.

1 Liegestütz (Push-up)

Der Liegestütz ist der absolute Klassiker unter den Körpergewichtsübungen und beansprucht den ganzen Körper mitsamt der so wichtigen Oberkörpermuskulatur.

Ausführung

1. Um den Liegestütz auszuführen, nimm zuerst die klassische Liegestützposition ein: Deine Hände sind schulterbreit geöffnet, die Handgelenke befinden sich dabei direkt unter den Schultergelenken. Spreize die Finger und drücke die gesamte Handfläche in den Boden. Die Beine sind gestreckt, die Füße etwa hüftbreit geöffnet. Dein Körper befindet sich in einer geraden Linie. Halte Rumpf und Gesäß auf Spannung, das Becken hängt nicht durch. Für mehr Körperspannung im Rumpf ziehe den Bauchnabel zusätzlich in Richtung Wirbelsäule. Drücke den oberen Rücken, also den Teil zwischen den Schulterblättern, aktiv nach oben.
2. Erst wenn dein Körper maximal unter Spannung steht, führe einen Liegestütz aus, indem du die Arme beugst und den Körper möglichst weit absenkst. Die Arme bleiben eng am Oberkörper, die Ellbogen weisen dabei nach hinten Dein Nacken bleibt lang. Drücke dich dann wieder nach oben.

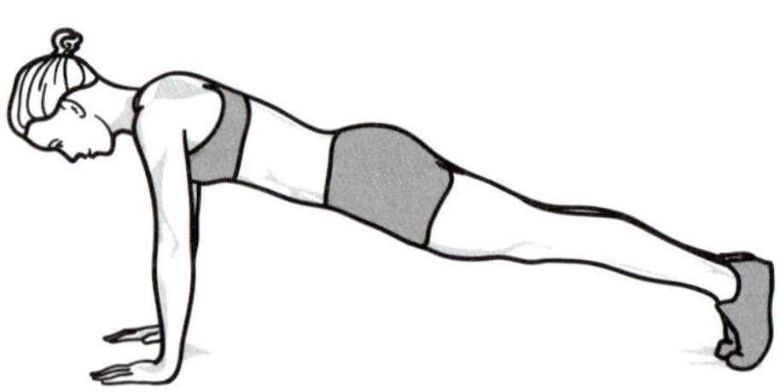

①

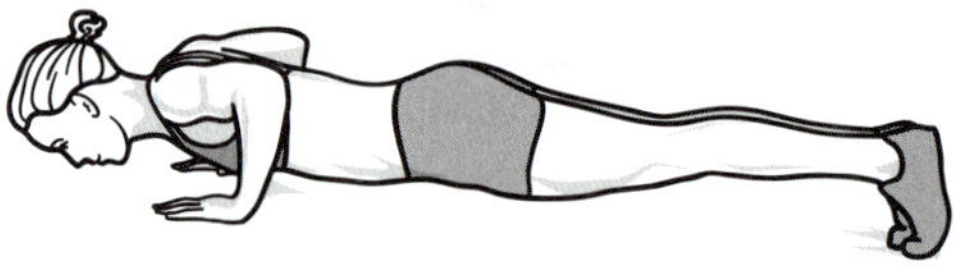

②

2 Kniebeuge (Squat)

Die Kniebeuge ist aus gutem Grund ein perfektes Beintraining. Aber aufgepasst! Sie erfordert absolute Konzentration in puncto Tempo und Tiefe. Führe die Kniebeuge nur so schnell aus, wie du die richtige Körperhaltung wahren kannst. Wichtig ist, das Gewicht auf den Fersen zu lassen und die Übung mit fester Rumpfmuskulatur auszuführen.

Ausführung

1. Stelle dich zuerst aufrecht hin und öffne deine Füße schulterbreit. Die Fußspitzen zeigen nach vorn. Lasse die Arme entweder locker hängen oder hebe sie auf Schulterhöhe nach vorn an.
2. Beuge dann die Knie und schiebe dabei den Po weit nach hinten, während du dich absenkst. Nimm zum Ausbalancieren die Arme auf Schulterhöhe gestreckt nach vorn. Komme mindestens so tief, dass die Oberschenkel waagrecht stehen. Du kannst aber noch tiefer kommen, wenn es dir möglich ist. Achte darauf, dass die Knie am tiefsten Punkt der Kniebeuge auf Höhe oder hinter den Fußspitzen sind. Sie sollten außerdem immer denselben Abstand zueinander haben und weder nach innen noch nach außen kippen. Halte den Rücken gestreckt. Drücke dich wieder in den aufrechten Stand.

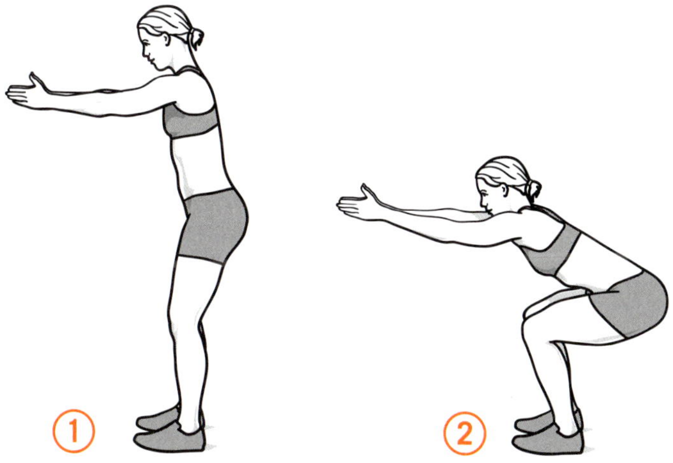

3 Hampelmann (Jumping Jack)

Der Hampelmann gehört zu den typischen Tabata-Klassikern. Tempo und Intensität lassen sich perfekt dosieren. Eine hervorragende Übung, um eine maximale Leistungsschwelle im Grenzbereich zu halten.

Ausführung

1. Nimm einen aufrechten Stand mit hüftbreit geöffneten Füßen ein. Lege die Arme seitlich am Körper an.
2. Mit einem Sprung in eine weite Grätsche führst du die Hände über dem Kopf zusammen. Danach springst du wieder zurück in die Ausgangsposition.

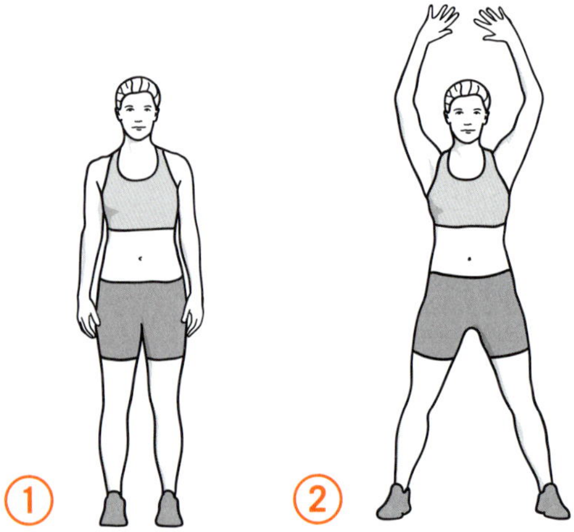

4 Sprint

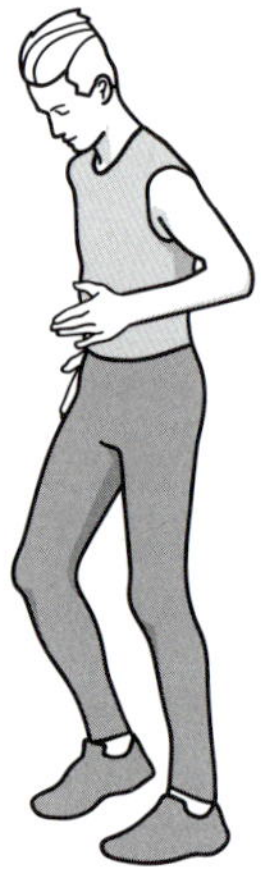

Sprints waren die eigentlichen »Ideengeber« des Tabata-Workouts. Das an die Grenzen gehende Intervallsprinttraining ist zudem eine perfekte Ergänzung zum Lauftraining. Einen zusätzlichen Effekt kannst du erzielen, wenn du dich in den Pausen hinsetzt oder sogar hinlegst. Dadurch beruhigt sich dein Nervensystem schneller und du kannst noch mehr aus den Sprints rausholen.

Ausführung

Beginne, mit kleinen trippelnden Schritten auf der Stelle zu laufen, und zwar so schnell du kannst.

5 Burpee (Liegestütz mit Flugphase)

Die Kombination der vielseitigen Bewegungen in hohem Tempo machen den Burpee zu einer absolut wichtigen Übung des Tabata-Trainings. Der Burpee wird nicht umsonst der Kategorie »anstrengendste Eigengewichtsübung« zugeordnet. Er beansprucht den ganzen Körper und kurbelt die Fettverbrennung effektiv und nachhaltig an. Allerdings ist der Burpee auch nichts für komplette Anfänger. Es ist sehr wichtig, dass du auf eine korrekte und saubere Ausführung achtest. Der Burpee wird insgesamt in acht Schritten ausgeführt.

Ausführung

1. Stelle dich aufrecht hin und öffne die Füße hüftbreit.
2. Komme in die Hocke, und zwar so tief, dass du vor deinen Füßen die Hände schulterbreit auf dem Boden platzieren kannst. Schiebe dabei das Gesäß nach hinten.
3. Springe jetzt mit beiden Füßen nach hinten, sodass du in der Liegestützposition landest.
4. Führe einen Liegestütz aus, indem du die Ellbogen beugst und den Körper möglichst tief abgesenkst. Lasse die Oberarme eng am Körper.
5. Drücke dich anschließend wieder nach oben.
6. Springe mit beiden Füßen wieder nach vorn zu den Händen.
7. Richte dich in den Stand auf.
8. Ohne Pause führst du direkt im Anschluss einen Strecksprung explosiv nach oben aus. Sobald du wieder gelandet bist, beginnst du mit dem kompletten Bewegungsablauf von vorn.

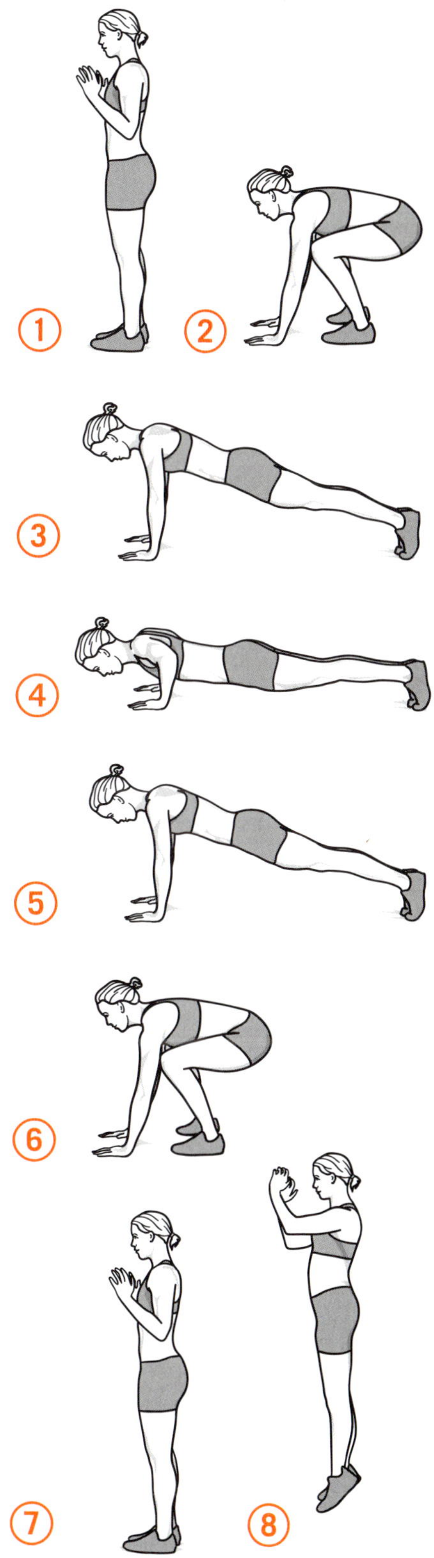

6 Kettlebell-Schwung

Die Kettlebell oder auch Kugelhantel entstammt der russischen Kraftsportkultur und ist besonders bei Anhängern des funktionalen Trainings (Functional Fitness), im CrossFit® und beim Powerlifting beliebt. Kettlebell-Schwünge trainieren den gesamten Körper. Auch hier ist eine saubere Technik wichtig, um Verletzungen zu vermeiden.

Ausführung

1. Nimm einen aufrechten Stand ein und öffne die Füße schulterbreit. Eine Kettlebell ist zwischen deinen Füßen platziert. Beuge nun die Knie, neige den Oberkörper mit geradem Rücken nach vorn, indem du die Hüfte beugst, und schiebe den Po nach hinten. Greife mit beiden Händen die Kettlebell. Die Arme sind gestreckt. Spanne die Rumpfmuskeln an.
2. Durch eine explosive Hüftstreckung schwingst du nun die Kettlebell nach vorn oben, sodass sie sich knapp über dem Kopf befindet. Die Arme bleiben gestreckt. Dein Blick folgt der Kettlebell.
3. Schwinge danach die Kettlebell sofort zwischen den Beinen durch und wieder mit einer explosiven Hüftstreckung direkt nach oben. Achte darauf, dass der Rücken stets gestreckt bleibt.

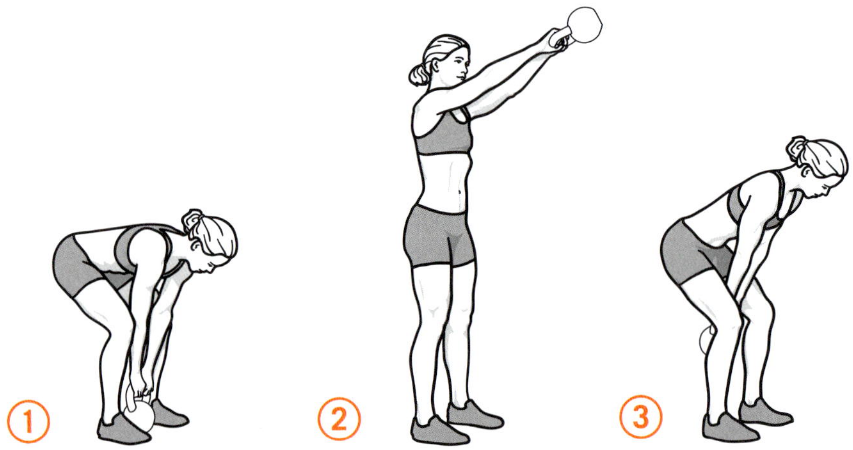

7 Klimmzug

Mit meinen zwei Metern und 100 Kilogramm Körpergewicht gehört der Klimmzug nicht wirklich zu meinen Lieblingsübungen. Wenn du dich aber nach einem breiten Kreuz sehnst, ist der klassische Klimmzug eine ideale Tabata-Übung. Trainierst du zu Hause, lohnt sich die Anschaffung einer Klimmzugstange. Es gibt Klimmzugstangen für Tür, Wand oder Decke. Trainierst du gern im Freien, kann ein stabiler Ast als Ersatz dienen. In größeren Städten erlebt der Trimm-dich-Pfad gerade sein Revival, der als moderner Fitnessparcours mit diversen neuen Stationen daherkommt. Mitunter findest du sogar Calisthenics-Stationen mit unterschiedlichsten Stangen.

Ausführung

1. Fasse eine Klimmzugstange etwas mehr als schulterbreit im Obergriff. Dabei zeigen die Handflächen nach unten. Überkreuze die Füße.
2. Ziehe nun deinen Körper so weit wie möglich nach oben, indem du die Ellbogen beugst. Ideal wäre es, wenn du es schaffst, das Kinn über die Stange zu bringen. Senke dich danach wieder kontrolliert nach unten ab.

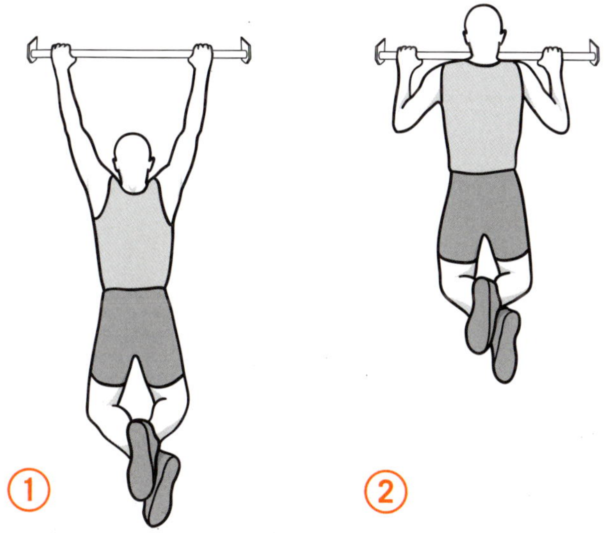

8 Seilspringen

Das klassische Seilspringen funktioniert für mich nicht so gut, um mich komplett auszupowern. Aber für einen Anfänger ist das Springen eine richtig gute Übung, um sich den anstrengenderen Übungen anzunähern. Außerdem hilft das Springen dabei, das Lymphsystem zu aktivieren und den Körper zu entschlacken.

Ausführung

Stelle dich aufrecht hin und schließe die Füße. Fasse das Springseil an den Handgriffen und halte die Oberarme eng am Oberkörper. Drehe die Unterarme nach außen, sodass sie etwa parallel zum Boden sind. Der Schwung kommt nur aus den Handgelenken. Beginne nun zu springen und löse die Füße dabei nur wenige Zentimeter vom Boden. Das Seil streift bei jeder Umdrehung den Boden. Der Sprung erfolgt, sobald sich das Seil zum Schwungholen über dem Kopf befindet. Gesprungen wird nur über die Fußspitzen. Lasse die Knie stets leicht gebeugt, um die Sprünge abzufedern.

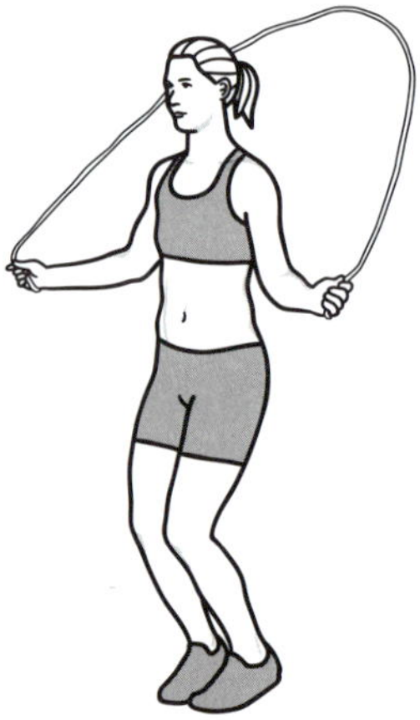

Die richtige Seillänge

Stelle dich mit einem Fuß mittig auf das Seil und nimm einen aufrechten Stand ein. Halte mit hängenden Armen dabei locker in jeder Hand ein Seilende. Führe nun die Hand, mit der du die innen liegende Seilhälfte hältst, etwa mittig am Körper entlang nach oben. Du hast die richtige Seillänge, wenn das Seil – nicht die Griffe – knapp oberhalb der Brustwarzen endet.

9 Cockroach

Der Cockroach (eigentlich Kakerlake, hört sich im Deutschen aber weniger appetitlich an) ist eine geniale Ganzkörperübung. Als ich in einem Podcast-Interview den Jiu-Jitsu-Champion Steve Maxwell fragte, welche Übung die effektivste für einen Kampfsportler sei, meinte er nur kurz: »Krabbeln!« Der Grund hierfür ist, dass du beim Krabbeln mehrere Muskelgruppen gleichzeitig trainierst, die deine gesamte Körperstabilität fördern, nämlich den Rumpf, vor allem die Rücken- und Brustmuskulatur, sowie die Arme und Beine.

Ausführung

1. Komme auf alle viere mit leicht versetzten Füßen und Händen, so als wolltest du zu einem Sprint ansetzen. Die Hände sind etwas mehr als schulterbreit geöffnet.
2. Krabble nun in vier Zügen so schnell wie möglich nach vorn. Achte darauf, dass du tief bleibst und dein Körpergewicht nur zwischen den Händen und Füßen bewegst.
3. Stoppe in der tiefen Hocke mit parallelen Händen und Füßen.
4. Richte dich auf und führe einen Strecksprung aus. Sobald du gelandet bist, drehe dich blitzschnell um und wiederhole den Bewegungsablauf bis zur Pause.

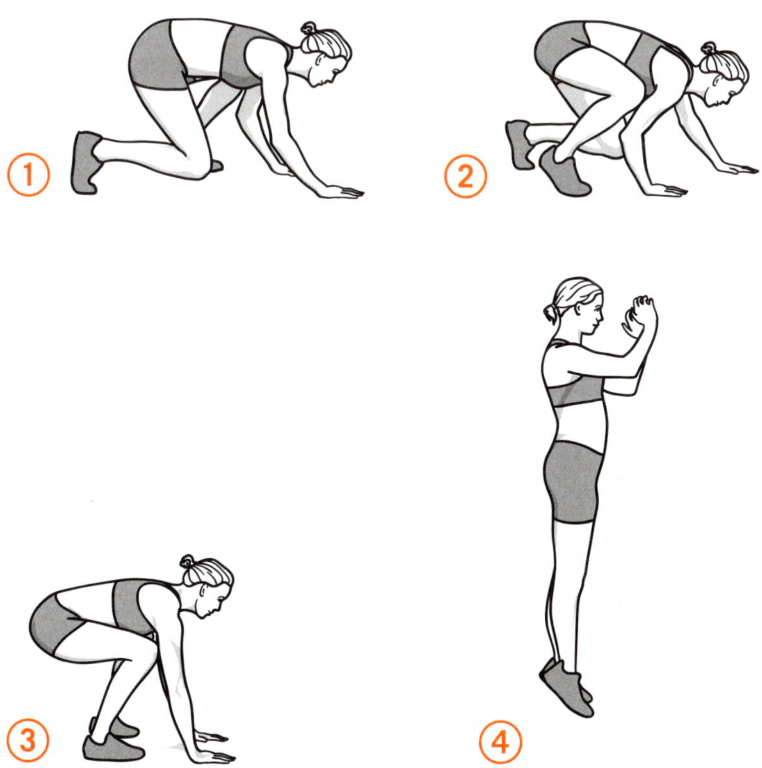

10 Eisschnellläufer

Wem die klassischen Übungen wie Liegestütz oder Kniebeuge zu einfach sind, für den gibt es auch einige komplexere Bewegungsabläufe. Mit dem Eisschnellläufer trainierst du neben deinen Beinen auch den Po und vor allem deine Balance. Beginne in einem langsamen Tempo und steigere dich nach und nach, um die Verletzungsgefahr zu minimieren und maximale Effekte zu erzielen. Fun Fact: Dr. Izumi Tabata entwickelte seine Technik auf Basis der Trainingsmethoden des japanischen Eisschnelllaufkaders unter dessen Trainer Irisawa Koichi.

Ausführung

1. Starte im Stand mit beiden Füßen parallel und leicht gebeugten Knien. Dein Oberkörper ist aus der Hüfte etwas nach vorn geneigt, der Rücken aber gestreckt. Verlagere nun das Gewicht auf dein rechtes Bein, stoße dich ab und springe so weit wie möglich nach links. Du landest auf dem linken Fuß. Ziehe dabei dein rechtes Bein hinter das linke und setze die rechte Fußspitze auf dem Boden ab. Führe die Arme mit oder lege sie an die Hüften.
2. Wiederhole den Sprung mit dem linken Bein und fahre im Wechsel fort. Mit etwas mehr Übung und einem höheren Tempo wird es dir sogar irgendwann möglich sein, die hintere Fußspitze in der Luft zu lassen.

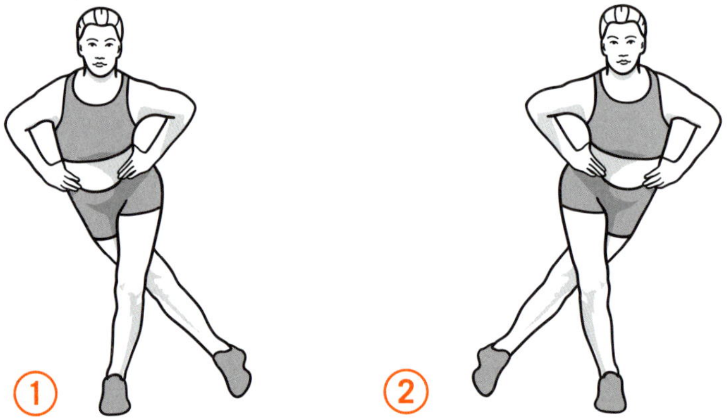

Das 7-minütige Biohacker-Tabata

Ein schlanker, strammer Körper muss nicht das Ergebnis stundenlanger Schinderei sein. Es geht in kürzerer Zeit und mithilfe von effektiverem Training. Die Abfolge der folgenden Übungen ist speziell für Anfänger und Berufstätige geeignet, um Kraft und Muskeln in so wenig Zeit wie möglich aufzubauen und diese auch zu erhalten. Die Effekte genau dieser Abfolge wurden von US-Wissenschaftler Chris Jordan und seinem Team vom Human Performance Institute in Orlando ausführlich studiert und in weiteren Studien bestätigt.[42] Die zwölf aufeinanderfolgenden Übungen wurden so zusammengestellt, dass sie alle ohne Geräte und zusätzliche Gewichte durchgeführt werden können. Der Widerstand ist dabei das eigene Körpergewicht. Das Training eignet sich hervorragend, um schlank zu werden, ohne Kraft und Muskeln einzubüßen. Einer der größten Befürworter dieses Trainingsprogramms ist der Fitness- und Ernährungsexperte Ben Greenfield, durch den ich auf dieses Workout aufmerksam wurde. Ben wurde 2014 in den USA als eine der einflussreichsten Personen im Gesundheits- und Fitnessbereich ausgezeichnet. Er hat bereits viele Trainingsprogramme für namhafte Iron-Man-Teilnehmer, Triathleten und Profisportler entwickelt.

Zwölf Übungen für eine perfekte physische Balance

Die zwölf Übungen ab Seite 76 wurden als Zirkeltraining so zusammengestellt, um alle großen Muskelgruppen zu stärken und den gesamten Körper gleichmäßig zu trainieren. Durch die Abwechslung vermeidest du ein Übertraining einzelner Muskeln und verringerst dadurch auch dein Verletzungsrisiko. Außerdem gibst du den Muskeln genügend Zeit zur Erholung.

Bevor du mit dieser Routine loslegst, wärme dich für etwa 5 Minuten auf, um Verletzungen vorzubeugen. Du kannst dabei mit einem lockeren Schulterkreisen beginnen, gefolgt von großen Armkreisen. Laufe dann locker auf der Stelle. Dabei kannst du die Knie nach vorn hochziehen und im Wechsel die Fersen zum Po ziehen. Auch Hampelmänner oder Kniebeugen sind zum Aufwärmen geeignet. Bereite dich auch mental auf das Training vor und führe dann alle Ganzkörperübungen mit maximaler Konzentration und Intensität durch, um den größtmöglichen Effekt zu erzielen. Alle Übungen werden mit dem eigenen Körpergewicht ausgeführt. Einige Übungen habe ich dir bereits auf den vorhergehenden Seiten vorgestellt. Bei diesen findest du einen entsprechenden Seitenverweis zur Übungsbeschreibung. Die Ausführungen der anderen Übungen folgen ab Seite 76.

Jede Übung ziehst du 30 Sekunden lang durch und wechselst anschließend zur nächsten Übung innerhalb von 10 Sekunden. Ein kompletter Durchgang dauert dann ziemlich genau 7 Minuten. Wenn du danach noch Zeit und Energie hast, kannst du diesen Zirkel auch zwei- bis dreimal hintereinander durchführen. Wichtig ist, dass du deinem Körper nach dem Training genügend Zeit zum Regenieren gibst. Für optimale Ergebnisse warte zwischen 48 und 72 Stunden, bevor du dein nächstes intensives Trainingsprogramm absolvierst.

1. Hampelmann (Seite 68)
2. Step-up
3. Liegestütz (Seite 66)
4. Crunch
5. Wandsitzen
6. Kniebeuge (Seite 67)
7. Dip
8. Unterarmstütz (Planke)
9. Auf der Stelle laufen mit Knieheben
10. Ausfallschritt im Wechsel
11. Seitstütz
12. Liegestütz mit Rotation

1 Hampelmann (Seite 68)

2 Step-up

Für diese Übung benötigst du eine stabile Kiste oder eine Box. Sie sollte mindestens so hoch sein, dass du einen großen Schritt nach oben ausführen kannst. Wenn du im Freien trainierst, kannst du eine Bank, einen großen Stein oder auch eine niedrige Mauer nutzen – je nachdem, was du findest und dir geeignet erscheint.

Ausführung

1. Stelle dich vor die Box und steige zuerst mit dem rechten Fuß auf die Box.
2. Drücke dich nach oben und stelle dich mit beiden Füßen komplett auf die Box.
3. Dann steigst du mit dem rechten Fuß wieder ab.
4. Sobald du wieder vor der Box stehst, beginnst du die nächste Wiederholung mit dem linken Fuß und fährst im Wechsel fort.

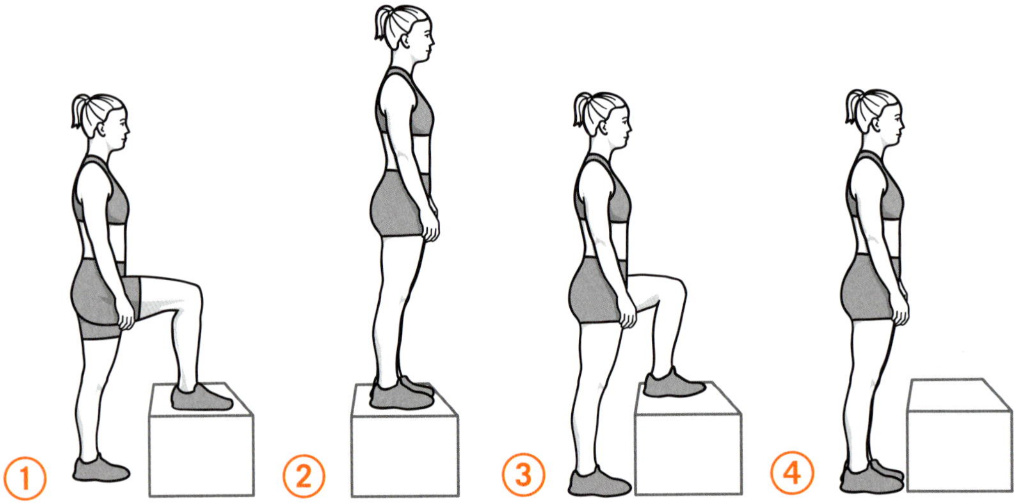

3 Liegestütz (Seite 66)

4 Crunch

Diese Bauchmuskelübung ist ebenfalls ein Klassiker, den jeder kennen und können sollte. Er ist für alle Fitnesslevel geeignet.

Ausführung

1. Nimm eine Rückenlage ein und stelle die Füße hüftbreit auf. Strecke die Arme nach vorn oder lege die Fingerspitzen seitlich am Kopf an, sodass die Ellbogen nach außen zeigen. Spanne die Rumpf-, vor allem die Bauchmuskeln fest an und hebe Kopf und Schultern vom Boden an.
2. Ziehe dich jetzt mit der Kraft der Bauchmuskeln so weit wie möglich nach oben, sodass sich die Schulterblätter komplett vom Boden lösen. Dein Rücken darf sich dabei zwar etwas runden, rolle dich aber nicht ein. Dann senke dich wieder ab, ohne jedoch die Muskelspannung aufzuheben. Lasse den Kopf und die Schultern angehoben.

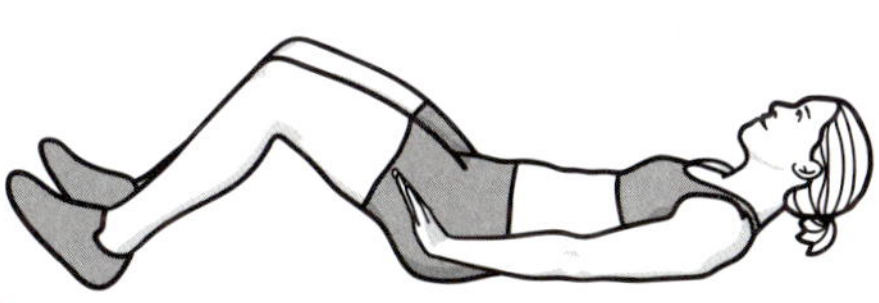

①

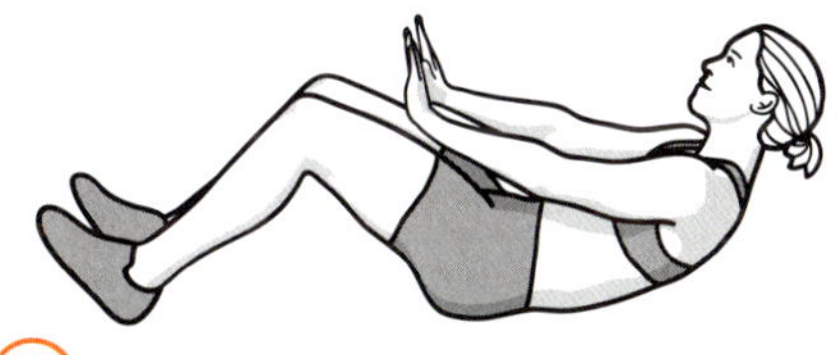

②

5 Wandsitzen

Diese Übung ist für Einsteiger und Fortgeschrittene geeignet. Alles, was du brauchst, ist eine stabile, gerade Wand zum Anlehnen.

Ausführung

Nimm eine sitzende Position ein, als ob du dich auf einen Stuhl setzen wolltest. Drücke den Rücken gegen eine Wand. Die Oberschenkel sind waagrecht, die Knie im rechten Winkel gebeugt. Halte die Arme vor dem Brustkorb verschränkt.

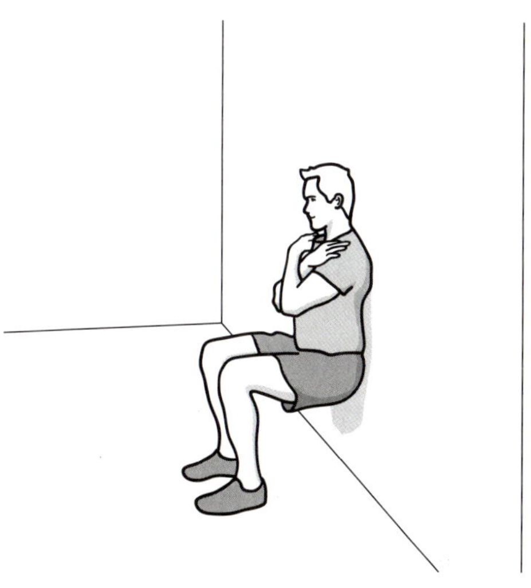

6 Kniebeuge (Seite 67)

7 Dip

Für den Dip, der hauptsächlich deinen Trizeps, die Oberarmrückseite, trainiert, benötigst du wie beim Step-up eine Erhöhung. Du kannst hier alles nutzen – von einer stabilen Box über eine Treppe oder eine Mauer bis zu einer Bank, einem Stuhl, einem Sofatisch oder einer Bettkante. Du kannst die Übung einfach oder schwierig gestalten – und darüber entscheidet die Beinstellung.

Ausführung

1. Setze dich auf einen Stuhl oder einen anderen stabilen Gegenstand. Platziere die Handballen auf der vorderen Kante der Sitzfläche und schiebe deinen Po nach vorn weg. Die Arme sind gestreckt, der Po ist nah an der Kante und der Oberkörper ist aufgerichtet. Stelle entweder die Füße auf, sodass die Beine angewinkelt sind (einfache Variante), oder stelle die Fersen auf, sodass die Beine gestreckt sind (schwierige Variante).
2. Senke den Körper ab, indem du die Ellbogen beugst. Komme so weit nach unten, dass die Ellbogen noch knapp unterhalb der Schultern bleiben. Wenn du dich weiter absenkst, besteht die Gefahr, dass beim Hochdrücken der Schultergürtel nicht mehr stabil ist und die Kraft nicht mehr aus den Armen kommt. Drücke dich wieder so weit nach oben, bis die Arme gestreckt sind.

①

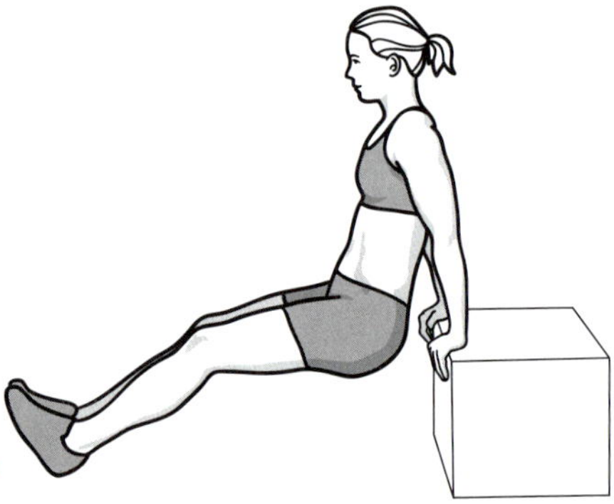

②

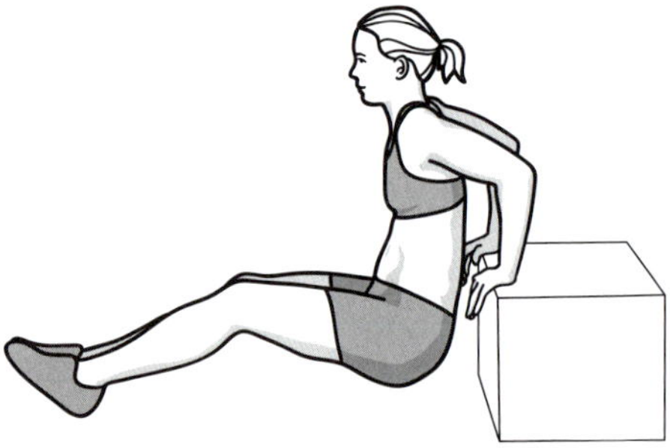

8 Unterarmstütz (Planke)

Der Unterarmstütz oder auch die Planke ist wie der Liegestütz ein Klassiker unter den Ganzkörperübungen. Hier heißt es ganz einfach: durchhalten!

Ausführung

Für den Unterarmstütz beginnst du in Bauchlage. Stütze dich auf die Unterarme, sodass sich die Ellbogen direkt unter den Schultern befinden. Die Unterarme zeigen nach vorn. Die Füße sind geschlossen oder maximal hüftbreit geöffnet. Spanne den Rumpf an und drücke dich aus den Schultern nach oben, sodass der obere Rücken stabil ist und nicht durchhängt. Das gilt ebenso für das Becken. Dein Körper bildet eine gerade Linie. Die Wirbelsäule behält jedoch ihre normale physiologische Krümmung bei.

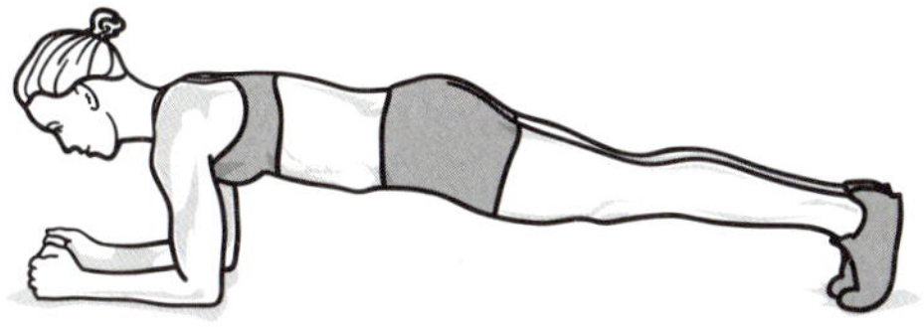

9 Auf der Stelle laufen mit Knieheben

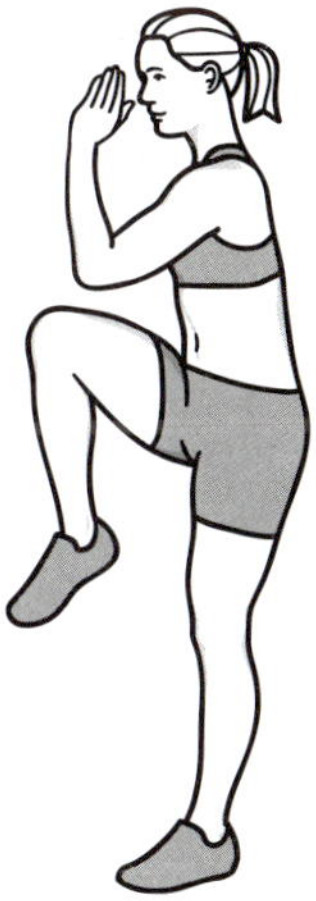

Im Gegensatz zum Sprinten (Seite 68) ziehst du hier die Knie hoch, was wesentlich anstrengender ist, wenn du dabei noch richtig Gas gibst.

Ausführung

Laufe so schnell wie möglich auf der Stelle und ziehe dabei die Knie möglichst bis zur Hüfte hoch. Bleibe stets auf den Fußballen. Nimm die Arme gegengleich mit.

10 Ausfallschritt im Wechsel

Der Ausfallschritt ist eine tolle Übung für die Beine und um das Gleichgewicht zu schulen. Ich führe ihn oft in unterschiedlichen Varianten aus – die Möglichkeiten sind vielfältig. Hier kannst du selbst kreativ werden. Achte aber stets auf die korrekte Ausführung.

Ausführung

1. Beginne im aufrechten Stand, die Füße sind leicht geöffnet.
2. Führe dann mit dem rechten Bein einen Ausfallschritt nach vorn aus. Senke den Oberkörper ab, indem du beide Knie beugst. Dabei ist das hintere Knie knapp über dem Boden. Das vordere Knie bleibt über dem Mittelfuß ausgerichtet. Drücke dich mit dem vorderen Fuß ab und komme zurück in den Stand. Die nächste Wiederholung führst du mit dem linken Bein aus. Fahre im Wechsel fort. Nimm die Arme gegengleich mit.

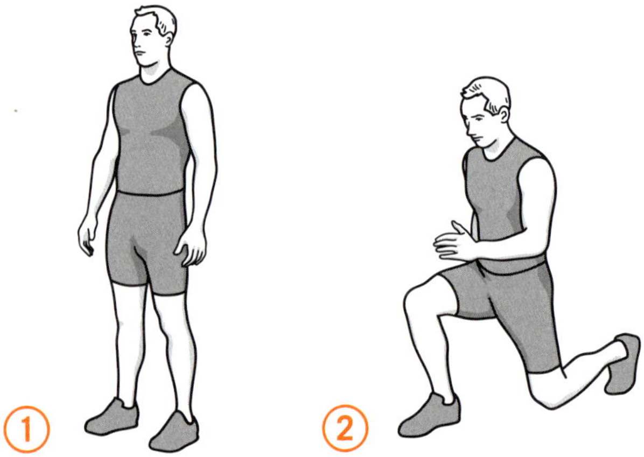

11 Seitstütz

Der Seitstütz ist einfach, aber effektiv. Er fordert deine gesamte Rumpfmuskulatur. Hier wechselst du nach 15 Sekunden die Seite.

Ausführung

Komme in eine Seitenlage und lege die Beine übereinander. Stütze dich auf dem Unterarm ab. Dabei ist der Ellbogen direkt unter dem Schultergelenk. Spanne die Rumpfmuskeln an und drücke dich nach oben, bis dein Körper in einer Linie ist. Achte darauf, dass das Becken nicht durchhängt. Strecke den freien Arm senkrecht nach oben.

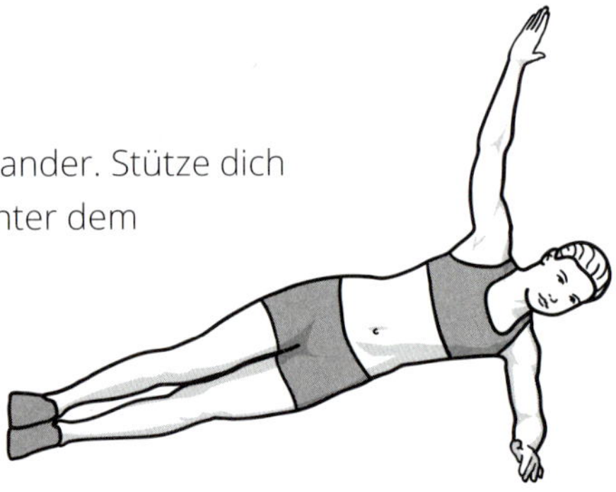

12 Liegestütz mit Rotation

Ausführung

1. Nimm die Liegestützposition ein, aber stütze die Hände etwas mehr als schulterbreit voneinander entfernt auf dem Boden ab. Öffne die Füße ebenfalls etwas mehr als schulterbreit für einen stabileren Stand. Wer sich mehr fordern mag, stellt die Füße nur hüftbreit oder sogar noch enger auf. Dein Körper ist in einer Linie.
2. Führe einen Liegestütz aus, indem du die Ellbogen beugst und den Oberkörper absenkst. Komme so tief wie möglich.
3. Drücke dich dann wieder nach oben und drehe den Oberkörper zur rechten Seite auf. Strecke den rechten Arm nach oben und lasse den Blick der rechten Hand folgen. Die Füße bleiben auf dem Boden, die Rotation erfolgt aus der Brustwirbelsäule. Anschließende drehst du dich wieder zurück, führst den nächsten Liegestütz aus und rotierst zur anderen Seite. Fahre im Wechsel fort.

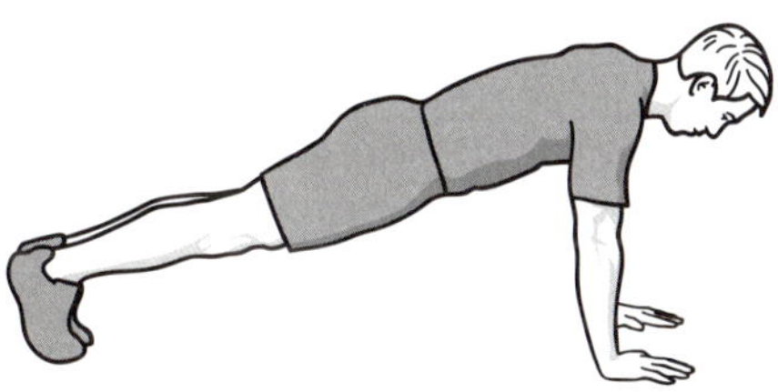

①

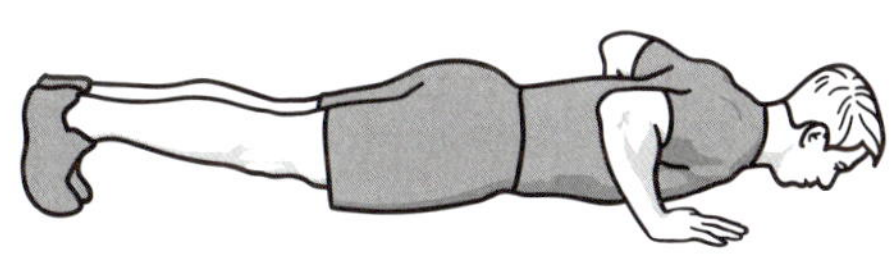

②

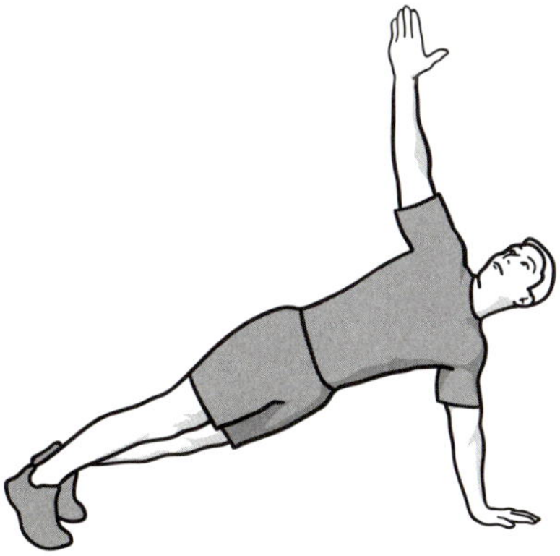

③

Schmerzfrei bleiben

»Es gab einfach keine Richtlinien für eine rückenschonende Mechanik beim Sex.« Dr. Stuart McGill ist bekannt dafür, dass er sich außergewöhnliche Probleme sucht, die er lösen kann. Während unseres Treffens beim Functional Training Summit in München berichtete mir der Rückenexperte von seinem gewagten Experiment, die Biomechanik beim Geschlechtsverkehr zu untersuchen. Die Universität von Waterloo in Kanada erlaubte ihm die Durchführung der Studie erst, als Stuart versicherte, seine Teilnehmer außerhalb des Campus zu rekrutieren. Kurz darauf begann der sympathische Professor mit seinem Team, Salsa-Tanzschulen zu besuchen, um nach körperbewussten Teilnehmern für seine Studie zu suchen. Die Ergebnisse kannst du in Stuarts Buch *Rückenreparatur* nachlesen.

Aber nicht nur beim Sex, auch wenn du Ski fährst, deine Tochter auf dem Arm hast, vor dem Rechner sitzt, eine Einkaufstasche trägst oder 150 Kilogramm auf der Bank drückst – die Körperhaltung spielt eine maßgebliche Rolle für eine lang anhaltende und schmerzfreie Gesundheit des Bewegungsapparates. Eine gute Körperhaltung beugt nicht nur Verspannungen und Schmerzen vor, sondern fördert auch die körperliche und mentale Leistungsfähigkeit.

Behandle deinen Körper wie ein teures Instrument

Besonders wenn du viel am Schreibtisch arbeitest und vielleicht auch noch im Auto oder Zug sitzend zur Arbeit fährst, solltest du dringend auf deine Körperhaltung achten und regelmäßig aufstehen und dich bewegen. Ich zeige dir im Folgenden meine zehn effektivsten Biohacks zur Optimierung deiner Mobilität und Körperhaltung.

1. Stehe regelmäßig auf

Zu langes Sitzen versteift die Muskeln, verlangsamt den Stoffwechsel und treibt deinen Blutzucker in die Höhe. Nimm dir vor, alle 20 bis 40 Minuten aufzustehen. Wenn es sein muss, stelle dir einen Wecker. Du kannst auch eine höhere Arbeitsfläche wie eine Theke oder einige gestapelte Bücher in ein Stehpult verwandeln. Wegen

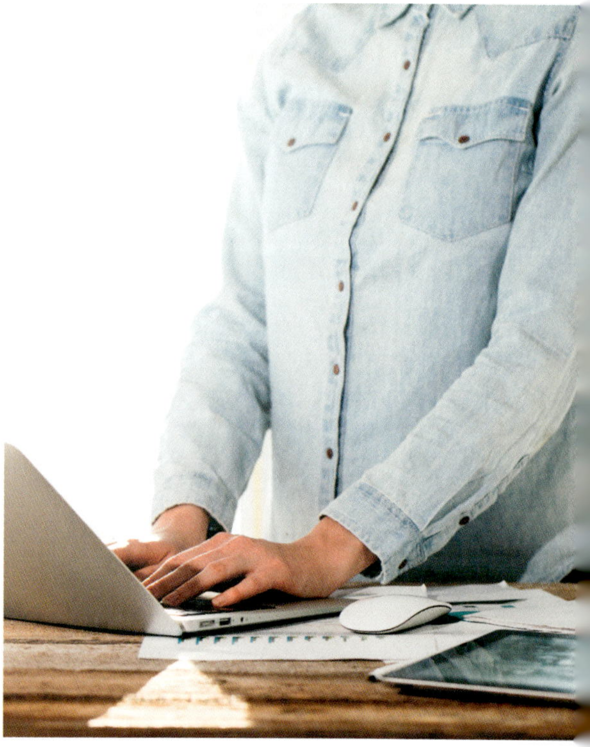

Wer einen Schreibtischjob hat, sollte so oft wie möglich aufstehen, sich bewegen, ein paar Schritte gehen – oder seinen Chef von einem Stehschreibtisch überzeugen.

der vielen negativen Eigenschaften des Sitzens hat der Mobility-Coach Kelly Starrett eine Schule für Kinder nur mit Stehtischen ausgestattet.

2. Spanne dein Gesäß an

Wenn du stehst, platziere deine Füße parallel zueinander und öffne sie etwa hüftbreit. Drücke die Fußsohlen in den Boden und spanne für ein paar Sekunden dein Gesäß so fest wie möglich an. Diese Position bewirkt, dass sich dein Becken in einer neutralen Stellung befindet, zudem wird die Wirbelsäule in ihrer natürlichen doppelten S-Form unterstützt.

3. Führe den Brustkorb beim Ausatmen nach unten

Setze oder stelle dich aufrecht hin. Konzentriere dich nun auf die Atmung. Du kannst dabei gern die Augen schließen. Atme tief in den Brustkorb ein und spüre, wie sich dein Brustkorb hebt und sich die Rippenbögen weiten. Beim Ausatmen passiert genau das Gegenteil: Der Brustkorb senkt sich wieder. Achte jetzt darauf, dass du bewusst die Rippenbögen wieder zusammenziehst. Der Brustkorb befindet sich nun exakt über dem Becken, wodurch ein Hohlkreuz vermieden und somit die Wirbelsäule entlastet wird.

4. Spanne den Bauch an

Zur Unterstützung der neutralen Beckenstellung und der richtigen Positionierung des Brustkorbs kannst du immer wieder mal die Bauchmuskeln für ein paar Sekunden zwischendurch anspannen. Dadurch gewährleistest du auch im Stehen eine gewisse Grundspannung im Körper und entlastest deine Wirbelsäule.

5. Halte Kopf, Hals und Schultern in einer aufrechten, stabilen Position

Der Kopf sollte sich grundsätzlich mittig über den Schultern befinden, wenn du gerade nach vorn blickst. Leider achten wir zu wenig auf unsere Körperhaltung, wenn wir lange vor dem Bildschirm sitzen oder ständig in unsere Handys schauen. Stelle dich aufrecht hin, führe die bereits beschriebenen Punkte 2 bis 4 aus, ziehe deine Schultern nach hinten unten und schiebe dein Kinn zusätzlich ein wenig in Richtung Halswirbelsäule. So bleibt dein Nacken lang, die Wirbelsäule aufgerichtet und dein Kopf sitzt mittig zwischen den Schultern. Von der Seite betrachtet, sollten sich Ohr, Schulter, Hüfte und Fußknöchel auf einer Linie befinden.

6. Gehe spazieren

Regelmäßiges Spazierengehen hilft dabei, deinen Stoffwechsel anzuregen, dein Gedächtnis zu schärfen, Tageslicht zu tanken und frische Luft zu atmen. Dazu lockert es deine Muskeln, stärkt deine Gelenke und aktiviert das Lymphsystem, um Abfallprodukte aus deinem Körper zu entfernen. Unser Körper ist dafür gemacht, um sich zu bewegen, also schwing die Hufe!

7. Streck dich, reck dich

Stretching und die Mobilisierung der Gelenke können den Blutfluss verbessern und Verletzungen vorbeugen. Darüber hinaus regt es den Stoffwechsel an. Beginne deinen Morgen beispielsweise mit dem Sonnengruß, einer Bewegungsabfolge aus dem Yoga, die den Körper aktiviert – am besten barfuß in der freien Natur.

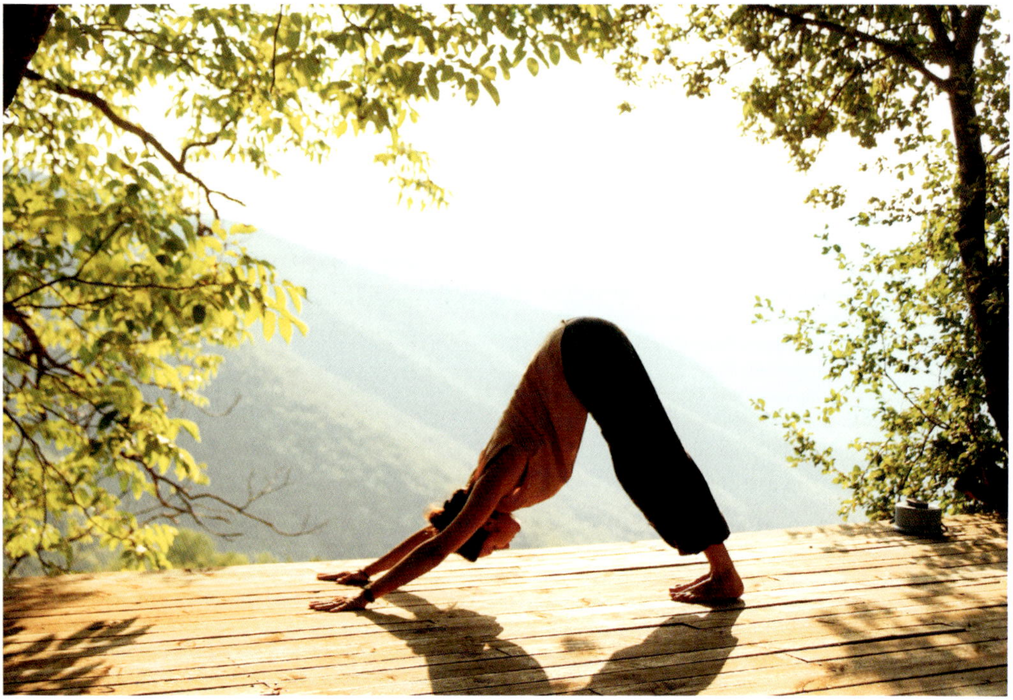

Yoga kannst du überall praktizieren. Mit dem Sonnengruß am Morgen startest du voller Energie in den Tag.

8. Löse Verspannungen mit dem Ausrollen der Faszien

Für mich persönlich hat sich ein regelmäßiges Ausrollen der Faszien – bindegewebsartige Strukturen, die unsere Muskeln umgeben – sehr bewährt, um Verspannungen zu lösen. Geschmeidige Faszien bilden eine perfekte, netzartige Struktur. Durch fehlende Bewegung und falsche Ernährung können diese verkleben und verklumpen. Verspannungen und Schmerzen in den Muskeln sind die Folge. Das Ausrollen der Faszien stellt den ungehinderten Blutfluss durch unsere Muskeln wieder her, sodass Sauerstoff und Nährstoffe besser in unsere Zellen transportiert werden können. Es gibt mittlerweile zahlreiche Bücher zum Thema Faszien mit den entsprechenden Übungen dazu. Anfangs wird das Ausrollen wehtun, insbesondere wenn du es noch nie gemacht hast. Dabei spielt es keine Rolle, ob du trainiert oder untrainiert bist. Kelly Starrett nutzt diese Technik auch, um sich auf eine schmerz- und verspannungsfreie Nacht vorzubereiten.

9. Bewege dich wie ein geschmeidiges Tier (oder ein Baby)

Neben der beschriebenen Gewebelockerung mit Rollen und Stretching solltest du zusätzlich an deiner Flexibilität und Mobilität arbeiten. Dazu eignen sich dynamische Bewegungsarten wie Animal Flow, Acro-Yoga oder CrossFit®. Den Tipp, sich möglichst oft auf alle viere zu begeben (eben wie ein Tier oder ein Baby), habe ich von dem Brazilian-Jiu-Jitsu-Champion, Kettlebell-Trainer und universalen Bewegungsguru Steve Maxwell.

Lesetipp: Wenn du lernen willst, wie du dich auch als muskulöser Kraftsportler geschmeidig bewegen und dabei deinen Körper dauerhaft verletzungs- und schmerzfrei halten kannst, dann findest du viele wertvolle Ratschläge in dem Werk *Werde ein geschmeidiger Leopard* des amerikanischen Mobilitätsexperten Dr. Kelly Starrett.

10. Laufe barfuß

Der menschliche Körper ist nicht nur ein anatomischer Apparat, sondern auch ein elektrischer. Das bedeutet, dass wir mithilfe von Elektronen, die wir über unsere Umwelt und über die Ernährung aufnehmen, Energie in Form von ATP produzieren. Diese stromähnliche Energie hält uns schließlich am Leben. Die aufgenommenen Elektronen werden über die Elektronentransportkette in die Mitochondrien bewegt, wo sie die ATP-Synthese antreiben. Abgenutzte Elektronen binden sich normalerweise an Sauerstoffmoleküle, können aber auch an die elektrisch geladene Erdoberfläche abgegeben werden. Wenn du jeden Tag nur ein paar Minuten barfuß über Gras, Erde oder Sand spazierst, kannst du dich elektrisch entladen und damit deinen Schlaf verbessern, Entzündungen reduzieren und deine innere Uhr wieder richtig einstellen.

Die richtige Körperhaltung in allen Lebenslagen

Egal ob beim Sport oder im Alltag, eine richtige Körperhaltung verringert das Risiko für Verletzungen und Bandscheibenvorfälle um ein Vielfaches. Natürlich lässt sich nicht jede schlampige Bewegung oder schlechte Sitzhaltung auf Dauer vermeiden. Aber wenn du bereits ein paarmal am Tag deine Körperhaltung korrigierst, gehst du einen Riesenschritt auf ein langfristig hohes körperliches Wohlbefinden ohne anstrengende Rückenschmerzen zu. Mit der richtigen Sitzhaltung lässt sich auch viel länger im Flow verweilen, denn man wird wesentlich seltener durch eingeschlafene Gliedmaßen oder Muskelverspannungen abgelenkt.

Biohacker-Spickzettel

Bewegung

- Nutze deinen Körper wie ein wertvolles Instrument.
- Trainiere kurz, aber intensiv.
- Du brauchst keine teuren Trainingsgeräte und noch nicht einmal eine Mitgliedschaft in einem Fitnessstudio.
- Sei dir deiner Körperhaltung in jeder Lebenslage bewusst.

Hast du Lust loszulegen? Dann melde dich zu meinem kostenfreien Videokurs an und erfahre, wie du die Inhalte und Übungen in diesem Buch in deinem Alltag umsetzen kannst. Gehe hierzu auf: biohacking-buch.de/kurs.

4 Erholung – im Schlaf und im Wachzustand regenerieren

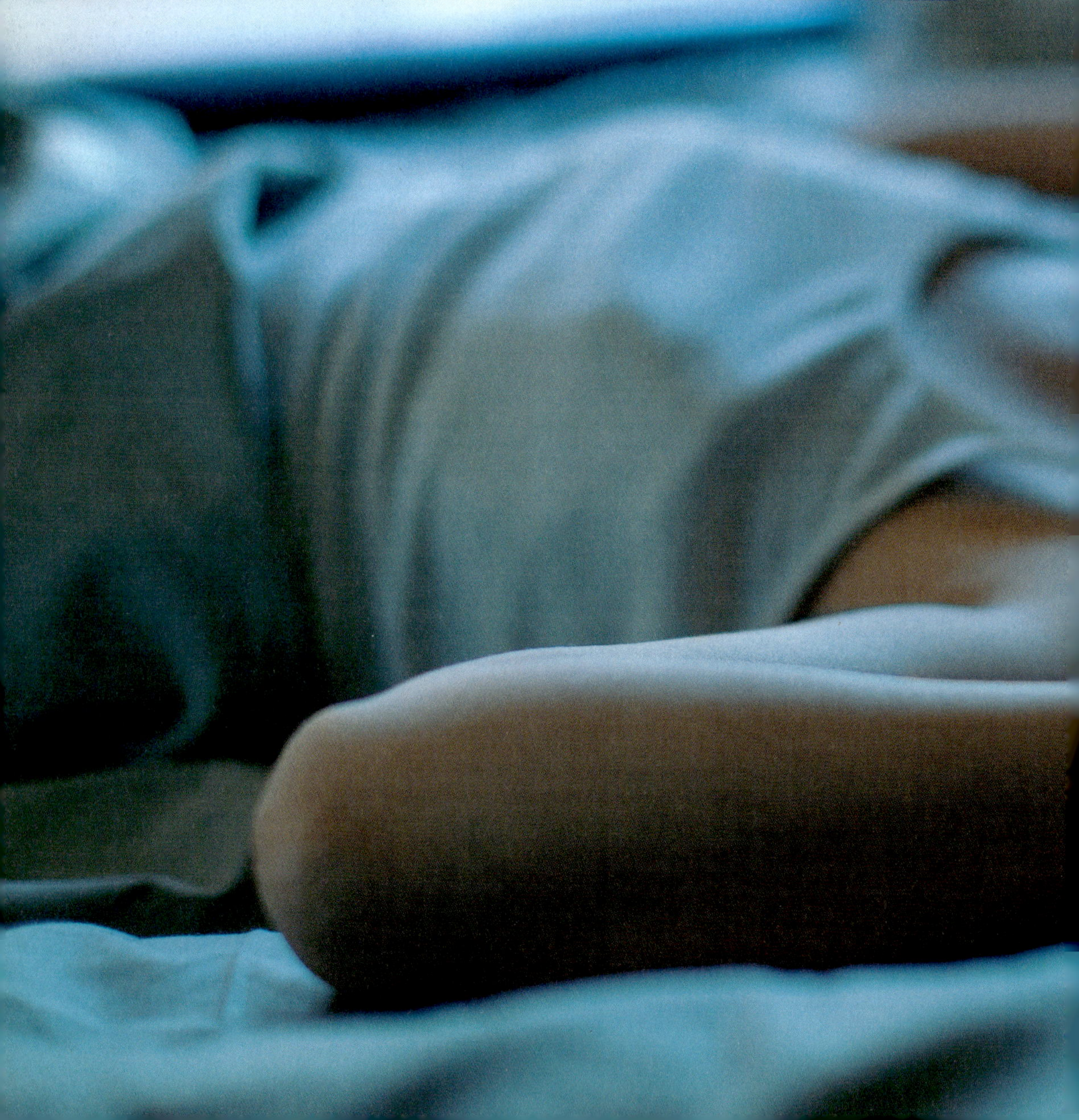

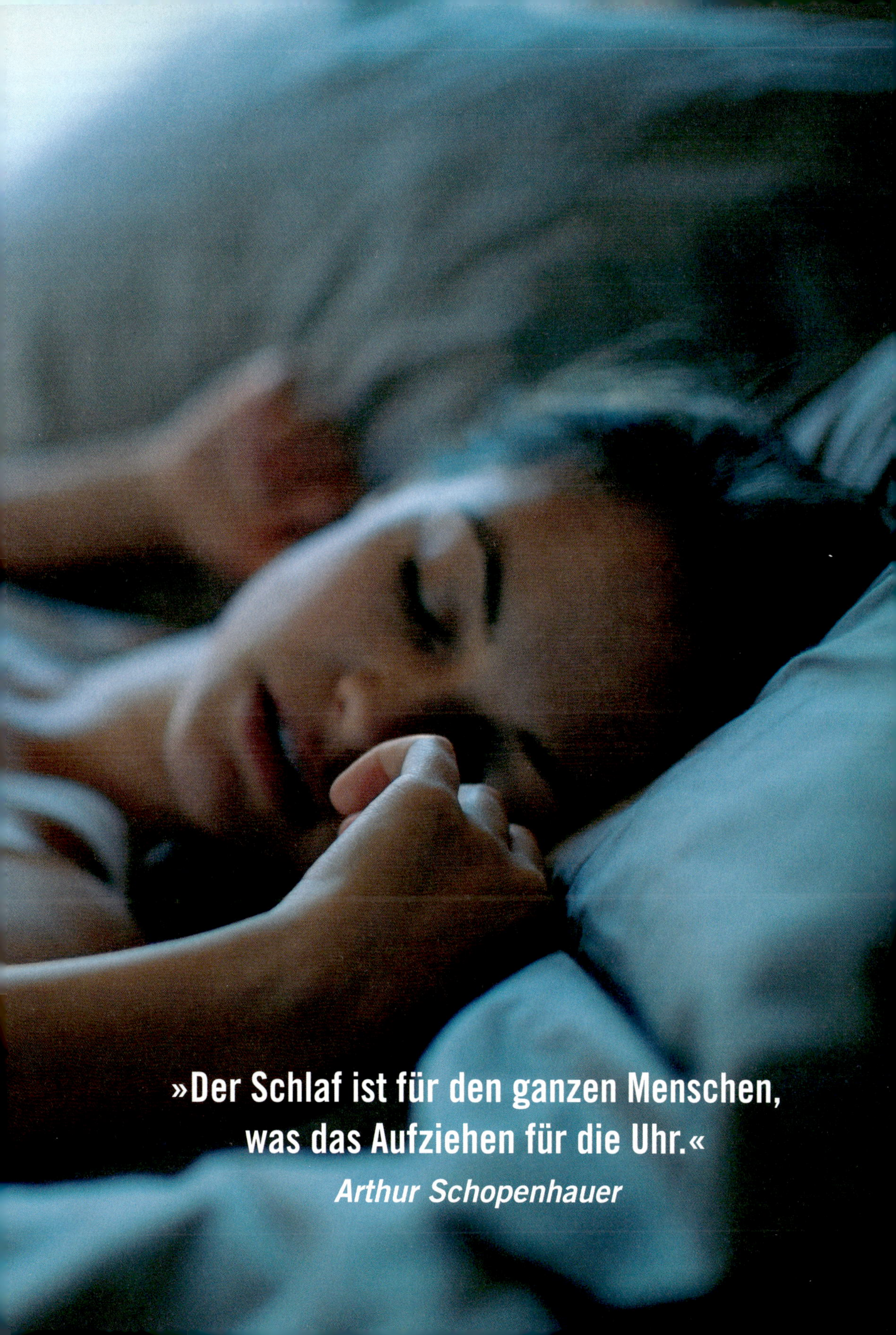
»Der Schlaf ist für den ganzen Menschen,
was das Aufziehen für die Uhr.«
Arthur Schopenhauer

» Das Gefühl, nach einer durchgeschlafenen Nacht erholt und energiegeladen aufzuwachen ist eine exzellente Basis für einen aktiven und erfolgreichen Tag. In diesem Kapitel erfährst du meine effektivsten Methoden, um deinen Biorhythmus wieder optimal auf deine Schlafbedürfnisse einzustellen. Dazu verrate ich dir eine Atemtechnik, mit der du auch tagsüber deinem Körper und Geist frische Energie zur Verfügung stellen kannst.

Wer gut schläft, lebt länger

Schlaf war für mich jahrelang eine willkommene Ressource, die ich bereitwillig opferte, um mehr zu arbeiten, zu lesen, zu feiern oder eine Folge nach der anderen irgendeiner amerikanischen Sitcom zu sehen. Es gibt ja so viel zu erleben und wir haben einfach zu wenig Zeit. Warum also nicht auf etwas verzichten, was wir sowieso kaum mitbekommen? Rufe dir jetzt einmal das Gefühl nach einer formidablen Nachtruhe ins Gedächtnis. Spüre, wie du dir den letzten Schlaf aus den Augen reibst, du deinen noch warmen Körper aus der Bettdecke schälst und mit Elan und Energie den Tag beginnst. Fühlt sich das nicht großartig an? Neben dem unvergleichlichen Gefühl spricht auch die Wissenschaft für ein Streben nach einer hohen Schlafqualität. Dabei ist nicht nur die Schlaflänge ausschlaggebend, sondern vor allem auch die Qualität der Nachtruhe. Wer ausreichend lange, tief und durchgehend schläft, der lebt nicht nur länger,[43] sondern sieht auch fitter aus[44].

Auch viele der Experten, die ich in meinem Biohacking-Podcast »Die Flowgrade-Show« interviewe, nennen als Erstes den Schlaf, wenn ich sie zu ihren effektivsten Methoden für mehr Energie und Leistungsfähigkeit befrage. Mark Verstegen zum Beispiel, der ehemalige Leistungstrainer der deutschen Fußballnationalmannschaft, beginnt seine Betreuung von Spitzensportlern häufig mit einer Schlafanalyse. Für den bekannten amerikanischen Mobility-Coach Kelly Starrett ist ein gesunder Schlaf so wichtig, dass er seinen Kopfkissenbezug mitnimmt, wenn er verreist, um sich gleich in der ersten Nacht wohl und heimisch zu fühlen. Der finnische Gründer des Biohacker Centers in Helsinki, Teemu Arina, behandelt sein Schlafzimmer wie ein Heiligtum und die Neurofeedback-Therapeutin Anja Leitz schaltet nachts jegliche Elektronik ab, um ihren Zellen zu erlauben, sich maximal zu regenerieren. Wenn es nach diesen Experten eine Aktivität gibt, die uns auf Anhieb schneller denken, produktiver arbeiten, Muskeln aufbauen, Fett abbauen, gesünder aussehen und länger leben lässt, dann ist es wohl die gute alte Mütze Schlaf. Trotzdem berichtet in Deutschland beinahe jeder Dritte über Schlafstörungen.[45]

Als ich vor ein paar Jahren Probleme bekam durchzuschlafen, begann ich, meinen Schlaf intensiver zu beobachten. Als sportfanatischer Unternehmensgründer brauchte ich alle verfügbare Energie, um neben der Arbeit auch noch meinen Hobbys nachgehen zu können. Ich suchte nach Möglichkeiten, um möglichst viel aus den Stunden herauszuholen, zum Beispiel meine Einschlafphase zu verkürzen, den Tiefschlafanteil zu erhöhen und die optimale Zubettgehzeit zu identifizieren. Mit einem Fitnesstracker am Handgelenk beobachtete ich über Monate meinen Schlaf. Hierfür nutzte ich das Jawbone UP, einen Aktivitätsmesser, der anhand meiner Bewegungen meine Schlafdauer und -qualität zu errechnen versuchte. Diese Daten korrelierte ich dann mit meinen bei meiner Hausärztin bestimmten Blutwerten, meinen Ernährungsgewohnheiten und sogar meinen Stimmungsschwankungen, die ich akribisch in einem Notizbuch aufzeichnete. Anhand der beiden Grafiken siehst du beispielhaft die Aufzeichnungen des Armbands von zwei Nächten. Die orangefarbenen Balken zeigen Wachphasen, in denen ich mich vermehrt bewegt habe, hellblau steht für leichte und dunkelblau für tiefe Schlafphasen. Rate mal, nach welcher Nacht ich mich wie ein vor Kraft strotzender Herkules fühlte und nach welcher wie ein Schluck Wasser in der Kurve?

Ohne Schlaf können wir einfach nicht optimal funktionieren. Oder andersrum, mit einem gesunden Schlafverhalten werden wir produktiver, stressresistenter, leistungsfähiger, zufriedener, gesünder und sehen auch noch besser aus. Ein erheblicher Grund hierfür ist ein erst vor Kurzem entdeckter Vorgang im Gehirn, der deine Schlafqualität maßgeblich beeinflusst: Die nächtliche Gehirnreinigung durch das glymphatische System, eine Art Kanalsystem, welches vorwiegend im Schlaf Abfallstoffe aus den Hirnzellen transportiert.

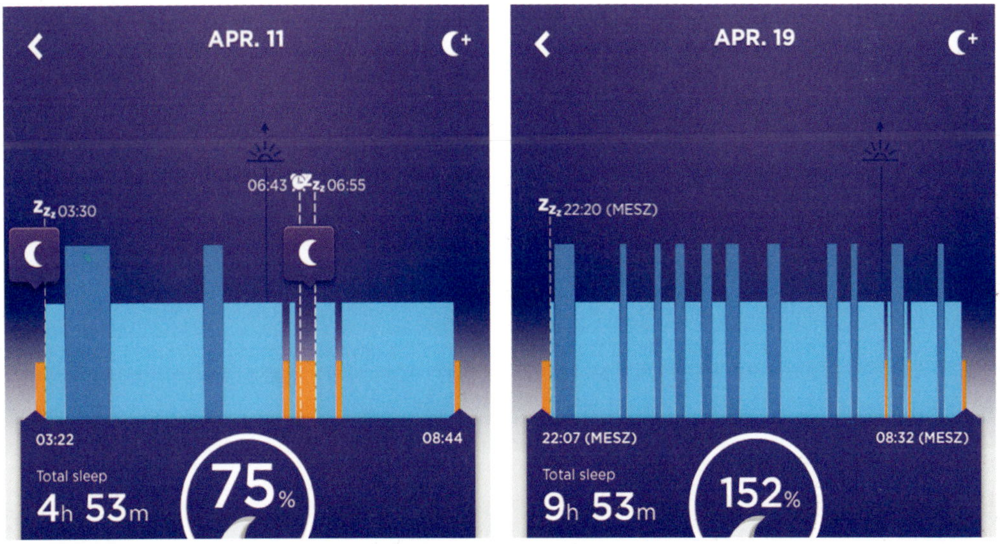

Eine erholsame Nacht ist der einfachste Weg, Körper und Geist in Einklang zu bringen – das beweist die Auswertung rechts.

Im Schlaf die Zellen reinigen

Obwohl unser Gehirn nur etwa zwei Prozent unseres Körpergewichts ausmacht, verbrauchen seine Zellen bis zu 25 Prozent unserer benötigten Energie. Täglich sammeln sich dadurch etwa 7 Gramm an giftigen Proteinabfällen und anderem zellulären Schrott an. Doch wie wird das Gehirn diese biologische Abfälle los? Bis vor einigen Jahren waren sich Wissenschaftler in dieser Sache nicht sicher, bis 2013 schließlich das glymphatische System nachgewiesen wurde.[46] Diese Wortschöpfung kombiniert die Begriffe »Glia« (eine Art der Gehirnzellen) und »lymphatisch«. Das Lymphsystem ist ein Netzwerk aus Gefäßen und Organen, welches durch eine wässrige, hellgelbe Flüssigkeit Nähr- und Abfallstoffe durch den Körper transportiert und essenziell für ein gesundes Abwehrsystem ist. Das neu entdeckte glymphatische System ist demnach eine Art neuronale Entsorgungswirtschaft, die einen Flüssigkeitsstrom durch unser Gehirn leitet und darüber überflüssiges Material abtransportiert. Es ist also wie das Lymphsystem für unser Gehirn. Im Schlaf entsorgt diese sogenannte Zerebrospinalflüssigkeit über ein Kanalnetz doppelt so effektiv wie im Wachzustand. Funktioniert dieses System nicht richtig oder schlafen wir zu wenig, bleiben Giftstoffe zurück, die zu Konzentrationsschwäche, Gedächtnisstörungen,

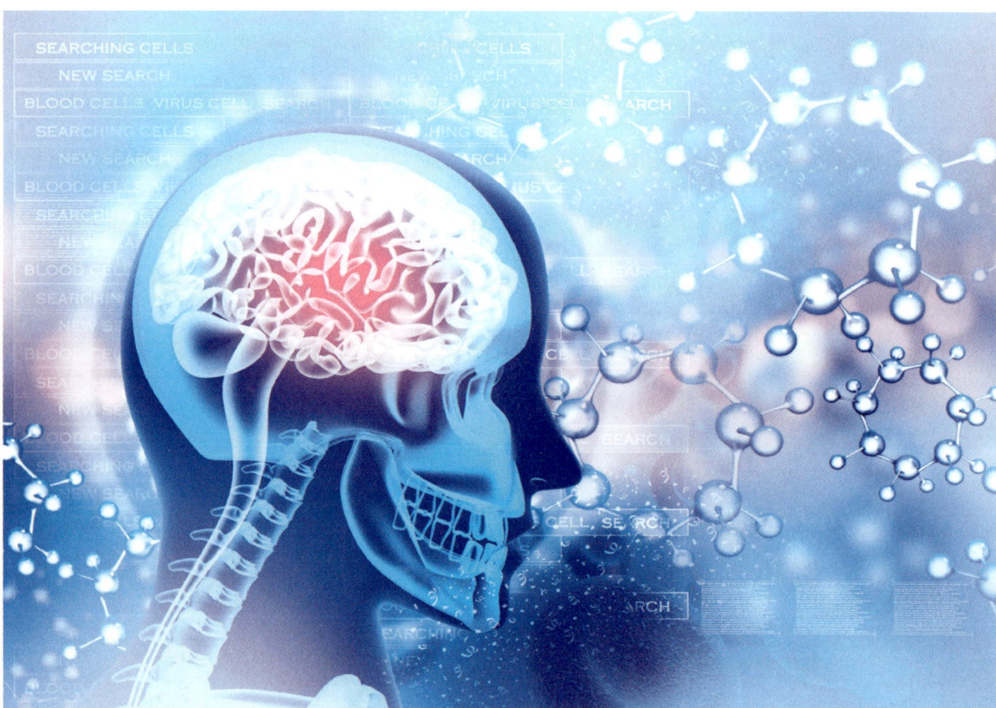

Nachts wird unser Gehirn von Proteinrückständen und Schadstoffen gereinigt.

Erschöpfung, Reizbarkeit, Verwirrtheit und Stimmungsschwankungen führen können. Es wird sogar vermutet, dass Schädigungen des glymphatischen Systems die Ursache für Parkinson, Alzheimer und andere Demenzformen sein könnten.[47] Genauso funktioniert es andersherum. Wenn das glymphatische System optimal funktioniert, erhöht sich unser Regenerationspotenzial und wir fühlen uns am Morgen erholt und ausgeschlafen. Wie alle Prozesse im Körper hängt auch dieses System mit der Leistungsfähigkeit unserer zellulären Kraftwerke, der Mitochondrien, zusammen. Wie auf den Seiten 22 und 23 beschrieben, sind die Mitochondrien unsere primären Energielieferanten. Je besser sie funktionieren, desto gründlicher verläuft auch der nächtliche Reinigungsprozess. Meine Tipps in diesem Kapitel zielen auch darauf ab, die Leistungsfähigkeit dieser Zellen hochzuhalten, sodass sich dein Gehirn nachts optimal regenerieren kann.

Schaffst du dir mit meinen ab Seite 26 erklärten Methoden die Voraussetzungen für eine rhythmische, ungestörte Nachtruhe, kannst du damit die Chance auf eine hohe zelluläre Gesundheit mit folgenden potenziellen Effekten erreichen:

- schnellerer Fettstoffwechsel
- erhöhte Stressresistenz
- erhöhte Konzentrationsfähigkeit
- besseres Gedächtnis
- bessere Stimmung
- stärkeres Muskelwachstum
- stärkeres Immunsystem
- straffere Haut[48]

Alle genannten Methoden sollen dir dabei helfen, deinem Körper über Nacht die maximale Erholung zu verschaffen. Nicht umsonst wird Schlaf in unserer Branche häufig als der wichtigste Biohack zur Optimierung der zellulären Gesundheit und damit der allermeisten körperlichen und geistigen Fähigkeiten genannt.

Wie viel Schlaf brauchen wir?

Der großmütterliche Leitsatz von 7 bis 8 Stunden pro Nacht hat sich bis heute nicht wirklich geändert. Auch aktuelle Erhebungen finden immer wieder die größten Beeinträchtigungen bei weniger als 6 und mehr als 9 Stunden Schlaf.[49] Das Optimum für einen Normalmenschen liegt irgendwo dazwischen. Anders bei Leistungssportlern, die im Schnitt 1 bis 2 Stunden mehr Schlaf benötigen. Die Tennislegende und rekordhaltender Wimbledon-Champion Roger Federer schläft anscheinend zwischen 11 und 12 Stunden pro Tag.[50] Schlaf ist auch nicht gleich Schlaf. Unser Körper muss verschiedene Schlafphasen mehrmals pro Nacht durchlaufen, um sich komplett zu regenerieren. Während der verschiedenen Schlafphasen verändern sich dabei auch unsere Gehirnwellen. Diese Wellen sind Schwankungen der elektrischen Spannung zwischen unseren Gehirnzellen, die beeinflussen, wie unser Gehirn Informationen verarbeitet. Im Folgenden gebe ich dir eine kurze Einführung in die Welt der Gehirnwellen. Die Frequenzbereiche können sich je nach Quelle leicht unterscheiden.

Welche Gehirnwellen gibt es und was bewirken sie?

Unsere Gehirnzellen, auch Neuronen genannt, kommunizieren über elektrische Impulse miteinander. Je nachdem, in welchem Geisteszustand wir uns befinden, wechseln die beteiligten Gehirnzellen ihre elektrische Ladung. Die dadurch entstehenden Schwankungen werden als Gehirnwellen bezeichnet und können zum Beispiel mit einem Elektroenzephalogramm (EEG) gemessen werden.

- Gamma-Wellen treten in der Regel bei hochkonzentriertem Arbeiten, bei Lernprozessen oder auch beim Meditieren auf.
- Betawellen treten während des Alltags auf, wenn wir verschiedenen Tätigkeiten konzentriert nachgehen.
- Im Alphazustand befinden wir uns zwischen Bewusstsein und Unterbewusstsein. Hier entstehen Tagträume und kreatives Denken. Wir sind wach, aber entspannt.
- Thetawellen treten auf, wenn wir uns in einem Traumzustand oder tief in der Meditation befinden.
- Im Deltazustand befinden wir uns in einem tiefen, traumlosen Schlaf, in dem unser Bewusstsein komplett ausgeschaltet ist.

Während des Schlafens verändert sich unsere Gehirnaktivität. Mit dem Eintritt in eine leichte Schlafphase ähnelt unsere Gehirnaktivität der einer tiefen Meditation. Im wachen Flow-Zustand wechselt das Gehirn übrigens zwischen einem dominanten Alpha- und Thetazustand hin und her. Dort haben wir maximale Kapazitäten für kreatives Denken und schnelle Entscheidungsfindung zur Verfügung.[51]

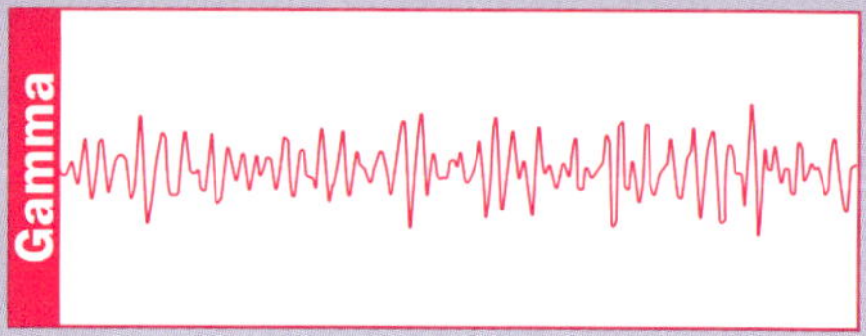

Gamma-Wellen: über 30 Hertz (Hz), geistige Höchstleistung

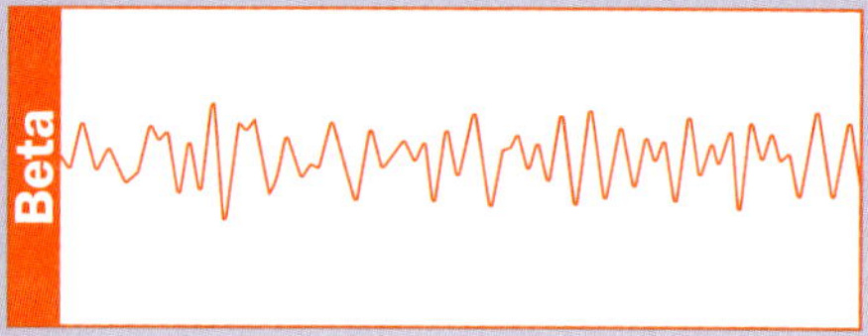

Beta-Wellen: 13–30 Hz, konzentriertes, volles Bewusstsein

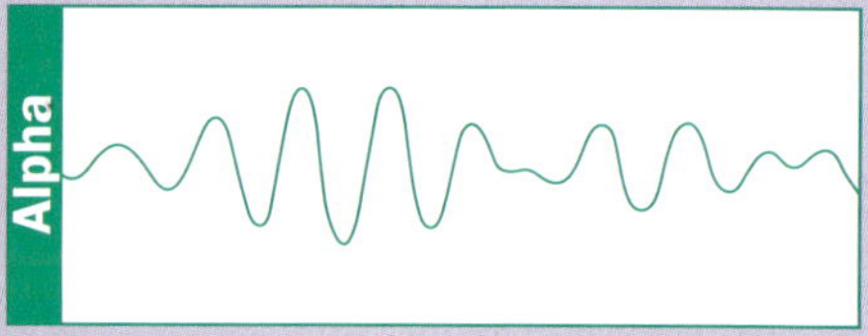

Alpha-Wellen: 8–13 Hz, entspannter, verträumter Zustand

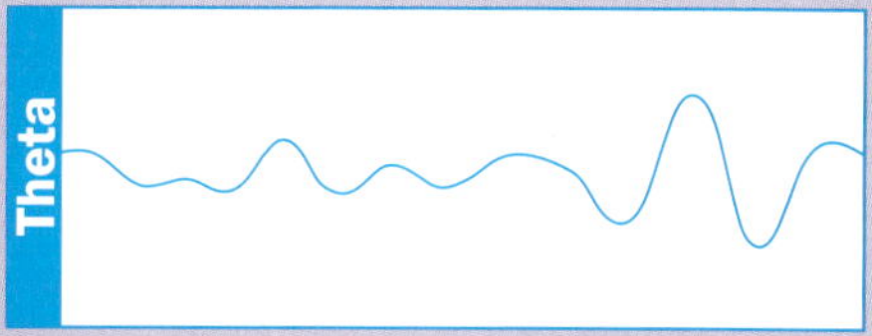

Theta-Wellen: 4–8 Hz, leichter Schlaf, tiefe Entspannung

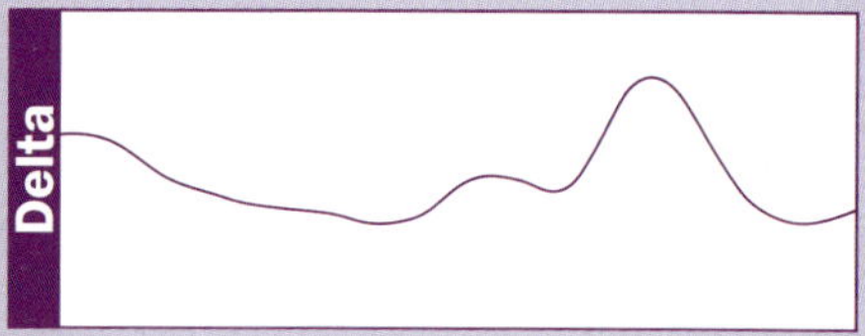

Delta-Wellen: 0,1–4 Hz, Tiefschlaf

Die verschiedenen Schlafphasen

Generell unterscheiden Schlafwissenschaftler zwischen vier verschiedenen Schlafphasen. Die eigentliche körperliche und geistige Erholung findet dabei in den letzten beiden Tiefschlafphasen statt.

Phase 1: einschlafen – 10 Minuten (Anteil in einem Schlafzyklus)

Die Einschlafphase ist von häufigem Hin-und-her-Bewegen gekennzeichnet und dauert in der Regel etwa 10 Minuten. Während im Wachzustand hauptsächlich schnellere Beta-Gehirnwellen in einem EEG zu beobachten sind, werden beim Einschlafen vermehrt Theta-Wellen gemessen, die zum Beispiel auch in einem meditativen Zustand zu beobachten sind. Der Einschlafende reagiert noch, wenn er angesprochen wird.

Phase 2: leichter Schlaf – 20 bis 30 Minuten

In der leichten Schlafphase verlangsamt sich die Atmung und der Körper bewegt sich nicht mehr so viel. Der Schlafende beginnt schon leicht zu träumen, kann aber noch einfach aufgeweckt werden.

Phase 3: Tiefschlaf – 30 bis 40 Minuten

Im Tiefschlaf werden vornehmlich langsame Delta-Wellen gemessen. Die Atmung wird langsam und gleichmäßig, die Muskeln entspannen sich, Puls, Blutdruck und Körpertemperatur fallen stark. Jetzt beginnt der größte Teil des Regenerationsprozesses. Auch Somatropin, allgemein auch als Wachstumshormon bekannt, wird hauptsächlich in dieser Phase produziert, was maßgeblich zum Muskelaufbau und zum Fettabbau beiträgt. In dieser Phase kann der Schlafende nur schwer geweckt werden.

Phase 4: REM-Schlaf – 10 bis 30 Minuten

REM (Rapid Eye Movement)-Schlafphasen nehmen über Nacht generell zu. Während die erste Schlafphase nur etwa 10 Minuten dauert, sind die späteren oft 30 Minuten lang. Die REM-Phase ist gekennzeichnet von schnellen Augenbewegungen unter den Lidern, andere Muskeln sind allerdings gelähmt, um Schlafwandeln oder andere gefährdende Bewegungen zu vermeiden. In dieser Phase träumen wir am meisten und die Nervenzellen des Gehirns erneuern und festigen sich. Neben Theta-Wellen und langsamen Alpha-Wellen sind aber auch Beta-Wellen wie im Wachzustand zu beobachten.[52] Zu wenig REM-Schlaf führt zu Unausgeglichenheit, Gedächtnisschwäche, Konzentrationsproblemen und schlechter Stimmung.

Ein voller Schlafzyklus dauert nach den Erkenntnissen der Schlaf- und Traumforschung in etwa 90 Minuten[53] und sollte pro Nacht drei- bis viermal durchlaufen werden, um dem menschlichen Gehirn zu erlauben, sich zu regenerieren, Erinnerungen zu organisieren und die Lernfähigkeit zu stärken.[54] Dreimal bedeutet etwa 4,5 Stunden Schlaf. Dies ist also das Minimum, das du anstreben solltest. Für eine volle Regeneration, ein starkes Gedächtnis und größtmögliches Muskelwachstum solltest du jedoch fünf dieser Zyklen durchlaufen, was in etwa 7,5 Stunden ergibt.

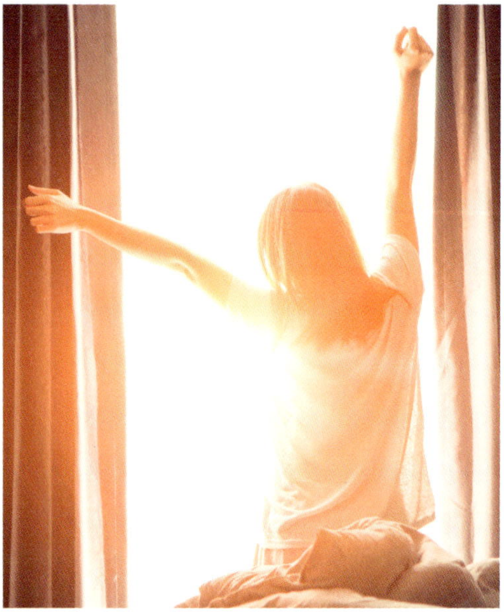

Nur wer sich genügend Schlaf gönnt, fühlt sich morgens frisch und erholt.

Wie du dich auf eine erholsame Nacht vorbereitest

Eine erholsame Nacht beginnt bereits mit dem Aufstehen. Je besser dein Biorhythmus eingestellt und deine Nährstoffe aufgefüllt sind, desto erholsamer wird dein Schlaf werden. Mit den folgenden Techniken kannst du dich auf eine kurze Einschlafphase und möglichst viel Zeit in den wertvollen späteren Schlafphasen vorbereiten.

Hydriere deine Zellen

Deine Entgiftungsorgane wie Leber, Nieren und die Haut sind von deiner Wasserzufuhr abhängig, um effektiv arbeiten zu können. Über Nacht verliert dein Körper bis zu einem halben Liter Flüssigkeit, den du sofort nach dem Aufstehen wieder auffüllen solltest. Achte auch tagsüber darauf, genug Wasser zu trinken, damit dein Körper gut hydriert ist und effizient arbeiten kann. Dazu funktionieren deine Zellen, auch deine Mitochondrien, wesentlich effektiver, wenn sie gut hydriert sind. In einer Studie mit Basketballspielern wurde gezeigt, dass das Leistungslevel der Sportler signifikant abnahm, wenn sie dehydriert waren.[56] Dabei kannst du die Flüssigkeitsaufnahme sogar noch optimieren. Starte deinen Tag mit einem Glas gefilterten Wasser mit Himalayasalz und einem Schuss Limetten- oder Zitronensaft. Diesen Tipp habe ich von der Fitnesslegende Charles Poliquin.[57] Unser Körper kann diese Mischung leichter aufnehmen, da sie der Zusammensetzung unseres Blutes ähnlicher ist als normales Wasser. Salz ist zudem ein wichtiger Nährstoff für die Nebenniere und der Zitrussaft hilft dabei, den über Nacht abgesunkenen pH-Wert am Morgen wieder zu normalisieren.

Führt Cannabis zu besserem Schlaf?

Es gibt einige Hinweise darauf, dass der Konsum von Cannabis die Tiefschlafphase verlängert, aber das Eintreten in die REM-Schlafphase vermindert.[55] Das kann dazu führen, dass ein Cannabis-Konsument nicht oder wenig träumt. Allerdings wird dadurch die Wirkung der Pflanze auch interessant für therapeutische Zwecke, wie zum Beispiel zur Behandlung von Menschen, die ein traumatisches Erlebnis hinter sich haben und daher unter ihren Träumen leiden.

Nimm für den morgendlichen Kickstarter:

- 250 ml Wasser
- ¼ TL Himalayasalz (oder ein anderes natürliches mineralreiches Salz)
- einen Schuss Limetten- oder Zitronensaft (etwa 1 EL)

Tanke ausreichend natürliches Sonnenlicht

Natürliches Tageslicht ist einer unserer wichtigsten Signalgeber für unsere innere Uhr. Es stimuliert die Bildung von Vitamin D3 im Körper, fördert den Blutfluss und regt die Ausschüttung des Wohlfühlbotenstoffes Dopamin an. Sonnenlicht ist reine Energie für unsere Mitochondrien, die für uns ununterbrochen Energie produzieren. Gehe morgens für ein paar Minuten ins Freie und tanke natürliches Sonnenlicht. Auch wenn die Sonne nicht scheint, helfen dir die natürlichen Lichtfrequenzen an der frischen Luft, deine innere Uhr einzustellen, deine Stimmung zu heben und dir Energie zu geben. Ich gehe jeden Morgen eine Runde nach draußen, egal bei welchem Wetter.

Schütze dich abends vor zu viel Kunstlicht

Wer lange arbeitet, wird weniger schnell müde. Blaues Licht signalisiert unserem Körper, dass es noch hell ist und damit Zeit, um aufzubleiben. Das blaue Licht des Monitors stört die Produktion von Schlafhormonen, wie zum Beispiel Melatonin,[58] das den natürlichen Tag-Nacht-Rhythmus im Körper regelt. Besonders die Bildschirme, vor denen wir uns so gern aufhalten, strahlen bis zu viermal mehr Blaulicht ab als die Sonne. Einige Geräte besitzen heute schon einen eingebauten Nachtmodus, der zu späterer Stunde das blaue Lichtspektrum größtenteils herausnimmt.

Für andere Geräte gibt es externe Anwendungen wie die kostenlose App f.lux, die denselben Effekt liefert. Denn wer wie ich gern am Abend noch ein Buchkapitel zu Ende schreibt, dem schenkt diese App Entspannung für Augen und Hormonhaushalt. Die kostenlose Anwendung verdunkelt den Monitor automatisch, wenn die Sonne untergeht und trägt somit zum besseren Einschlafen bei.

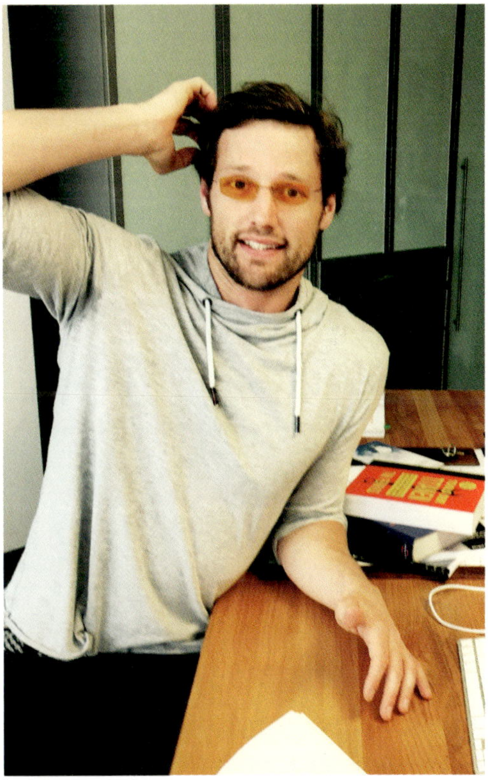

Mit einem Blaulichtfilter, wie ihn diese orangefarbene Brille besitzt, lässt sich der Blauanteil aus Kunstlicht herausfiltern.

Auch ohne die App solltest du Blaulicht reduzieren, sobald es draußen dunkel wird. Dimme deine Lampen und zünde ein paar Kerzen an. Dazu verwende ich eine sogenannte Blueblocker-Brille, um blaues Kunstlicht herauszufiltern. Die gelben oder orangefarbenen Filtergläser einer Blueblocker-Brille filtern zwischen 95 Prozent und 99 Prozent des Blaulichts heraus. Besonders, wenn du nach ein paar Stunden vor dem Rechner die Brille wieder absetzt, wirst du merken, wie aggressiv das blaue Licht auf deine Augen wirkt.

Passe deinen Schlafrhythmus deinem Chronotypen an

Als Chronotyp wird eine Kategorie von Mensch mit bestimmten Schlaf- und Wachphasen bezeichnet. Die bekanntesten Chronotypen sind Eule und Lerche, also Menschen, die entweder eher nachtaktiv sind oder lieber früher ins Bett gehen und dafür auch früh aufstehen. Die meisten Menschen befinden sich irgendwo dazwischen. Wann du abends müde wirst hängt von deiner inneren biologischen Uhr ab, die sich in etwa an die 24-stündige Erdrotation anpasst. Daher wird diese Uhr in der Chronobiologie (»chrono« steht für Zeit) auch als »circadiane« (»circa« für ringsum und »dian« für den Tag) Uhr bezeichnet. Dein Chronotyp ist zum Teil genetisch bedingt, verändert sich aber auch mit deinen Lebensumständen und deinem Alter. Ich selbst neige zum Beispiel zur Lerche, da ich sofort aufwache, wenn sich die ersten Sonnenstrahlen zeigen. Wenn du nicht sicher bist, zu welchem Chronotypen du gehörst, findest du im Internet kostenfreie Tests, die dir dabei helfen, deinen Typ zu bestimmen. Je besser dein Schlafrhythmus an deinen Chronotypen angepasst ist, desto höher wird deine Schlafqualität sein. Aber auch wenn du dich als Eule aus beruflichen Gründen jeden Tag frühmorgens aus dem Bett quälen musst, gibt es ein paar Tricks, die du anwenden kannst, um es dir etwas leichter zu machen.

Gehe jeden Tag etwa um dieselbe Zeit ins Bett, sobald du müde wirst. Umwelteinflüsse dienen deiner inneren Uhr als wichtige Zeitgeber. Darunter fallen neben Licht auch Temperatur, Geräusche und die Nahrungsaufnahme. Für die wenigsten von uns ist ein Leben komplett ohne Wecker denkbar, aber besonders an Tagen, an denen du morgens keinen Zeitdruck hast, solltest du auf den schrillenden Stressfaktor verzichten. Genau wie ein Jazzpianist aus New Orleans braucht auch ein erholsamer Schlaf einen ordentlichen Rhythmus.

Schalte nachts deine elektronischen Geräte ab

Schalte deinen WLAN-Router über Nacht aus und verbanne dein Smartphone aus dem Schlafzimmer. Die elektromagnetischen Felder (EMF) dieser Geräte können deine natürlichen Regenerations- und Stoffwechselprozesse hemmen und einen gesunden Schlaf stören.[59] Indem du deine elektronischen Geräte abschaltest, schützt du dich neben der EMF-Strahlung auch vor den summenden Geräuschen und Lichtquellen dieser Geräte. Mehr dazu findest du in Kapitel 7 ab Seite 142.

Nimm abends einen Löffel Honig zu dir

Ich gehöre zu den Menschen, die gerne mal ungewollt um drei Uhr morgens aufwachen. Nach Gesprächen mit mehreren Schlafexperten und Nahrungswissenschaftlern begann ich zu vermuten, dass meine nächtliche Unruhe mit meinem Blutzuckerspiegel zusammenhing. Über Nacht braucht das Hirn enorm viel Energie, um zelluläre Abfallprodukte in die Leber zu transportieren und anschließend zu entfernen. Für diesen Prozess wird unter anderem Glykogen aus der Leber verwendet, wodurch der Blutzuckerspiegel fällt. Aus diesem Grund wird Glykogen auch als Leberstärke bezeichnet und dient der Speicherung und Bereitstellung von Kohlenhydraten, zum Beispiel wenn die Leber nachts Energie zur Entgiftung benötigt. Dadurch kann der Blutzuckerspiegel fallen und ein abruptes Erwachen hervorrufen. Wenn der Blutzuckerspiegel zu stark sinkt, löst er einen Anstieg des Stresshormons Cortisol aus, um den Blutzucker wieder zu erhöhen und die Glykogenbildung in der Leber anzukurbeln. Der Anstieg an Cortisol signalisiert dem Körper wiederum, dass es an der Zeit ist, aufzuwachen und den Tag zu beginnen. Dieser Zusammenhang zwischen Cortisol und dem Aufwachen wird auch als Cortisol-Aufwachreaktion bezeichnet. Auch wenn diese Reaktion noch nicht vollständig erforscht ist, wird vermutet, dass sich der Körper mit dem Hormonanstieg auf die möglichen Herausforderungen des neuen Tages vorbereitet.[60]

Auf einen Tipp eines Ernährungswissenschaftlers hin begann ich, mit Honig zu experimentieren. Honig beinhaltet neben Glukose und Fruktose auch noch wichtige Enzyme, Vitamine, Mineralstoffe sowie weitere bioaktive Wirkstoffe, wodurch der Blutzuckerspiegel geringer beeinflusst wird als bei normalem Haushaltszucker. Dazu wirkt Honig antientzündlich und kann sogar die Blutfettwerte verbessern. Mit Honig war es mir plötzlich möglich durchzuschlafen. Nimm vor dem Schlafengehen ein bis zwei Teelöffel naturbelassenen Honig ein, entweder in Tee oder pur. Wenn Honig auskristallisiert, ist es wichtig, dass du den Honig nicht zu stark erhitzt, sondern langsam und bei niedriger Temperatur in einem Wasserbad auflöst. Ansonsten gehen viele der wertvollen Inhaltsstoffe verloren und wichtige Proteine werden zerstört. Honig sollte nicht über 40 Grad erhitzt werden.

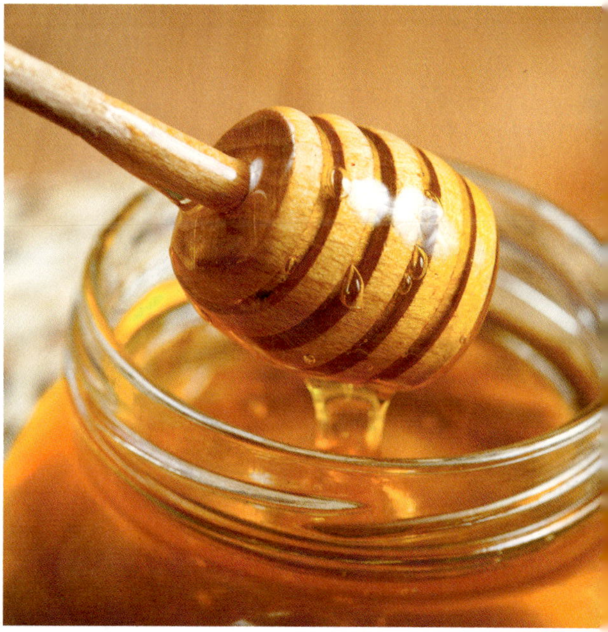

Honig besitzt viele wertvolle Wirkstoffe, die deinen Schlaf positiv beeinflussen können.

Welcher Honig eignet sich?

Im Internet wird häufig kalt geschleuderter Honig angepriesen. Allerdings ist dies hauptsächlich eine Marketingmasche, denn Honig wird niemals warm geschleudert. Dies würde auch wenig Sinn machen, denn beim Schleudern werden die Waben vom Honig getrennt und durch Erhitzen würde das Wachs schmelzen und in den Honig gelangen. Achte allerdings darauf, regionalen Honig in Bioqualität, am besten direkt vom Imker, zu verwenden, denn Honig aus dem Ausland wird in der Tat oft erhitzt, um ihn einfacher umfüllen zu können. Ein weiteres Merkmal für Naturhonig von hoher Qualität ist die Tatsache, dass er normalerweise nach ein paar Wochen kristallisieren sollte. Tut er dies nicht, wurde er wahrscheinlich hitzegeschädigt.

Entspanne dich mit Magnesium

Seit ein Bluttest bei mir einen Mangel an diesem essenziellen Mineralstoff zeigte, nehme ich täglich Magnesium ein. Verschiedene Studien haben gezeigt, dass besonders wenn ein Magnesiummangel vorliegt, eine Nahrungsergänzung mit einem Magnesiumpräparat dabei helfen kann, oxidativen Stress zu senken und die Schlafqualität zu verbessern.[61, 62] Oxidativer Stress entsteht, wenn zu viele freie Radikale gebildet werden, die folglich zu Entzündungen im Körper führen können. Zudem ist Magnesium auch an der Regulierung des Biorhythmus und der zellulären Energieproduktion beteiligt.[63] Besonders Leistungssportler und Menschen mit stressigen Jobs haben generell einen erhöhten Magnesiumbedarf und sind daher auch oft von einem Magnesiummangel betroffen. Obwohl ich selbst viel Gemüse esse, fällt es mir schwer, meinen Magnesiumhaushalt ohne Nahrungsergänzung hochzuhalten. Ich nehme daher einmal am Tag eine Dosis von 300 bis 400 Milligramm des sehr gut bioverfügbaren Magnesiumcitrats zu mir.

Verdunkle dein Schlafzimmer

Bereits schwache Lichtquellen, die auf unsere Augen und unseren Körper treffen, hemmen die Bildung des Schlafhormons Melatonin. Wenn es dunkel ist, wird diese Hemmung aufgehoben und der Körper beginnt, Melatonin zu produzieren. Melatonin steuert vor allem unseren circadianen Rhythmus und ein Mangel daran wird mit Schlafproblemen und Gedächtnisschwierigkeiten in Verbindung gebracht. Da bereits wenig Licht für die Melatoninproduktion und damit den Schlaf eine so wichtige Rolle spielt, solltest du dein Schlafzimmer komplett abdunkeln. Besorge dir lichtundurchlässige Vorhänge oder Jalousien. Sollte trotzdem noch Licht in dein Schlafzimmer gelangen, hilft dir eine Schlafmaske dabei, komplett im Dunkeln zu schlafen.

Besser schlafen auf Reisen

In einer fremden Umgebung ist es oft nicht einfach, gleich in der ersten Nacht friedlich und tief einzuschlafen, besonders bei Flugreisen fällt mir dies schwer. Dann helfen mir die folgenden Tipps, die ich unter anderem vom häufig reisenden Mobilitätscoach und Buchautor Kelly Starrett bekommen habe. Alle Reisetipps von Kelly kannst du dir auch in unserer gemeinsamen Podcast-Episode mit dem Titel »Wie du wertvollen Schlaf auch auf Reisen bekommst« anhören. Eine Übersicht aller bisherigen Episoden findet du auf den Seiten 162 und 163.

Laufe direkt nach dem Landen eine Runde barfuß

Wenn du landest, laufe barfuß auf natürlichem Erdboden, Sand oder Gras, um dich elektrisch zu entladen und abgenützte Elektronen an die Umwelt abzugeben (mehr dazu ab Seite 149). Darüber hinaus hilft das Spazierengehen, deinen Stoffwechsel nach dem langen Sitzen anzuregen.

Nutze nachts eine Schlafmaske

Besonders wenn du in eine andere Zeitzone reist, kannst du deinen Jetlag abschwächen, indem du kein Licht an deine Augen lässt, wenn es Zeit ist, zu schlafen. Ich selbst habe auf Reisen so gut wie immer eine Schlafmaske dabei, da ich bereits bei wenig Licht spürbar schlechter schlafe und öfters aufwache.

Nimm dir eine harte Plastikflasche und einen Tennisball mit

Um Spannungen in der Muskulatur zu lösen, eignet sich eine harte Plastikflasche. Rolle damit auf Bereichen wie Oberschenkel, Gesäß und breiten Rückenmuskeln. Für den inneren Rücken und den Nacken eignen sich ein einzelner Tennisball oder einfach zwei aneinandergeklebte Tennisbälle. Durch die Massage wird der Wohlfühlbotenstoff Serotonin freigesetzt, aus dem wiederum das Schlafhormon Melatonin produziert wird.

Verwende deinen eigenen Kopfkissenbezug

Dieser Trick ist eine meiner Geheimwaffen für eine erste erholsame Nacht in einem fremden Bett. Wenn du verreist, packe deinen eigenen Kopfkissenbezug ein. Durch den vertrauten Geruch fällt es dir leichter, dich sofort wie in deinem eigenen Bett zu fühlen und leichter ein- und durchzuschlafen.

Was ist mit einem Mittagsschlaf?

Ein Nickerchen kann tatsächlich dabei helfen, das Gedächtnis zu verbessern und die negativen Effekte der sensorischen Reizüberflutung abzuschwächen. Idealerweise begrenzt du den Mittagsschlaf auf 20 Minuten, um nicht tiefer als in Phase zwei des Schlafzyklus abzudriften, denn sonst beginnt dein Körper, das schläfrig machende Hormon Adenosin zu produzieren und du fühlst dich nach dem Aufstehen gerädert. Wenn du allerdings Schlaf aufholen willst und ein bisschen mehr Zeit hast, kannst du auch einen ganzen Schlafzyklus von 90 Minuten durchlaufen. Die ideale Zeit für einen Mittagsschlaf ist etwa 6 bis 8 Stunden nach dem Aufstehen. Wenn du also um 8 Uhr aufstehst, dann lege dich zwischen 14 und 16 Uhr für 20 Minuten hin. Im Folgenden zeige ich dir eine Methode für einen leicht optimierten Schlaf für leistungsorientierte Biohacker.

Der »Coffee Nap« – Mittagsschlaf für Biohacker

Der sogenannte »Coffee Nap« ist ein exzellenter Weg, um sich schnell und effektiv aus einem Leistungstief am frühen Nachmittag zu holen. Wenn du Kaffee trinkst, wird der Wirkstoff Koffein über den Dünndarm verstoffwechselt und gelangt über das Blut in den Kopf. Sobald die Stimulanz das Hirn erreicht, werden dort Rezeptoren geblockt, die normalerweise von einem anderen Stoff namens Adenosin belegt werden, der dafür verantwortlich ist, dass wir uns müde fühlen. Das organische Molekül verlangsamt die Aktivität von Nervenzellen im Gehirn, was uns schläfrig macht. Wenn sich nun Koffein anstelle des Adenosin an diese Rezeptoren bindet, passiert das Gegenteil: Wir werden wach.

Während eines Mittagsschlafs reinigt sich unser Gehirn auf natürliche Weise von Adenosin. Das bedeutet, dass nach dem Schlafen weniger Rezeptoren von diesem Molekül belegt werden. Nach dem Genuss eines Kaffees dauert es einige Minuten, bis das Koffein die Rezeptoren erreicht und seine volle Wirkung entfaltet. Wenn wir nun Kaffee trinken und uns sofort hinlegen, geschehen zwei Dinge: Zuerst werden während des Schlafens Adenosinrezeptoren frei. Während nun das Koffein innerhalb des Mittagsschlafs seinen Weg in unser Gehirn antritt, sind bis zum Erreichen wesentlich mehr Rezeptoren frei als vorher. Das Koffein braucht in der Regel zwischen 20 und 45 Minuten, bevor es sich im Anschluss an diese Rezeptoren bindet. Wenn das Koffein dann mit dem Aufwachen zu wirken beginnt, spürst du einen starken Energieschub. Wie es einer meiner Biohacker-Kollegen treffend beschrieben hat, rollst du sozusagen mit dem Nickerchen dem Koffein den roten Teppich aus.

So funktioniert es

Trinke eine Tasse koffeinierten Kaffee und mache gleich danach ein 20-minütiges Nickerchen. Das Timing ist hier besonders wichtig. Nach dem Kaffee solltest du dich nicht länger als 20 Minuten hinlegen, um danach einen starken Leistungs- und Energieschub zu erfahren. Es ist auch nicht wichtig, dass du tief einschläfst. Denn auch leichtere Schlafphasen haben sich in zahlreichen Studien als ebenbürtige Erholungsphasen erwiesen.

Fülle deinen Körper mit Sauerstoff

Nach dieser Überschrift fragst du dich vielleicht, was Atmen mit Erholung zu tun hat. Die Antwort ist, eine ganze Menge! Denn wie ich von Wim Hof, einem der weltweit bekanntesten Atemcoaches und dem Entwickler der Wim-Hof-Methode (WHM), gelernt habe: Wenn du deinen Atem kontrollieren kannst, kannst du auch deinen Körper kontrollieren. Während einer seiner Workshops in Berlin konnte ich den Niederländer persönlich kennenlernen und die Faszination verstehen, die er auf so viele Menschen ausübt. Weltweit berichten Teilnehmer seiner Workshops, wie sie Depressionen, körperliche Beschwerden und sogar schwere Krankheiten mit der von ihm entwickelten Atemtechnik heilen konnten. Mittlerweile gibt es schon erste Ergebnisse von verschiedenen wissenschaftlichen Instituten, die Wims Atemtechnik in Kombination mit systematischer Kälteexposition untersuchen. Sie haben gezeigt, dass diese intensive Art des Atmens das autonome Nervensystem beeinflussen und die Immunreaktion verbessern kann.[64] Das beabsichtigte tiefe und schnelle Atmen mit periodischen Pausen führt zu einer Kombination von verschiedenen Prozessen im Körper mit erstaunlichen Effekten. Auf den ersten Blick wirkt die Power-Atmung wie eine Hyperventilation in Stresssituationen.

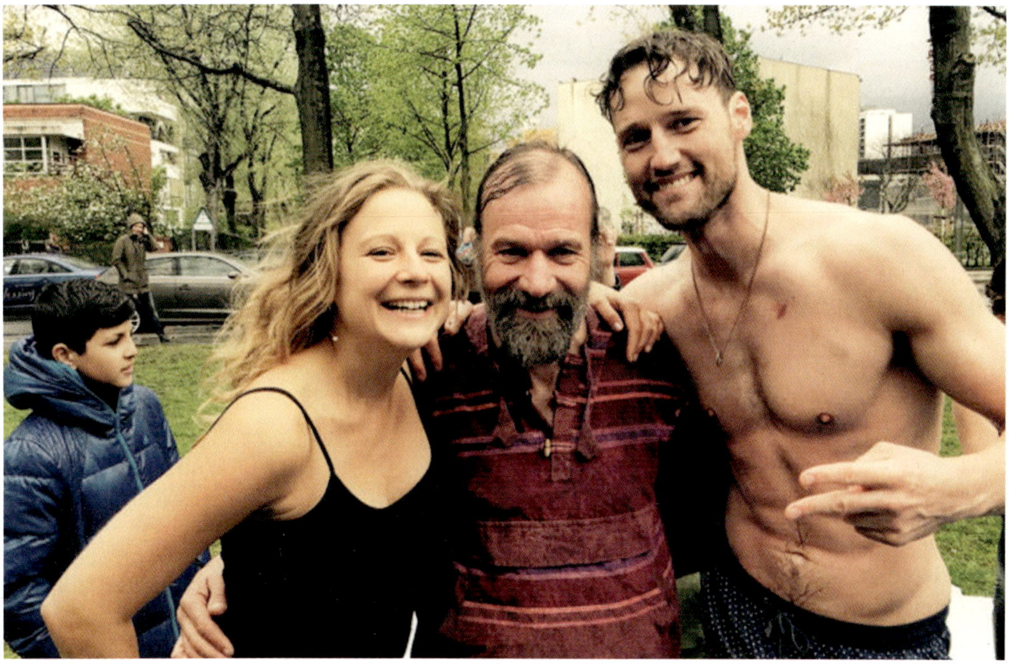

Wim Hof hält zahlreiche Weltrekorde, die er unter anderem seiner besonderen Atemtechnik zuschreibt.

Wenn wir uns in einer stressigen Situation befinden, schüttet der Körper die Stresshormone Adrenalin und Cortisol aus und wir beginnen, schneller und tiefer zu atmen. Durch diese Stressreaktion fluten wir den Körper mit Sauerstoff, werden kurzfristig aufmerksamer und leistungsfähiger und können dadurch mit den vor uns liegenden Herausforderungen besser umgehen. Hält diese Stressreaktion allerdings zu lange an oder ist sie zu intensiv, können Panikattacken und später ernsthafte körperliche Schäden auftreten. Mit der Power-Atmung lösen wir eine kontrollierte Stressreaktion aus, allerdings ohne ernsten Stressor und in einer sicheren Umgebung. Nach den Ergebnissen von Wim Hof, die nun bereits intensiv in größeren Studien erforscht werden, erhalten unsere Mitochondrien mehr Sauerstoff, mit dem sie mehr ATP produzieren können. Mehr ATP bedeutet mehr Energie, auch für unsere regenerativen Prozesse. Du kannst also allein durch diese Atemübung deine zelluläre Energieproduktion steigern und dich damit aus dem nächsten Mittagstief holen.

Warnung!

Führe die Atemübung nach Wim Hof immer in einer sicheren Umgebung durch (zum Beispiel auf einer Couch oder auf dem Boden sitzend) und nie beim Autofahren, Tauchen, Schwimmen oder einer anderen Aktivität, bei der es gefährlich wäre, das Bewusstsein zu verlieren. Die Atemübung hat einen bemerkenswerten Effekt auf deinen Körper und deinen Geist und sollte nur nach der folgenden Anleitung durchgeführt werden.

So funktioniert die Wim-Hof-Atmung

In gewisser Weise gleicht die von Wim Hof entwickelte Atemmethode einer kontrollierten Hyperventilation. Setze dich zu Beginn in eine angenehme Position, halte deinen Oberkörper aufrecht, aber nicht krampfhaft gespannt, damit sich deine Lunge bequem mit Luft füllen kann. Ein Durchgang Power-Atmung nach der Wim-Hof-Methode dauert mit etwas Training ungefähr 30 Sekunden. Beginnen solltest du diese Atemtherapie in ein bis zwei Runden. Versuche die Übungen täglich auszuführen und die Anzahl der Sequenzen auf vier bis fünf zu steigern.

1. Zum Aufwärmen 15-mal tief ein- und ausatmen. Nach jedem Atemzug die Luft kurz halten.

2. Im Anschluss 30 Power-Atemzüge durchführen: Dazu so tief wie möglich durch die Nase einatmen und dann die Luft durch den Mund entweichen lassen, allerdings ohne komplett auszuatmen. Das Tempo ist schnell, aber nicht gehetzt. Bei jedem Einatmen hebt sich der Bauch, bei jedem Ausatmen senkt er sich.

3. Während des Power-Atmens füllt sich der Körper mit Energie und Wärme. Spüre mit dem Luftzug so tief wie mög-

lich in ihn hinein und versuche intuitiv herauszufinden, wo die Wärme und Lebenskraft bereits angekommen ist und wohin sie noch gelenkt werden muss. Manche Übende sehen während dieser Selbstversenkung Bilder oder Farben. Solche Phänomene sind Zeugnisse des Energieflusses.

4. Zum Abschluss der Power-Atemzüge ein letztes Mal tief, aber nicht gewaltsam inhalieren, und im Anschluss die gesamte Luft ungezwungen aus der Lunge herausströmen lassen. Dann das Kinn auf die Brust senken und so lange wie möglich in dieser Stellung verbleiben. Spüre, wie sich der in der Power-Atmung inhalierte Sauerstoff über deinen ganzen Körper verteilt.

5. Zur Erholung tief und ohne Anspannung einatmen. Das Kinn auf die Brust senken und die inhalierte Luft ungefähr 15 Sekunden anhalten. In dieser Zeit darfst du noch einmal in dich gehen. Viele Probanden der Wim-Hof-Atemmethode berichten, wie sich an diesem Punkt der Übung alle inneren Blockaden gelöst haben und der Körper wie von warmem Licht erfüllt ist.

Seitdem ich die beeindruckenden Effekte der Power-Atmung für mich entdeckt habe, ist meine bevorzugte Methode vor einem Vortrag, mit meinem Publikum eine Runde zu atmen. Danach fühlen sich meine Zuhörer in der Regel energievoller, konzentrierter und wacher. Ich beginne meine Vorträge also eigentlich damit, die Aufmerksamkeit meines Publikums zu »biohacken«.

Power-Atmen eignet sich auch ideal vor einer Kälteexposition, also einer kalten Dusche oder einem Eisbad. Die vollständige Wim-Hof-Methode beinhaltet neben der Atemtechnik nämlich auch die systematische Kälteexposition. Diese beschreibe ich dir in Kapitel 7 ab Seite 144 genauer.

Biohacker-Spickzettel

Erholung

- Nimm dir die Zeit, die dein Körper braucht, um sich zu erholen.
- Bestimme deinen Chronotypen und entwickle einen gesunden Schlafrhythmus.
- Trinke Kaffee vor deinem Mittagsschlaf für einen erhöhten Energiekick.
- Schlafe durch mit einem Löffel Honig abends vor dem Zähneputzen.
- Liefere deinem Körper auch tagsüber Energie mit der Power-Atmung nach Wim Hof.

Hast du Lust loszulegen? Dann melde dich zu meinem kostenfreien Videokurs an und erfahre, wie du die Inhalte und Übungen in diesem Buch in deinem Alltag umsetzen kannst. Gehe hierzu auf: biohacking-buch.de/kurs.

5 Balance – ein Geist wie ein Zen-Meister

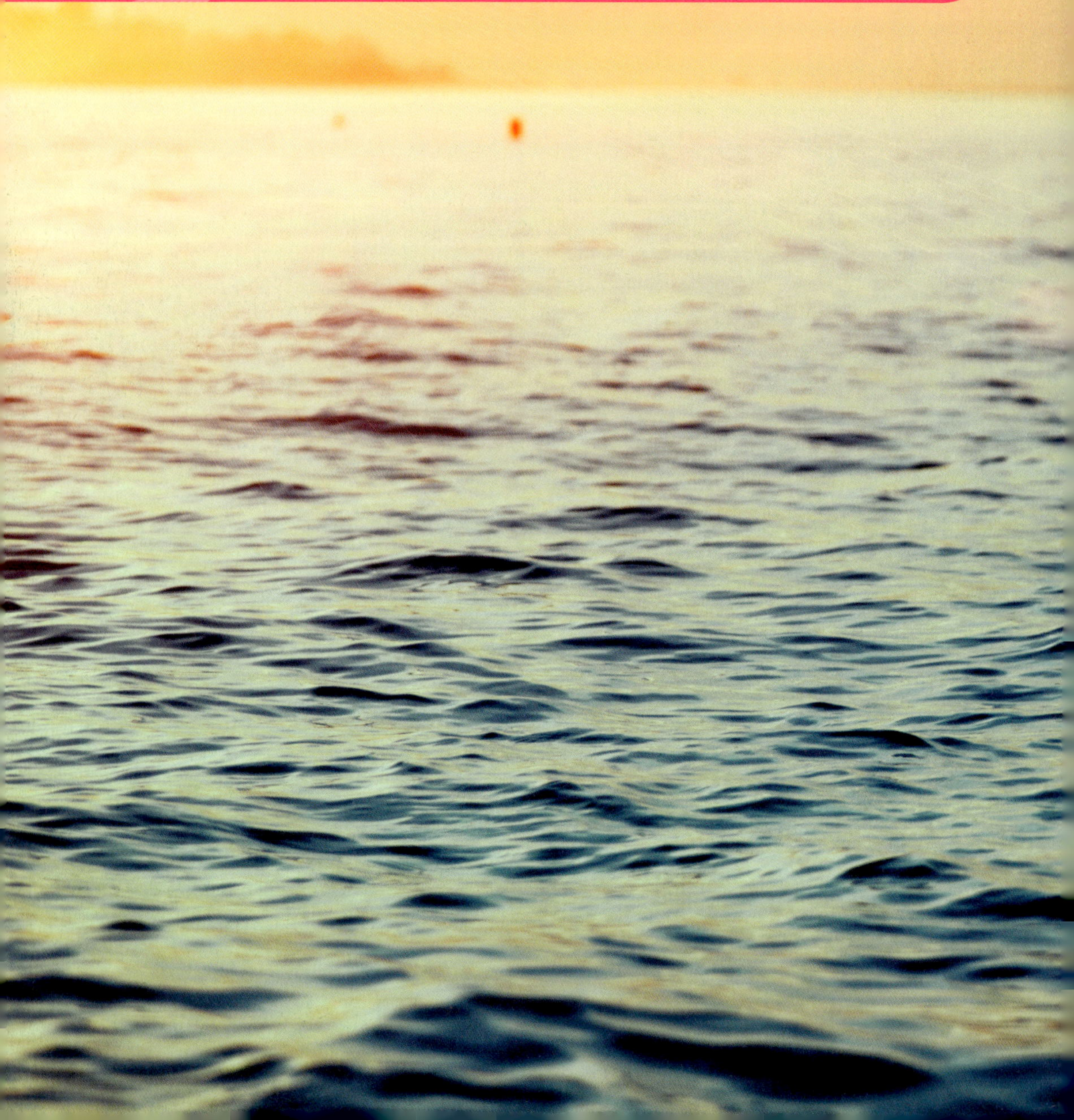

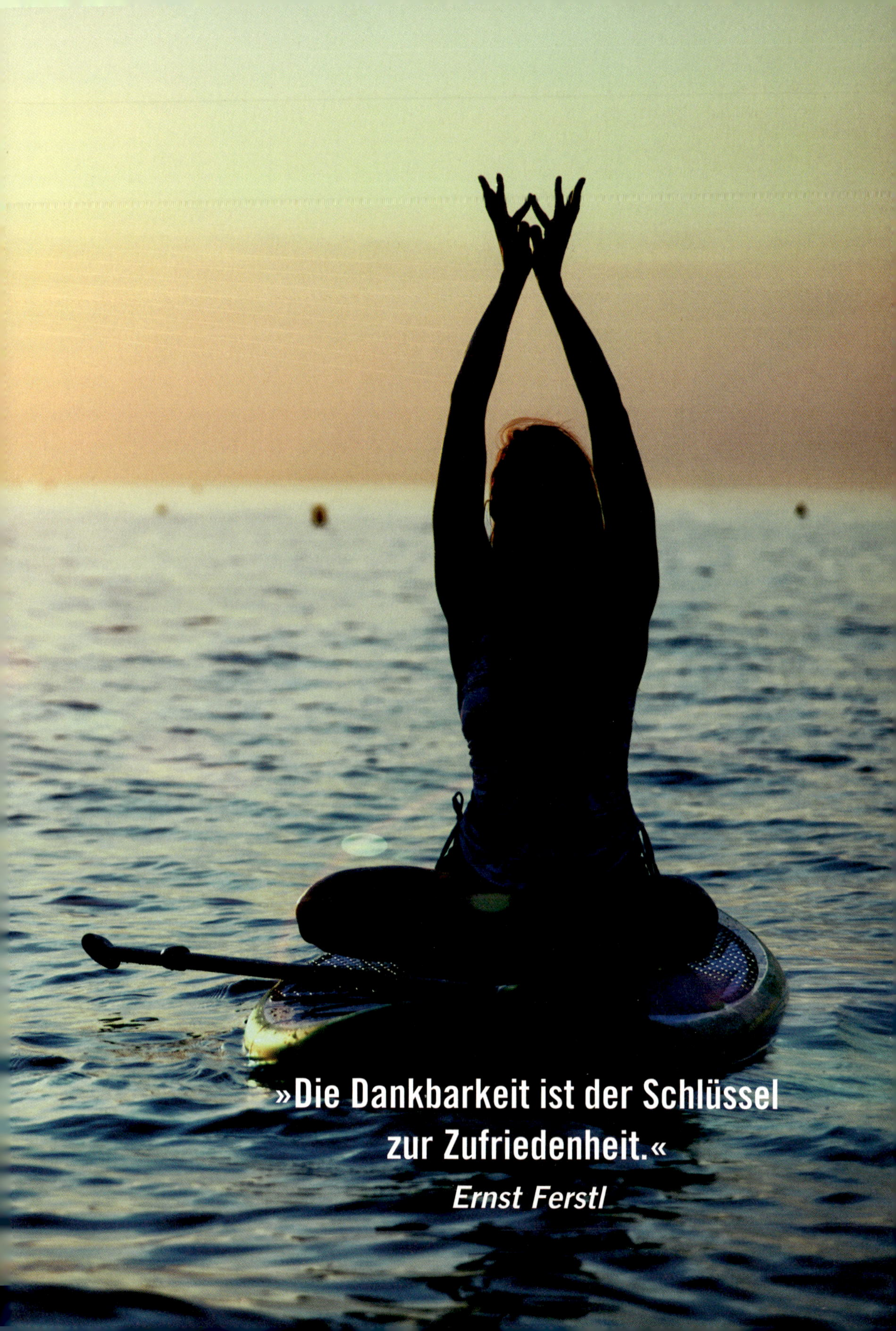
»Die Dankbarkeit ist der Schlüssel
zur Zufriedenheit.«
Ernst Ferstl

> In einer Welt der digitalen Reizüberflutung durch E-Mails, Facebook-Nachrichten und Instagram-Posts wird es zunehmend wichtiger, wieder zu mentaler Ausgeglichenheit und innerer Zufriedenheit zu finden. In diesem Kapitel erfährst du wirksame Techniken, um deinen Geist zu beruhigen, Stress zu bewältigen und glücklicher zu werden.

Beruhige deinen Geist mit Meditation

»Professor, glauben Sie wirklich, dass das notwendig ist!?« Ich habe den Kampf eigentlich schon aufgegeben. »Oh, Maxi, du bist ein kluger Kopf, du kennst die Antwort.« Mit einem verschmitzten Grinsen und dem typisch indischen Kopfwackeln verabschiedet mich Professor Koomar aus seinem Büro. Er ist mein Mentor und selbsternannter Guru während meines dreimonatigen Praktikums in Indien. Die Aufgabe, die er mir stellt: eine Woche Aufenthalt im Ashram in den Bergen von Pune. Nichts als Natur, kaltes Wasser und jeden Tag stundenlang ruhig dasitzen und ein- und ausatmen. Klingt nicht gerade aufregend, besonders nach den durchgetanzten Bhangra-Nächten in Mumbai am Wochenende zuvor. »Maxi, du musst lernen, deinen Geist zu beruhigen. Im Moment hüpft er noch herum wie ein betrunkener Affe nach einem Skorpionstich. Du kannst mir später danken.« In der Tat danke ich noch heute meinem Guru-ji und wenn ich ihn sehe, bücke ich mich tief und berühre seine Füße (in der indischen Kultur eine Geste der hohen Wertschätzung). Meine Dankbarkeit nach meiner ersten Erfahrung mit Meditation ging damals einher mit dem euphorischen Empfinden, ein großes Geheimnis entschlüsselt zu haben. Schon nach einer Woche fühlte ich mich klarer, lebendiger und ausgeglichener. Meditation war der neue Kraftraum für meinen Geist! Ich fühlte mich mental so stark wie selten zuvor.

Vielen, die mit dem Meditieren beginnen, fällt es schwer, eine Routine zu entwickeln und dabeizubleiben. Auch ich brauchte mehrere Anläufe, bis ich es regelmäßig schaffte, mich morgens ruhig hinzusetzen, die Augen zu schließen und meinen inneren Kritiker abzuschalten. Eine stets wachsende Auswahl an Onlinekursen, nützlichen Meditations-Apps und innovativen Wearables machen den Einstieg in die Meditation einfacher als je zuvor. Ich selbst nutze diverse Apps und experimentiere mit elektronischen Stirnbändern wie dem Muse, das mir Feedback zu meiner Gehirnaktivität während des Meditierens liefert und mir somit meine Fortschritte veranschaulicht. Das Wichtigste aber ist: Dranbleiben und eine persönliche Routine entwickeln! Bereits nach wenigen Wochen regelmäßiger Meditation werden die Vorteile deutlich spürbar. Die Menge an Studien, Artikeln und Büchern über Meditation ist schier unerschöpflich. Gefühlt lässt sich jede körperliche und geistige Funktion mit Meditation in Verbindung bringen. Auf den folgenden Seiten stelle ich dir einige der wichtigsten Auswirkungen vor.

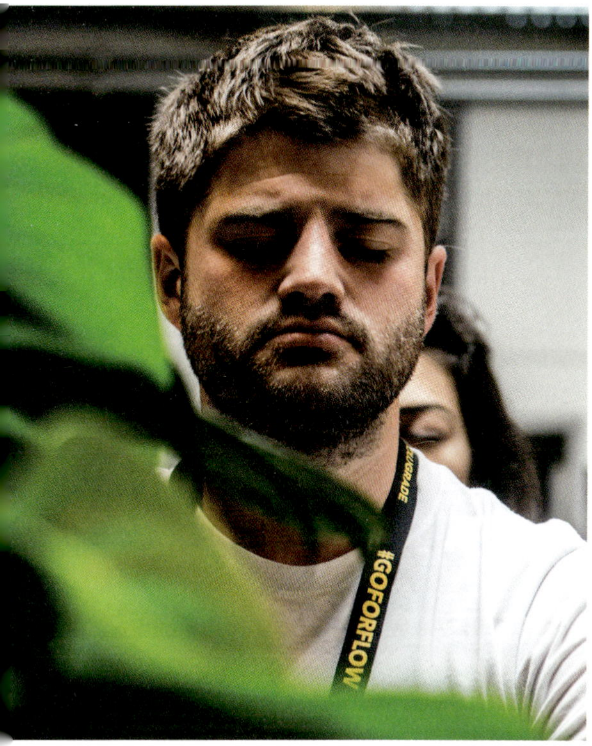

Meditation ist nicht nur eine effektive Methode zur Stressbewältigung, es beruhigt und stärkt die Psyche. Auch auf meinem FlowFest 2017 haben die Teilnehmer meditiert.

Meditation stärkt die Psyche

Wahrscheinlich hat jeder schon einmal das Gefühl gehabt, in der Masse unterzugehen, den eigenen Ansprüchen nicht gerecht zu werden oder einfach nur zu versagen. Mir ging es jedenfalls schon mehrmals so. Regelmäßiges Meditieren hilft dabei, diese Angstgefühle und Depressionen abzubauen, indem es die Sozialkompetenz verbessert und das Selbstwertgefühl fördert. Die Meditation hilft dabei, sich seiner Gedanken bewusst zu werden und sich nicht mit ihnen zu identifizieren. Jemand, der sich ängstlich oder unzufrieden fühlt, kann diesen Gefühlen während der Meditation auf den Grund gehen und diese besser einordnen. Eine Studie an 90 Schmerzpatienten, die über zehn Wochen eine Achtsamkeitsmeditation praktizierten, zeigten deutliche Verbesserungen hinsichtlich Schmerzempfinden, Selbstwahrnehmung, Stimmung, Angstzuständen und Depression.[65] Besonders suchtgefährdete und stark selbstkritische Menschen können oft nur schwer mit negativen Gedanken und Erfahrungen umgehen und versuchen sie eher zu verdrängen als zu verarbeiten. Meditation kann dabei helfen, diese Gedanken zuzulassen und nachhaltig ein gesundes Selbstbewusstsein aufzubauen.

Meditation wirkt gegen Stress

Schon wieder die S-Bahn verpasst und zu spät zum nächsten Meeting gekommen? Kein Grund zur Panik. Meditation kann die Ausschüttung von Stresshormonen wie Cortisol, Adrenalin und bestimmte Entzündungsmarker maßgeblich reduzieren und dadurch stressbedingten Gesundheitsproblemen, wie zum Beispiel Bluthochdruck und chronischen Entzündungen, entgegenwirken.[66] Deshalb sollte die Frage zur eben erwähnten Situation mit der verpassten S-Bahn lauten: Wird es mich in einem Jahr noch plagen, die Bahn verpasst zu haben? Oder in fünf Jahren? Wenn die Antwort darauf nein ist, dann fällt es mir wesentlich einfacher, nicht gestresst zu bleiben. Solche Fragen helfen, deinen Geist in nervigen Situationen zu entlasten.

Kaffee vor oder nach der Meditation?

Koffein ähnelt auf molekularer Ebene der Neurochemikalie Adenosin, welche müde macht. Indem Koffein dieselben Rezeptoren wie Adenosin besetzt, hindert es das Gehirn daran, müde zu werden. Dazu führt Koffein zu einer Ausschüttung des Stresshormons Adrenalin und macht uns dadurch noch wacher. Zu viel Adrenalin kann allerdings ungewollt hohen Stress verursachen. Wenn der Effekt des Koffeins dann nachlässt, der Effekt des Adrenalins allerdings noch anhält, fühlen wir uns noch mehr gestresst. Dieser Stress ist während einer beruhigenden Meditation kontraproduktiv. Daher rate ich dir, deinen ersten koffeinhaltigen Kaffee nach deiner Morgenmeditation zu trinken.

Meditation schärft den Fokus

Durch Meditation verändern sich die Aktivität der Nervenzellen und auch die Anzahl der Verknüpfungen, welche eine gegenwartsbezogene Aufmerksamkeit und eine Konzentration auf das Hier und Jetzt ermöglichen.[67] Regelmäßiges Meditieren fördert zudem das Gedächtnis, verbessert die Problemlösungskompetenz und unterstützt generell den Erhalt der kognitiven Fähigkeiten, also sämtlicher Denk- und Wahrnehmungsvorgänge.[68]

Meditation liefert Energie

Wenn der fünfte Espresso noch immer keine Wirkung zeigt, ist schnelles Umdenken angebracht. Ein Mangel an Energie kommt in unserer Gesellschaft leider oft vor und ist meist stressbedingt. Wenn du abends kaum Ruhe findest, da du dir schon Gedanken über den nächsten Tag machst, solltest du definitiv eine kurze Abendmeditation in Betracht ziehen. Sie hilft deinem Körper dabei, das Schlafhormon Melatonin zu produzieren, Stress abzubauen und das Nervensystem zu beruhigen.[69] So schläfst du besser und kannst am nächsten Morgen mit frischer Energie in den neuen Tag starten.

Ein einfacher Einstieg in die Meditation

Beginne am besten mit nur 5 Minuten Meditation täglich und arbeite dich nach und nach hoch auf bis zu 10 bis 20 Minuten pro Tag. Wichtig ist nur, dass du es konsequent durchführst. Beim Meditieren ist Konsistenz wichtiger als Dauer. Plane lieber 5 Minuten täglich fest ein anstatt ab und zu 20 Minuten pro Woche. Einfache und kostengünstige Unterstützung kannst du dir mit Apps wie Headspace oder 7Mind holen. Diese bieten nicht nur sprachliche Unterstützung, sondern visualisieren auch deine absolvierten Meditationsprogramme und zeichnen deine investierte Zeit auf. Eigentlich brauchst du zum Meditieren aber nur dich selbst und ein paar Minuten Ruhe. Am Anfang kann es hilfreich sein, einen Timer auf die gewünschte Zeit einzustellen, um dir selbst einen Rahmen zu schaffen. Meine persönliche Lieblingsart der Meditation ist folgende Variante:

Die Hamsa-Mantra-Meditation

Diese Meditation habe ich durch die Molekularbiologin und Yogalehrerin Dr. Josephine Worseck kennengelernt. Josephine unterstützt mich regelmäßig bei Events mit dieser einfachen Meditationstechnik, die ich für eine der effektivsten halte, um schnell in einen tiefen meditativen Zustand zu gelangen. Das yogische Mantra »Hamsa« ist nicht nur ein Spiegelbild der Geräusche eines kompletten Atemzugs, sondern trägt auch eine Bedeutung in sich: »Ich bin das« (ham = »Ich bin« und sa = »das«). »Das« bezieht sich hier nicht nur auf den Einzelnen, sondern auf die gesamte Schöpfung. Ich bin nicht nur ich, ich bin alles. Das Mantra hilft dabei, deinen denkenden Geist zu beruhigen und die alltäglichen Sorgen für ein paar Augenblicke zu vergessen.

1. Finde eine bequeme Haltung für die Meditation (auf einem Kissen oder Stuhl, einer Decke oder gegen eine Wand gelehnt sitzend). Lege deine Hände mit den Handflächen nach oben auf deine Oberschenkel, um dein Bewusstsein zu öffnen oder nach unten, um den Geist zu beruhigen. Konzentriere dich nun nach und nach vom Scheitel bis zur Sohle auf deine einzelnen Körperteile. Lasse deine Wirbelsäule aus dem Boden des Beckens nach oben wachsen. Ziehe dein Kinn leicht nach unten und strecke die Hinterseite deines Halses in die Länge.

2. Bringe nun deine Aufmerksamkeit auf den Rhythmus deines Atems, das Gefühl des Ein- und Ausatmens. Wenn du deinen Fokus auf den Atem gelegt hast, beginne das einfache Mantra »Hamsa« im Stillen für dich zu sagen. Eigentlich denkst du es nur. Denke beim Einatmen still »Ham« und beim Ausatmen, »Sa«. Sobald sich der »Hamsa«-Rhythmus etabliert hat, beginnst du dir die Bedeutung dieser Silben vor Augen zu führen. Wenn du mit dem Mantra »Ham« einatmest, kannst du es für dich auch übersetzen und »Ich bin« zu dir sagen.

3. Beim Ausatmen mit »Sa«, sagst du innerlich »das« oder »alles, das ist«. Visualisiere, wie dein Atem deinen Körper durch die Nasenlöcher verlässt und konzentriere dich voll und ganz auf deinen Atem. Wenn dich ein Gedanke ablenkt und du es bemerkst, dann komme einfach zurück zum deinem Mantra »Hamsa«.

4. Wenn du fertig bist, bringe deine Hände vor dem Herzen zusammen, sodass die Daumen das Brustbein berühren und schließe mit einem Moment der Dankbarkeit, um die Meditation mit positiver Energie enden zu lassen.

Bei der Meditation beobachten wir unsere eigenen Gedanken und unseren Gefühlszustand.

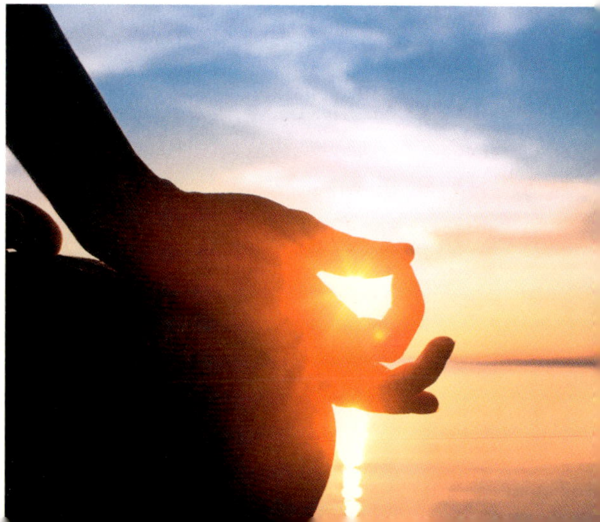

Wie Meditation den Sex verbessert

»Wenn man sich beim Sex komplett in seinem Partner verliert, dann passiert es hin und wieder, dass man sich neu in den Partner verliebt. Aber eigentlich verliebt man sich in sich selbst, verkleidet als der Partner.« Emily Fletcher, die Gründerin von Ziva Meditation, wirkt manchmal ein wenig esoterisch. Aber die attraktive Frau steckt mich trotzdem an. Ich lerne Emily auf der Bulletproof Biohacking Conference in Los Angeles kennen. Bevor Emily eine große Meditationsfirma aufbaute, war sie Tänzerin am Broadway und permanent unter Stress, bis sie schließlich einen Burn-out erlitt. Dann fand sie zur Meditation und heute schwärmt sie von den vielen positiven Seiten der Meditation. Meditation sei lebensverändernd, mache dich gesünder, konzentrierter und besser im ... Bett! Als großer Meditationsfan freue ich mich natürlich darüber, denn Emily hat einige überzeugende Argumente. Ein Hoch auf die Meditation und die schönste Nebensache der Welt.

Letztendlich sind alle genannten Gründe Begleiterscheinungen der Meditation, die sich neben vielen anderen Aspekten auch positiv auf das Sexleben auswirken.

Meditation motiviert zum Sex

Einer der erstgenannten Gründe, warum Paare weniger Sex haben, wenn einmal die Anfangseuphorie verflogen ist, ist Motivationslosigkeit. »Können wir heute einfach nur einen Film schauen und dann ins Bett gehen?« Meditation regeneriert den Geist, verbessert das Selbstbild und führt zur Ausschüttung von motivierenden Glückshormonen.[70] Also, mehr Meditation = mehr Motivation = mehr Sex.

Meditation beugt Kopfschmerzen vor

Ein weiterer oft genannter Grund und ein absolutes Klischee (aber auch Klischees haben eine Daseinsberechtigung) ist die Migräne. Kopfschmerzen und Migräne sind oft das Resultat von zu viel Stress im Alltag. Meditation hilft dabei, Stresshormone abzubauen, Schmerzsymptome zu lindern und Körper und Geist zu entspannen. Laut Emily Fletcher sind 80 bis 90 Prozent aller Fälle von Migräne durch Meditation heilbar. Ein entspannter, schmerzfreier Kopf ist eine super Voraussetzung für eine wilde Nacht.

Meditation erhöht die Fähigkeit, zum Orgasmus zu kommen

Mehrere Studien, die den Einfluss von Meditation und Yoga auf die weibliche Sexualität untersucht haben, haben gezeigt, dass regelmäßiges Meditieren verschiedene Sexualparameter wie Erregung, sexuelles Verlangen und die Fähigkeit, einen Orgasmus zu bekommen, verbessern kann.[71] Also, meditiere, entspanne dich und genieße viele Höhepunkte.

Meditation fördert die Kreativität beim Sex

Auch den kreativsten unter uns gehen hin und wieder die Ideen für neue »Projekte« aus. Meditation stimuliert die rechte Gehirnhälfte, die unser kreatives Denken massiv beeinflusst. Mehr Aktivität in dieser Hirnregion lässt uns schlagfertiger werden und fördert situationsbedingtes Handeln. Wenn du dich also im Gefecht auf einmal in einer nicht vorhergesehenen Position wiederfindest, kann dir deine letzte Meditationssession durchaus dabei helfen, aus diesem Schlamassel als frecher Don Juan oder kreative Femme fatale hervorzukommen.

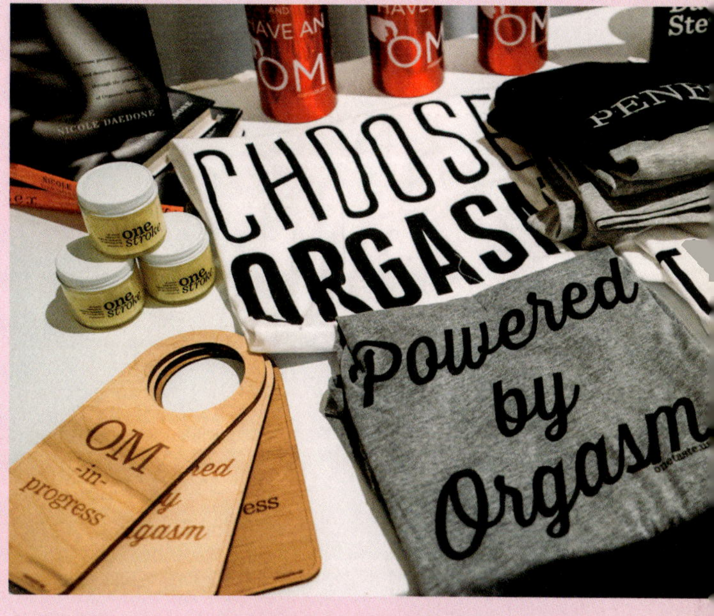

Regelmäßiger Sex beeinflusst nicht nur das Wohlbefinden, sondern auch das Immunsystem.

Meditation verhilft in einen zweisamen Flow-Zustand

Mit der Meditation übst du die Fähigkeit, dein Gehirn in einen anderen Bewusstseinszustand zu versetzen. Wer will während des Kuschelns schon an den Zahnarzttermin von morgen denken. Sich mit dem Partner im Moment zu verlieren gleicht dabei fast einer transzendenten Erfahrung, in der beide Körper in einem Bündel aus Energie und Leidenschaft verschmelzen. Beim Geschlechtsverkehr schüttet der Körper mächtige Wohlfühl-Neurochemikalien aus, das Ego tritt in den Hintergrund und der Kopf kann sich im Hier und Jetzt verlieren. An diesem Punkt kommunizieren wir auf einer anderen Ebene. Nach Emily Fletcher über sogenannte Spiegelneuronen, in der wir die Kontrolle über den Moment abgegeben und uns von dem Moment kontrollieren lassen. Meditation hilft dabei, diesen »bewusstlosen« und zutiefst angenehmen Zustand häufiger zu erreichen.

Für guten Sex brauchst du einen guten Partner

Auch wenn du schon auf dem Level eines buddhistischen Mönchs bist, Sex ist immer nur so gut, wie ihn der Partner empfindet. Daher ist es sinnvoll, Meditation auch als Paar zu praktizieren und damit zusätzlich die Partnerschaft auf ein neues Level zu bringen.

Schaffe dir bewusst Freizeit

Die meisten Menschen arbeiten heutzutage mehr als sie zur Ruhe kommen. Der erste Schritt ist, dir Zeit für dich zu nehmen. Halte dir dafür in deinem Terminplaner Zeitfenster frei. Trage dir zum Beispiel jeden Tag 1 bis 2 Stunden Entspannung ein und nimm diese Zeit so ernst wie eine Arbeitsbesprechung. Falls du dich nicht gut dabei fühlst, bedenke dies: Entspannung wird dich viel produktiver machen. Sieh diese Zeit daher als Teil deiner Arbeit an. In dieser Zeit kannst du dann vielleicht mit deinen Kindern im Garten spielen, mit dem Hund Gassi gehen, wandern, ein gutes Buch lesen, Yoga machen oder meditieren. Oder setze dich ins Auto, drehe die Musik auf und fahre in die Natur. Was auch immer du tust, genieße es. Das Leben ist zu kurz, um deine Tage immer nur mit Arbeiten zu verbringen.

Trainiere deine Gehirnwellen mit Neurofeedback

»Jetzt bist du entspannt!« Anja Leitz blickte auf ihren Computermonitor, auf dem sie meine Gehirnaktivität beobachtete. Zuvor hatte mich die Neurofeedback-Therapeutin in ihrer Praxis an verschiedenen Stellen meines Kopfes mit Elektroden versehen. Ich saß in einem bequemen Sessel und schaute einen Film auf einem Fernseher, dessen Bild sich mit meinen Gedanken veränderte. Manchmal wurde das Bild schmaler, dann weitete es sich wieder und ab und zu erschienen schwarze störende Punkte auf dem Bildschirm. Mein vorgegebenes Ziel war es, mich zu entspannen und dadurch meine Gehirnwellen in einen ausgeglichenen Zustand zu bringen. Mit jedem Erfolg wurde ich mit einem klareren, größeren Bild belohnt. Als es mir endlich gelang und Anja mich darauf hinwies, veränderten sich meine Gehirnwellen umgehend. »Ich hätte nichts sagen sollen, jetzt hast du dein Schutzschild schon wieder hochgefahren.«

In der Tat war ich in einen tiefen meditativen Zustand gefallen, bis Anja mich ansprach. Ich spürte richtig, wie sich die kritische Stimme in mir wieder einschaltete. Mit aller Konzentration wollte ich wieder zurück in den angenehmen Trance-ähnlichen Zustand. Natürlich funktionierte es genau dann nicht. Jedoch konnte ich einen guten ersten Einblick in die Möglichkeiten des Neurofeedbacks erhalten. Es fühlt sich in etwa so an, als ob du bei der Meditation an die Hand genommen wirst.

Neurofeedback, auch EEG-Biofeedback genannt, ist eine computergestützte Trainingsmethode deiner Hirnaktivität, die unter Biohackern mittlerweile weit verbreitet ist. Während die klassische Meditation die Ausbalancierung des Geistes komplett ohne Technologie anstrebt, geht Neurofeedback einen Schritt weiter. Wie der Name es treffend beschreibt, erhältst du beim Neurofeedback ein Echtzeit-Feedback zur Aktivität deiner Neuronen, und demnach deiner Gehirnwellen. Gehirnwellen sind, wie in Kapitel 4 (Seite 92) beschrieben, elektrische Impulse von Nervenzellen, die miteinander kommunizieren. Je nachdem, in welchem geistigen Zustand du dich befindest, sind unterschiedliche Gehirnwellen dominant oder eher passiv. Gehirnwellen verändern sich stetig mit deinem Umfeld, deinen Gedanken und Emotionen.

Beim Neurofeedback werden Elektroden an verschiedenen Stellen des Kopfes befestigt. Nun werden der mit den Elektroden verbundenen Person ausgewählte Parameter der eigenen Gehirnaktivität wahrnehmbar gemacht, über die sie gewöhnlich keine Wahrnehmung hat. Dies geschieht, indem die Gehirnaktivitäten über einen Bildschirm oder Kopfhörer wiedergegeben werden, sodass die Person ein Feedback in Echtzeit mithilfe verschiedener Computeranimationen oder Geräusche erhält. Es funktioniert jedoch nur dann, wenn die entsprechenden Wellen im Gehirn in einer bestimmten Stärke erzeugt werden. So lernen die Betroffenen, ihre Gehirnaktivitäten zu kanalisieren, da viele Störungen wie Konzentrationsschwächen, Depressionen, Ängste oder andere ungewollte Verhaltensmuster auf Fehlregulierungen der Gehirnaktivitäten zurückgeführt werden können.[72] Mithilfe des Neurofeedbacks haben Nutzer die Lernmöglichkeit zum besseren Ausgleich solcher Fehlregulationen, da es direkt auf das Gehirn angewendet wird. Vereinfacht könnte man sagen, dass Neurofeedback ein verhaltenstherapeutisches Training zur Selbstregulation des Gehirns darstellt und damit das zentrale Nervensystem gezielt schult, einfach besser zu funktionieren. Mit einigen Technologien und der zugehörigen Software lassen sich damit auch schon bestimmte Reaktionen hervorrufen, indem sie zum Beispiel automatisch anhand des Biofeedbacks Einfluss auf die Gehirnströme nehmen.

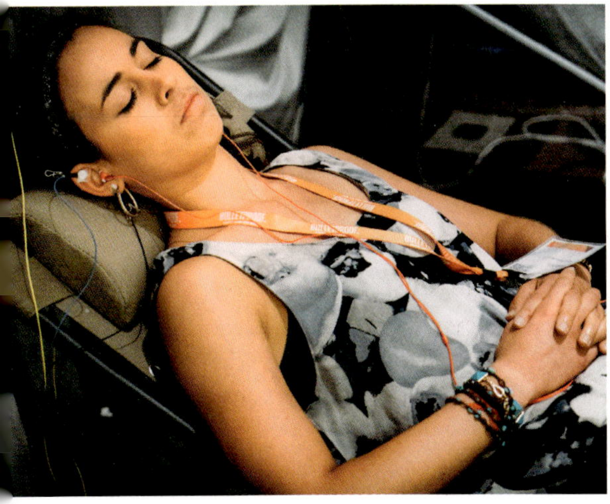

Mit einem Neurofeedback kannst du deinem Gehirn elektronische Hilfe bieten, seine Aktivitäten besser zu kanalisieren.

Das hört sich alles ziemlich komplex an und das ist es auch. Es gibt bereits einfach zu benutzende Geräte für Endnutzer, die dir einen schnellen Einstieg erlauben und bereits wertvolles Feedback geben. Bevor du allerdings beginnst, elektronisch in deine Gehirnwellen einzugreifen, empfehle ich dringend, dich vorab ausführlich zu informieren und einen professionellen Therapeuten aufzusuchen. Mir ist ein Beispiel bekannt, bei dem Teilnehmer einer amateurhaft ausgeführten Sitzung wochenlang mit Schlafproblemen und Konzentrationsschwächen zu kämpfen hatten. Neurofeedback ist ein mächtiger Biohack, der auch signifikante Risiken mit sich bringt und auf jeden Fall gut vorbereitet sein will.

Was ist Biofeedback?

Biofeedback ist eine Technik, die dir dabei hilft, biologische Vorgänge zu beeinflussen, die normalerweise unbewusst ablaufen. Dabei werden Instrumente eingesetzt, die dir physiologische und neurologische Prozesse bewusstmachen, die normalerweise nur schwer spürbar sind, wie zum Beispiel dein Herzschlag oder deine Gehirnwellen. Mithilfe der Instrumente kannst du beobachten, was in deinem Körper abläuft und deine Leistung darauf anpassen. Ein Beispiel ist ein Radfahrer, der seinen Puls misst, um damit seine Fahrgeschwindigkeit zu optimieren. Neurofeedback ist eine Unterform des Biofeedbacks, bei der in der Regel ein EEG verwendet wird, um Gehirnwellen zu messen und zu beeinflussen. Daher wird es auch als EEG-Biofeedback bezeichnet.

Atme im Quadrat zur Stressbewältigung

In einer stressigen Situation ist es häufig ratsam, einmal tief durchzuatmen. Denn wenn du Angst bekommst oder unter Stress gerätst, beginnst du automatisch, flacher zu atmen und das Stresshormon Noradrenalin auszuschütten. Hält der Stress zu lange kann, können unangenehme Nebenerscheinungen auftreten wie Kopfschmerzen, nächtliches Zähneknirschen oder Panikattacken. Wie du bereits in Kapitel 4 (Seite 101–103) erfahren hast, kannst du durch bewusstes schnelles Atmen deine Zellen zum Arbeiten anregen und dadurch rasch Energie generieren. In diesem Teil erkläre ich dir, wie du durch bewusstes langsames Atmen deinen Geist beruhigen und effektiver mit Stress umgehen kannst.

Beim FlowFest 2017, der ersten von mir organisierten Biohacking-Konferenz im deutschsprachigen Raum, hat der Autor und Atmungstrainer Kasper van der Meulen einen Vortrag über verschiedene Techniken gehalten, wie wir unser autonomes Nervensystem effektiv beeinflussen können. Über das autonome oder vegetative Nervensystem werden automatisch ablaufende Vorgänge im Körper, wie Herzschlag, Atmung und der Stoffwechsel, reguliert. Kasper erklärte, dass der Atem ein wertvoller Schlüssel zu unserem Geisteszustand ist und wir diesen mit der richtigen Technik sinnvoll regulieren und kontrollieren können. Von Kasper erfuhr ich das erste Mal von »Box Breathing«, zu deutsch »Box-Atmung«. Unter dieser Art der Atmung versteht man eine Technik, bei der man ganz langsam tiefe Atemzüge nimmt. Der Name dieser Atemtechnik kommt daher, da du über vier gleich lange Zeitintervalle einatmest, den Atem hältst, ausatmest und wiederum den Atem hältst. Grafisch lässt sich die Atmung daher gut als Quadrat in Form einer Box darstellen. Diese Methode des tiefen Ein- und Ausatmens wirkt beruhigend, hilft dabei, Angstgefühle schneller einzuordnen und Stress zu bewältigen.[73]

So funktioniert Box Breathing

Bevor du loslegst, stelle sicher, dass deine Umgebung ruhig ist und keine stressauslösenden Faktoren auf dich einwirken. Du solltest dich hundertprozentig auf deine Atmung konzentrieren können. Dimme das Licht, wenn du kannst. Falls du doch Menschen in deiner unmittelbaren Umgebung hast, kannst du die Übung auch leise und mit offenen Augen durchführen. Es funktioniert ebenfalls unter kaltem Wasser. Wenn du zum Beispiel morgens kalt duschst und dabei deinen Atem beruhigst, kannst du damit dein Nervensystem trainieren, im Alltag besser mit Stress zurechtzukommen. Die Grundübung funktioniert aber folgendermaßen:

Ausgangsposition

Setze dich auf einem bequemen Stuhl mit den Füßen flach auf dem Boden. Deine Hände liegen entspannt mit den Handflächen nach oben in deinem Schoß. Konzentriere dich auf deine Körperhaltung. Du solltest gerade sitzen, denn dies wird dir helfen, tiefe Atemzüge zu nehmen.

1. Sitze aufrecht und atme dabei langsam aus, sodass der komplette Sauerstoff aus deinen Lungen herausströmen kann. Konzentriere dich auf diese Bewegung und sei dir ganz bewusst, was du tust.
2. Atme ganz tief durch die Nase ein und zähle dabei langsam im Kopf bis vier. Spüre, wie die Luft deine Lungen füllt, bis sie ganz voll sind, und die Luft sich in deinen Bauch bewegt.
3. Halte die Luft an, während du erneut langsam bis vier zählst.
4. Atme durch den Mund aus und zähle wieder bis vier, spüre, wie die Luft aus deiner Lunge und deinem Bauch entweicht.
5. Halte nun deinen Atem für weitere vier Zähltakte, bevor du den Vorgang wiederholst.

Mit bewusster Atmung kannst du dein Nervensystem beeinflussen.

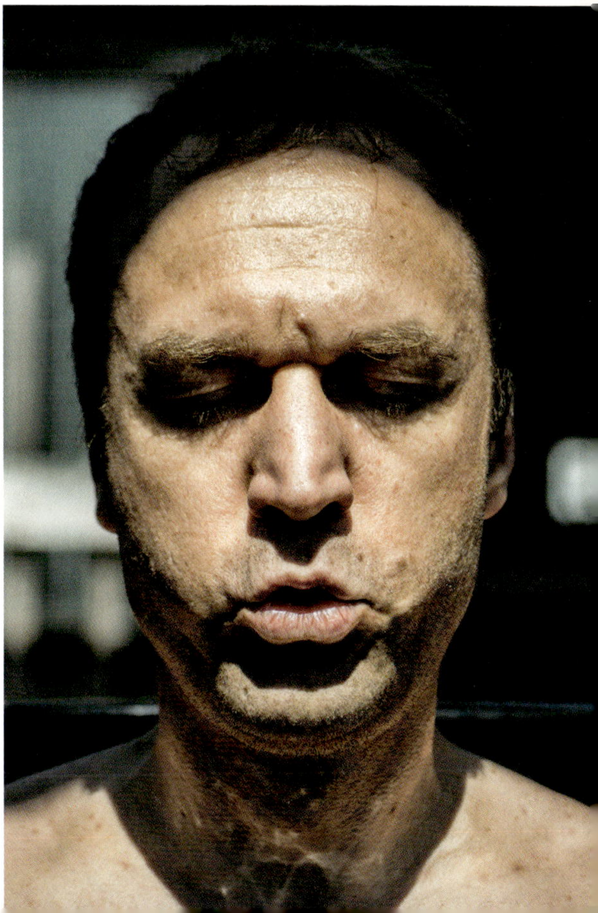

Wenn du »Box Breathing« zum ersten Mal ausprobierst, kann es eventuell schwierig sein, den 4-Sekunden-Takt gleichmäßig einzuhalten. Außerdem könnte es nach ein paar Runden unangenehm werden. Ein leichter Schwindel ist völlig normal und verschwindet, je regelmäßiger du übst. Sollte dir schwindelig werden, bleib eine Minute ruhig sitzen und atme ganz normal weiter. Beim nächsten Versuch klappt es meist schon besser. Sollte es für dich schwierig sein, deine Gedanken zu beruhigen, nutze einen kleinen Trick und sage dir ein Mantra in deinem Kopf vor. Schon ein Urton wie das bekannte »Om« kann dir helfen, bei der Sache zu bleiben. Ich nutze meist die auf Seite 109 beschriebene Hamsa-Mantra-Meditation dazu. Du wirst sehen, deine Stressresistenz wird sich schon nach kurzer Zeit verbessern.

Werde zufriedener mit Dankbarkeit

Wenn es dir geht wie mir, kannst du dich ganz wunderbar an Kleinigkeiten aufhängen. Als ich vor ein paar Jahren mit dem Bloggen begann, störte mich der eine negative Kommentar wesentlich mehr, als mich die übrigen zehn positiven Nachrichten freuten. Glückswissenschaftler nennen das »negativity bias«[74], zu Deutsch die Tendenz, negativ zu denken. Wir können einen wunderbaren Tag am See bei strahlendem Sonnenschein verbringen und uns von einem einzigen, negativen Facebook-Post die Laune verderben lassen. Die Vermutung ist, dass das menschliche Gehirn im Laufe der Evolution gelernt hat, problemorientiert zu denken. Wir konzentrieren uns wesentlich schneller auf die Dinge in unserem Leben, die nicht gut laufen, statt auf solche, die funktionieren und uns eigentlich zufrieden stimmen sollten.[75]

Eine der positivsten Menschen, denen ich je begegnet bin, ist die finnische Unternehmerin Nelli Lähteenmäki. Nelli und ich haben uns vor ein paar Jahren in Amsterdam auf der europäischen Quantified Self Conference kennengelernt und fühlten uns mit unseren vielen gemeinsamen Interessen sofort wie beste Freunde. Wir beide wollten etwas tun, um anderen Menschen zu helfen, ihre Gesundheit und ihr Wohlbefinden in die eigenen Hände zu nehmen. Kurz darauf gründete ich Flowgrade und Nelli entwickelte YOU, eine App, die Leuten mit kleinen Herausforderungen, sogenannten Micro-Actions, hilft, gesünder und glücklicher zu sein. Hierfür konnte das charismatische Energiebündel sogar den Starkoch Jamie Oliver für ihr Team gewinnen, der seitdem mit seinem Namen für die App steht.

Als ich Nelli bei unserem letzten Treffen fragte, was für sie das Geheimnis von Zufriedenheit und Glück seien, antwortete sie ohne lange nachzudenken: »Jeden Tag ein paar kleine Erfolge feiern und sich in Dankbarkeit üben.« Es klingt so einfach und doch fällt es uns tatsächlich gar nicht so leicht, wirklich dankbar zu sein. Ein echtes Gefühl von Dankbarkeit will geübt werden. Zuerst einmal möchte ich aber erklären, was Dankbarkeit überhaupt ist und warum es absolut sinnvoll ist, bewusst dankbar zu sein.

Was ist eigentlich Dankbarkeit?

Der Schlüssel zu mehr Glück im Leben ist also Dankbarkeit. Aber was genau bedeutet es, dankbar zu sein? Wikipedia erläutert: »Dankbarkeit ist ein positives Gefühl oder eine Haltung in Anerkennung einer materiellen oder immateriellen Zuwendung, die man erhalten hat oder erhalten wird.« Dankbarkeit kann also aktiv hervorgerufen werden, indem wir diese anerkennende Haltung einnehmen. Das Resultat ist das befriedigende, wohlige Gefühl, das wir alle kennen, jedes Mal wenn wir Danke sagen und es wirklich meinen. Nach UJ Ramdas, Psychologe, Hypnosekünstler und Erfinder des beliebten *5-Minute Journals*, könnte das Gefühl der Dankbarkeit auch folgendermaßen beschrieben werden: »Dankbarkeit ist die Erfahrung des Denkens an und der Wertschätzung von positiven Erfahrungen in deinem Leben.«

Einige werden jetzt mit den Augen rollen: »Wirklich? Das ist der Tipp der Biohacker? Danke sagen?« Es klingt in der Tat ein wenig banal, aber manchmal sind die einfachen Dinge im Leben auch die sinnvollsten, vor allem, wenn sie wissenschaftlich belegt sind. Mittlerweile hat eine Reihe an empirischen Studien der positiven Psychologie die Wirksamkeit des Dankbarseins nachgewiesen.[76] Dabei haben schon Cicero und Seneca vor über 2000 Jahren die Dankbarkeit als Mutter aller Tugenden und essenziell zur Bildung von sozialen Beziehungen angesehen.[77]

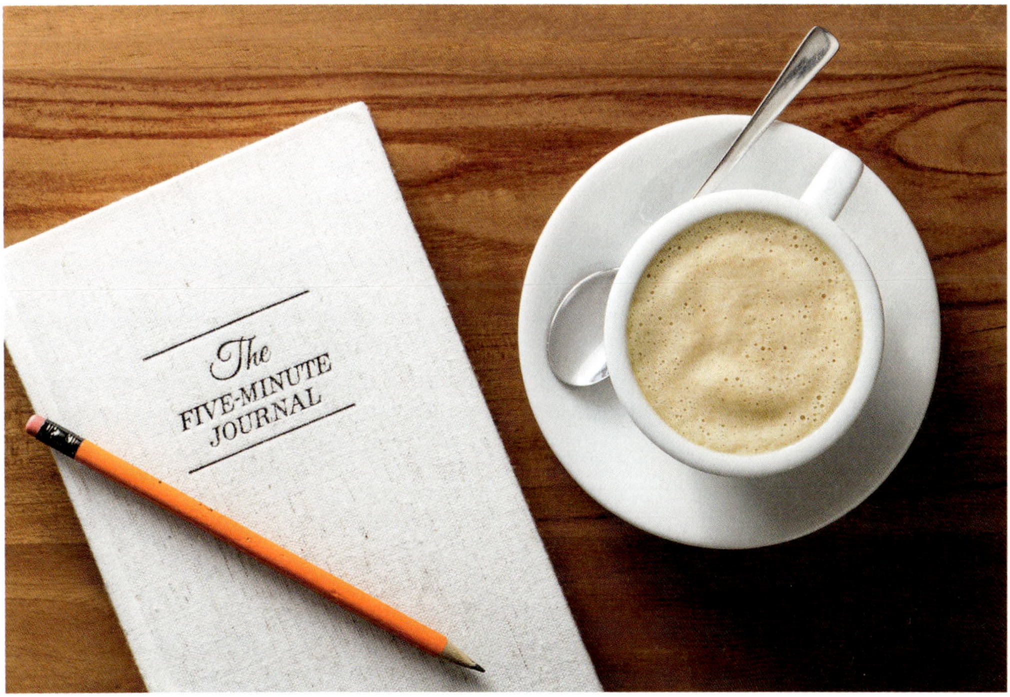

Mit einer Dankbarkeitsübung, die du in einem Tagebuch festhältst, lenkst du deine Gedanken auf die positiven Dinge in deinem Leben.

Eine einfache Dankbarkeitsübung

Glücklicherweise ist es total einfach, Dankbarkeit zu praktizieren und sogar als tägliche Routine zu etablieren. Alles, was du brauchst, ist ein Stift und ein Blatt Papier. Mit dieser einfachen Übung kannst du dich selbst täglich zufrieden stimmen. Eine unserer größten Gaben als Menschen ist die Fähigkeit, unsere Gedanken aktiv zu lenken. Wir können etwas oder jemandem Aufmerksamkeit schenken oder sie entziehen. Mithilfe dieser Fähigkeit können wir uns auch glücklicher machen. Wir müssen unsere Gedanken nur in eine positive Richtung lenken. Und so funktioniert es: Schreibe einfach drei Dinge, Personen oder Erlebnisse auf, für die du dankbar bist. Rufe dir jeden Punkt lebhaft ins Gedächtnis und bleibe ein paar Sekunden bei dem Gedanken. Rufe das Gefühl der Dankbarkeit spürbar in dir hervor. Ein Beispiel:

Ich bin dankbar für

1. meine Familie,
2. die Genesung nach meinem Verkehrsunfall,
3. meinen Partner, mit dem ich glücklich bin.

Ein Tipp: Versuche einmal, dankbar für etwas zu sein, das noch nicht eingetreten ist. Angenommen, du willst wie ich, als ich diese Zeilen verfasse, ein erfolgreicher Buchautor werden. Dann schreibe: »Ich bin dankbar für den Bestseller, den ich schreiben werde.« Vorher solltest du dir die Situation vor Augen führen. Stelle dir vor, wie du das gedruckte Werk in den Händen hältst. Dann lasse dein Unterbewusstsein arbeiten und vergiss nicht, mir in ein paar Monaten zu schreiben, was passiert ist!

Glückswissenschaftler lieben Dankbarkeit

Über den Zeitraum unserer menschlichen Entwicklung haben sich Eigenschaften wie Mitgefühl, Kooperationsfähigkeit und Geselligkeit herausgebildet, da diese das Überleben der Gruppe und somit unser eigenes begünstigt haben.[78] Dankbarkeit ist ein wichtiges Element dieser Fähigkeit, uns zusammenzuschließen. Damit belohnen wir soziales Verhalten von anderen mit wechselseitigen Aktionen, die wiederum mit Dankbarkeit belohnt werden.

Mittlerweile gibt es einige Studien, die die neuronalen Zusammenhänge für unser Gefühl der Dankbarkeit erforscht haben. In einer Studie der University of Southern California wurden den Studienteilnehmern Videoaufnahmen von Überlebenden des Holocausts gezeigt, in denen sie sich dankbar für die rettenden und gefährlichen Hilfsaktionen von Fremden zeigten. Die Teilnehmer wurden gebeten, sich in die Situationen der Opfer zu versetzen und sich vorzustellen, Schutz, Nahrung und Kleidung von fremden Leuten angeboten zu bekommen. Danach haben sie das Ausmaß des Dankbarkeitsgefühls auf einer Skala bewertet. Während der Beobachtung wurden die Gehirnaktivitäten der Teilnehmer gemessen. Die Wissenschaftler beobachteten, dass mit dem Gefühl der Dankbarkeit die Hirnaktivität in bestimmten Regionen zunahm. Genau diese Regionen sind unter anderem verantwortlich für unser Moral- und Belohnungsempfinden, soziales Urteilsvermögen, unseren Gerechtigkeitssinn, die Selbstreflexion und ökonomische Entscheidungsfindung.[79] Durch die Aktivierung dieser Hirnregionen stärken wir damit unsere Sozialkompetenz ganzheitlich, wir wirken vertrauenswürdiger und sind großzügiger. Dankbarkeit ist ein wunderbares Werkzeug, um sich von negativen Emotionen wie Angst vor Zurückweisung, Neid und Selbstzweifel zu befreien.[80]

Eine Studie von Emmons und McCullough aus dem Jahr 2003 hat herausgefunden, dass das tägliche Praktizieren von Dankbarkeit (in diesem Falle das Aufschreiben von dankbaren Gedanken) nicht nur zu mehr Zufriedenheit, sondern auch zu besserem Schlaf, Flexibilität und weniger physischem Schmerz führt.[81] Eine weitere Studie aus 2008 hat anhand von Gehirnscans sogar gezeigt, dass bereits das aktive Denken an positive Dinge in unserem Leben unseren Hypothalamus in Echtzeit beeinflusst.[82] Der Hypothalamus ist der kleine Teil unseres Gehirns, der sich unter anderem direkt auf unseren Schlaf, unseren Stoffwechsel und unsere Stressresistenz auswirkt. Dankbarkeit führt auch jedes Mal zu einer kleinen Ausschüttung von Dopamin, des mächtigen Neurotransmitters, der für unser Belohnungsgefühl zuständig ist.

Biohacker-Spickzettel

Balance

- Trainiere dein Gehirn mit täglicher Meditation.
- Benutze ein Mantra, um dich in einen meditativen Zustand zu versetzen.
- Bewältige Stress mit tiefen, langsamen Atemzügen.
- Schaffe dir bewusst Freizeit und vermeide Reizüberflutung.
- Praktiziere täglich Dankbarkeit, um dich positiv zu stimmen.

Hast du Lust loszulegen? Dann melde dich zu meinem kostenfreien Videokurs an und erfahre, wie du die Inhalte und Übungen in diesem Buch in deinem Alltag umsetzen kannst. Gehe hierzu auf: biohacking-buch.de/kurs.

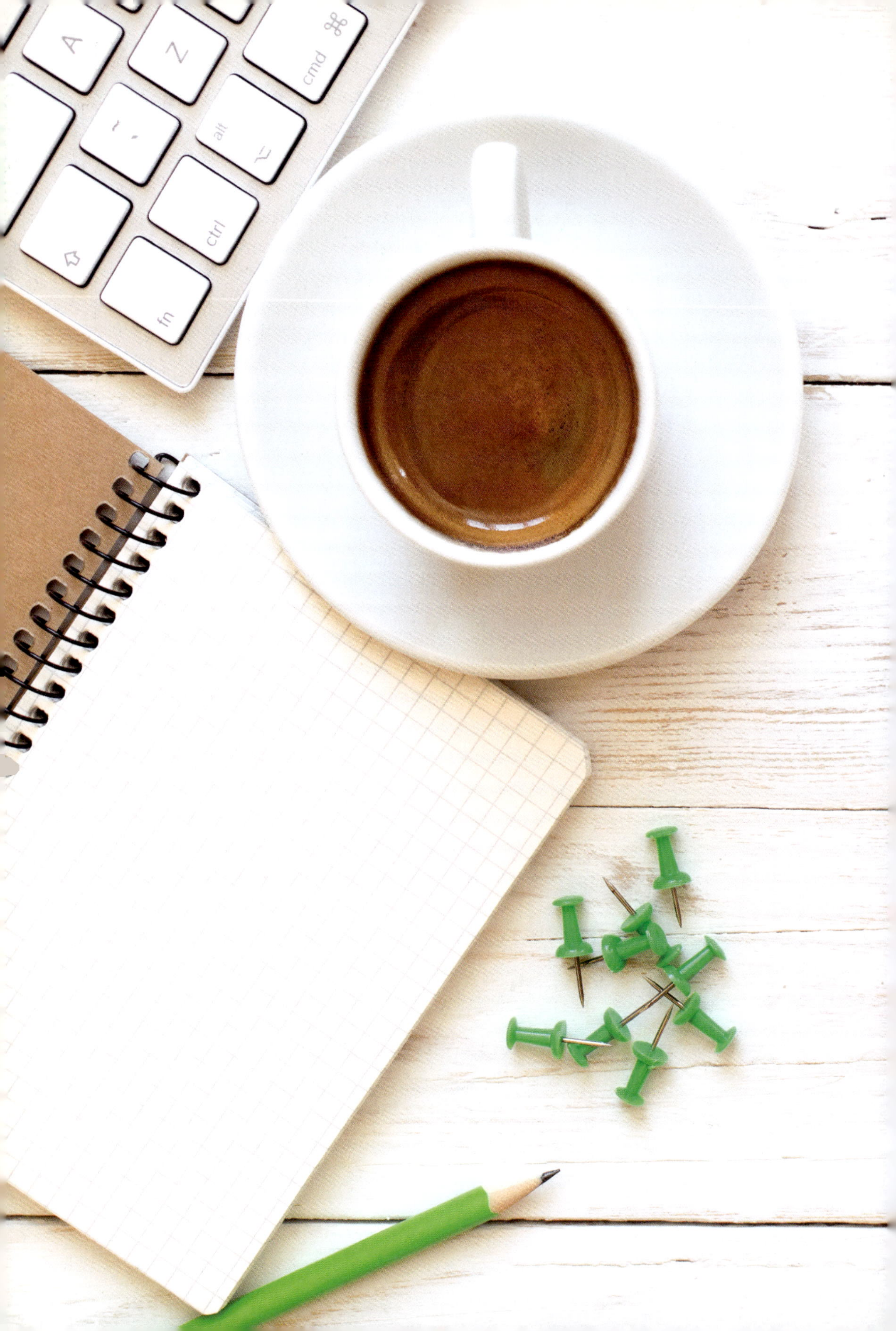
A
Z
cmd
alt
ctrl
fn

6

Fokus – mehr erreichen in weniger Zeit

»Eine Krise ist ein produktiver Zustand.
Man muss ihr nur den Beigeschmack
der Katastrophe nehmen.«

Max Frisch

In den wenigsten Fällen liegt es an der Zeit, dass wir etwas nicht schaffen, was wir uns vornehmen. Jedoch ist Zeit einer der meistgenannten Gründe für das Nichterreichen unserer Ziele. In diesem Kapitel erfährst du die Gründe für das Aufschieben von Aufgaben und ich zeige dir meine effektivsten Methoden, um auch mit Zeitmangel maximal produktiv zu sein.

Warum wir prokrastinieren

»Noch ein YouTube-Video mit den Top-Ten-Dunks von LeBron James, dann lege ich los, aber richtig!« Jeder kennt dieses Gefühl, eigentlich etwas beginnen zu wollen, es aber einfach nicht hinbekommt. Die Betonung liegt hier auf *wollen*, denn eigentlich möchtest du, du kannst nur aus irgendeinem Grund nicht. Genau das ist der große Unterschied zwischen Prokrastination und Faulheit: der Wille. Nur wenige schieben wichtige Aufgaben gern vor sich her. Der Prokrastierende will eigentlich, kann aber nicht, während der Faule erst gar nicht will.

Die meisten Menschen schieben ihre wichtigsten Aufgaben auf, und zwar jeden Tag. In einer Studie der Uni Münster gaben lediglich zwei Prozent der Befragten an, niemals etwas aufzuschieben.[83] Das heißt umgekehrt, dass 98 Prozent von Prokrastination betroffen sind, und es sich tatsächlich um ein Alltagsphänomen handelt. Prokrastination scheint also irgendwie »natürlich« zu sein. Dabei geht es immer um unangenehme Tätigkeiten (und leider sind die unangenehmsten meist die wichtigsten), die so lange hinausgezögert werden, bis es nicht mehr geht – die längst fällige Steuererklärung, das nächste Referat, ein Anruf beim Amt … Am Ende müssen all diese Dinge trotzdem erledigt werden, und das geschieht dann meist unter enormem Druck. Ein häufig genanntes Beispiel, um Prokrastination zu erklären, sind Menschen, die kein Problem damit haben, ständig von einem gewissen Chaos umgeben zu sein. Der Schreibtisch ist überladen mit Akten, Papieren und anderen Dingen. Wenn es dann aber darum geht, eine unangenehme Aufgabe zu erledigen, müssen sie plötzlich aufräumen und putzen. Sie flüchten vor der wirklichen Produktivität in eine nebensächliche Aktivität. Warum machen sie das?

Der Mensch ist von klein auf darauf trainiert, unangenehmen Erfahrungen aus dem Weg zu gehen. Wer als Kind einmal aus Neugier auf eine heiße Herdplatte gefasst hat, wird das in seinem Leben freiwillig nie wieder tun. Wir speichern den Schmerz mit dem Stimulus ab, um die negativen Emotionen in Zukunft zu vermeiden.[84] Diese unangenehmen Erfahrungen beschränken sich aber nicht nur auf Gefühle wie Schmerz, Kälte, Hunger oder Durst. Es geht dabei eben auch um die bereits erwähnten ungeliebten Aufgaben und Tätigkeiten, die wir so lange wie möglich zu vermeiden versuchen.

Eigentlich macht das keinen Sinn, denn aufgeschoben ist ja bekanntlich nicht aufgehoben. In einer Studie mit Universitätsstudenten wurden aufgeschobene Aufgaben mit dem Hinauszögern immer unangenehmer.[85] Hierfür wurde den Studenten ein Abgabetermin für eine Hausarbeit genannt sowie die Option, den Abgabezeitraum zu verlängern, sollte mehr Zeit benötigt werden. Daraufhin füllten sie wöchentliche Umfragen zu ihrem Arbeitspensum und ihrem Stresslevel aus. Wie zu erwarten, fühlten sich die prokrastinierenden Studenten anfangs zwar weniger gestresst als ihre nicht prokrastinierenden Kommilitonen, jedoch immer gestresster, je näher der Abgabetermin rückte. Denn unser Gehirn spielt hier den Aufschiebenden einen Streich. In mehreren Studien wurde gezeigt, dass unser jetziges und unser zukünftiges Selbst für unser Gehirn zwei verschiedene Personen darstellt. Das bedeutet, unsere Emotionen in diesem Moment sind unserem Gehirn wichtiger als unsere zukünftigen. Darum bevorzugen wir, die Aufgabe jetzt liegenzulassen und unserem zukünftigen Ich zuzuschieben.

Eine Studie an der UCLA und der Stanford University hat gezeigt, dass bei Teilnehmern unterschiedliche Hirnregionen aktiviert wurden, wenn sie über ihre Person heute und in der Zukunft nachdachten.[86] Egal, ob eine Person über sich in zehn Jahren nachdachte oder an eine Berühmtheit dachte, die sie nicht persönlich kannte – die Gehirnmuster glichen sich. Diese Unterscheidung zwischen unserem jetzigen und unserem zukünftigen Ich erlaubt uns, für beide »Personen« unterschiedliche Entscheidungen zu treffen. Genau deshalb wenden wir mehr Zeit und Ressourcen für unser zukünftiges Ich auf als für unser gegenwärtiges. »Morgen kümmere ich mich darum.« Geeeenau … Die Schlussfolgerung hieraus ist, dass unser Gehirn so funktioniert, dass wir uns in diesem Moment wichtiger sind als in der Zukunft. Das fördert Prokrastination.

Der Unterschied zur krankhaften Prokrastination

Wie beschrieben, schlagen wir uns fast alle mit ein wenig Prokrastination herum. Diese ist aber meist unbedenklich und mit ein paar effektiven Methoden zu beheben. Einige leiden allerdings an chronischer, krankhafter Prokrastination und können sich nur medikamentös davon befreien. Die Ursache für eine krankhafte Prokrastination ist noch nicht vollständig geklärt. Sie kann laut einer Studie der Universität Münster Teil einer anderen psychischen Störung sein, etwa einer Angststörung, einer Depression oder einer Aufmerksamkeitsdefizit-Hyperaktivitätsstörung (ADHS). In diesen Fällen muss die primäre Störung zuerst behandelt werden. Umgekehrt kann das chronische Aufschieben so belastend für die Psyche werden, dass daraus wiederum andere Krankheiten entstehen. Die Auswirkungen der Prokrastination sind oft sehr ähnlich, die auslösenden Faktoren unterscheiden sich jedoch. Manche Menschen haben Probleme mit ihrer Prioritätensetzung und große Schwierigkeiten, sich gegen alternative Handlungen abzugrenzen. Bei anderen ist es eine unrealistische und mangelnde Planung, ein Defizit in der Konzentrationsfähigkeit oder im Zeitmanagement, häufig auch die Angst vor Kritik oder Versagen. Wenn du von diesem Problem betroffen bist, hast du wahrscheinlich auch die Erfahrung gemacht, dass die Menschen in deiner Umgebung dich für faul halten. Krankhafte Prokrastination hat aber nichts mit Faulheit zu tun, sondern liegt häufig an fehlender Organisation und Willenskraft.

Produktivität ist erlernbar

Du kannst deine eigene Prokrastination erfolgreich bekämpfen und zu mehr Produktivität gelangen, indem du ein paar einfache Regeln beherzigst und konsequent befolgst. Ich habe für dich einen Plan entworfen, mit dem du die Hürden der Prokrastination einfach überwinden kannst. In der Verhaltensökonomie dient das Modell der »Ego-Depletion« als Erklärung für die tägliche menschliche Herausforderung, produktiv zu sein.[87] Nach dem Modell verfügen wir jeden Tag nur über eine begrenzte Willenskraft, die mit jeder Entscheidung, die wir treffen, aufgezehrt wird. Schon indem wir uns Gedanken über unseren heutigen Kleidungsstil machen oder uns überlegen, was wir gern frühstücken würden, verbrauchen wir diese wertvolle Ressource. Im Laufe des Tages fällt es dann immer schwerer, durchdachte Entscheidungen zu treffen. Genau aus diesem Grund hat Steve Jobs immer einen schwarzen Rollkragenpulli getragen und auch Mark Zuckerberg greift nach wie vor jeden Morgen zum grauen T-Shirt, um seine wertvolle Willenskraft für wichtigere Aufgaben zu bewahren. Aber auch für die Modebewussten gibt es ein paar einfache Schritte, die dabei helfen, produktiver zu werden, ohne jeden Tag dasselbe tragen zu müssen.

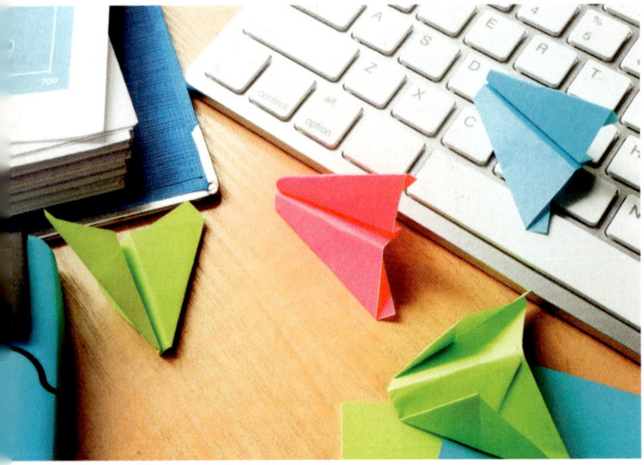

Das menschliche Gehirn tendiert dazu, Arbeiten aufzuschieben. Dadurch ist man weniger produktiv und verliert den Fokus auf das Wesentliche.

Der Schlüssel zur Umsetzung deiner Projekte ist Fokus. Denn mit dem Fokus auf eine Idee richtest du deinen Energiefluss darauf. Dadurch entsteht Flow. Im Flow sind wir höchst leistungsfähig, Zeit spielt eine untergeordnete Rolle und wir können uns auf das Projekt konzentrieren, ohne ständig mit unserem eigenen Ego kämpfen zu müssen. Aber Flow beginnt bei der Fokussierung auf eine Aktivität, ein Projekt oder ein Ziel.

Während ich dieses Buch schrieb, holte ich mir regelmäßig Rat von meinem niederländischen Biohacker-Kollegen und Buchautor

Das Gesetz von Parkinson

Wir leben in einer Welt, die uns total reizüberflutet. Überall prasseln Informationen, Nachrichten, E-Mails, Anrufe, Notifications, Podcasts und Dinge, die wir lesen, kaufen oder konsumieren sollten, auf uns ein. Firmen und neue Apps messen ihren Erfolg daran, wie viel Zeit wir am Bildschirm verbringen und im Grunde messen sie sich daran, wie viel Zeit sie uns stehlen. Zeit wird immer wertvoller und deshalb halte ich es für enorm wichtig, sich selbst zu beschränken, um weniger zu machen, dafür aber mit maximalem Flow und leidenschaftlicher Hingabe.

Parkinsons Gesetz beschreibt, dass sich Arbeit in genau dem Maße ausdehnt, wie Zeit für ihre Erledigung zur Verfügung steht.[88] Will heißen: Je mehr Zeit du einer Sache zur Verfügung stellst, umso länger wirst du auch brauchen. Setzt du einen kürzeren Zeitraum dafür fest, kannst du bestimmte Aufgaben auch in dieser Zeit schaffen. Das Gesetz lässt sich neben Zeit auch auf andere Mittel, unter anderem Geld und Informationen, anwenden. Dich selbst zu beschränken kann dich also dazu bringen, kreativer zu denken oder eine Arbeit in viel weniger Zeit zu Ende zu bringen.

Kasper van der Meulen. Um sich selbst zu beweisen, dass seine Techniken funktionieren, schrieb Kasper sein Buch *Mindlift* innerhalb von 30 Tagen, und das neben seinem Hauptberuf und seinen Pflichten als Familienvater. Die wichtigste Lektion, die ich von Kasper gelernt habe, ist die Kontrolle über seinen Fokus zu behalten. Fokus bedeutet konzentrierte Aufmerksamkeit und ist der Schlüssel für produktiven Flow.

Die effektivsten Biohacks für mehr Fokus und Flow

Flow wird vor allem mit Extremsportarten wie Big Wave Surfing, Mountainbiken, Snowboarden und Klettern in Verbindung gebracht. Aber was ist mit Leuten, die ihre meiste Zeit am Schreibtisch verbringen und versuchen, sich in einer Umgebung mit vielen störenden Elementen zu konzentrieren? Wenn du jemand bist, der in einer Umgebung voller Menschen und mit häufigen Unterbrechungen arbeitet, dann wirst du am meisten von den folgenden Techniken profitieren. Zuallererst ist es aber wichtig zu wissen, worauf du dich überhaupt fokussieren willst.

Flow folgt immer einem Fokus auf etwas. Ohne Fokus gibt es keinen Flow. Genau deswegen finde ich den Zustand so spannend, denn er fordert dich im Hier und Jetzt. Flow erfordert Präsenz. Genau deswegen sind gefährliche Extremsituationen und übermenschliche Naturgewalten (wie eine riesige Welle) solch exzellente Flow-Trigger. Aber auch ohne diese können wir uns ins Hier und Jetzt holen und in den Flow kommen. Aber wie?

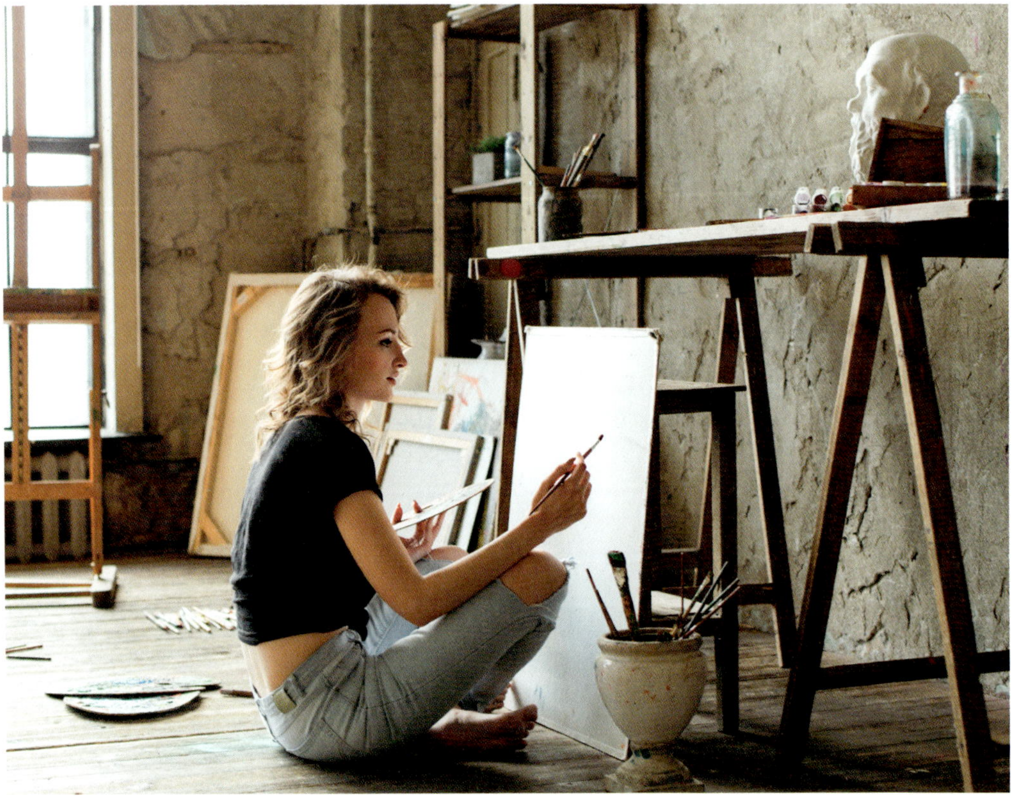

Für produktives Arbeiten sind ein stimulierendes Umfeld und die dazu passenden Utensilien ausschlaggebend.

Werde dir bewusst, was du wirklich willst

Tony Robbins, einer der bekanntesten Motivationstrainer weltweit, hat einmal gesagt: »Die Fähigkeit, die deine Lebensqualität am meisten beeinflusst, ist die Fähigkeit zu entscheiden, was du tun willst und es dann zu tun.« Dabei wird das Tun oft vor das Entscheiden gesetzt. Wenn du einerseits zwar effizient Dinge umsetzt, dir andererseits diese Dinge aber nicht wichtig sind, dann läuft einiges falsch. Verbringe ausreichend Zeit damit zu entscheiden, wo deine Prioritäten liegen, bevor du aktiv wirst. Hier sind ein paar einfache Anleitungen, wie du herausfinden kannst, was du eigentlich tun willst.

Definiere deine Ziele

Für die folgende Übung nimm dir ein Blatt Papier zur Hand und brainstorme eine Weile. Welche Ziele hast du? Schreibe nun deine fünf wichtigsten Ziele untereinander, beginnend mit dem allerwichtigsten Ziel – sei es, 10 Kilogramm abzunehmen, einen neuen Job zu finden, eine glückliche Beziehung zu führen, mehr Geld zu verdienen oder generell glücklicher zu sein. Gehe dabei von längerfristigen Zielen zu kurzfristigen Zielen über.

Im nächsten Schritt der Übung finden wir nun heraus, warum dir die Ziele etwas bedeuten, bevor wir dafür Flow generieren.

Finde einen Sinn in deinen Zielen

Bevor du beginnst, an deinen Zielen zu arbeiten, ist es essenziell, dir bewusst zu machen, warum dir diese Ziele überhaupt etwas bedeuten. 10 Kilogramm Gewicht zu verlieren kann nicht Sinn und Zweck sein, das ist lediglich ein Resultat. Der Sinn dahinter könnte sein, am Strand wieder Blicke auf sich zu ziehen, mehr Energie zu haben und sich gesünder und wohler zu fühlen. Du wirst merken, dass es um ein Vielfaches leichter sein wird, an deinen Zielen zu arbeiten, wenn sie mit Sinn erfüllt sind. Ich zum Beispiel versuche mir vor jedem Newsletter, den ich versenden möchte, bewusst zu machen, dass ich mit dem Inhalt meinen Lesern etwas mitgeben will, das sie sofort anwenden können. Damit fällt es mir viel leichter, denn nun geht es nicht mehr nur darum, meine Texte zu erstellen und sie zusammenzutragen. Es geht darum, meinem Publikum wertvolle Tipps zu vermitteln.

Identifiziere nun den Sinn aller fünf Ziele, die du im vorigen Schritt definiert hast, und schreibe ihn direkt dahinter. Das könnte in etwa so aussehen:

Ziel: einen Newsletter versenden
Sinn:

- wertvolle Informationen liefern
- zufriedene Kunden haben
- wachsendes Business

Visualisiere deine Ziele

Visualisierung ist ein mächtiges Instrument, mit dem ich mich schon in meinen Basketballtagen intensiv beschäftigt habe. Es half dabei, mir wirklich bewusst zu machen, was ich durchlaufen muss (zum Beispiel, wenn ich einen Freiwurf treffen wollte). Stelle dir vor, wie du an deiner wichtigsten Aufgabe für den kommenden Tag arbeitest. Gehe ins Detail und versuche, dir genau vorzustellen, wie die Umgebung dabei aussieht, welche Kleidung du trägst, visualisiere Farben und Gerüche und vor allem die Menschen um dich herum. Nun durchlaufe den Prozess, wie du die Aufgabe zu Ende bringst, Schritt für Schritt. Wenn ich also meinen Newsletter vorbereite, durchlaufe ich mental einmal alle Schritte, bevor ich loslege.

Meine wichtigste Aufgabe: einen Newsletter versenden

1. den Text schreiben
2. Beiträge und Videos verlinken
3. Bilder anpassen und einbetten
4. einen schönen Titel finden
5. eine Testmail versenden und alle Links testen
6. Fehler korrigieren und den Newsletter versenden

Jetzt bist du dran! Schreibe dir deine Aufgaben in Stichpunkten auf einen Zettel und visualisiere damit alle nötigen Arbeitsschritte. Diese Schritte sind enorm wichtig und werden dir dabei helfen, den notwendigen Schritt zur Umsetzung zu schaffen. Je genauer du dir vor Augen führst, was du tun musst, um deine Ziele zu erreichen, desto leichter wird dir der Anfang fallen.

Etabliere eine Morgenroutine

Meine Morgenroutine ist für mich ein sehr wichtiges Instrument, um in den Flow zu kommen. Ich schaffe es zwar auch nicht jeden Morgen, die gewünschten Abläufe komplett einzuhalten, aber wenn sich die einzelnen Gewohnheiten erst einmal eingespielt haben, kann man hier signifikant die Richtung seines Tages bestimmen. Eine Morgenroutine kann ein fantastischer Flow-Trigger sein, besonders wenn die einzelnen Rituale automatisch funktionieren. Ich persönlich starte morgens mit einer Runde Dankbarkeit (ich schreibe drei Dinge auf, für die ich dankbar bin, Seite 118), gefolgt von einer kurzen Hamsa-Mantra-Meditation (Seite 109), einer Runde Wim-Hof-Atmung (Seite 102) und einer kalten Dusche. Dann trinke ich meinen Biohacker-Kaffee (Seite 56) und los geht's in den Tag. Das ist natürlich für jeden individuell und du solltest dir Zeit nehmen, um herauszufinden, was dir guttut.

Schaffe eine ablenkungsfreie Umgebung

Ablenkung ist wie Kryptonit für Flow. Wie bereits an anderer Stelle beschrieben brauchen wir höchste Konzentration, um in den mächtigen Zustand des Flows zu kommen. Alles, was dir deine Aufmerksamkeit raubt, alles, was dich von deiner Aufgabe ablenkt, wird dich aus dem Flow bringen. Das können nervende Kollegen, Telefonanrufe, Facebook-Benachrichtigungen, Tweets, E-Mails oder sogar deine eigenen Gedanken sein, die dir ins Bewusstsein springen und nach Aufmerksamkeit schreien. Es gibt allerdings ein paar Methoden, um deine Umgebung zu beruhigen:

- Minimiere Unterbrechungen, indem du deinen Kollegen sagst, dass du gerade nicht gestört werden willst.
- Schalte dein Handy in den Flugmodus oder verwende eine App, um Unterbrechungen durch dein Smartphone zu unterbinden. Ich nutze zum Beispiel die App Freedom, um diverse soziale Medien temporär auszuschalten.
- Logge dich aus Facebook und anderen Social-Media-Kanälen aus.
- Schließe dein E-Mail-Konto im Browser.
- Verwende ein Gummiarmband, um dich daran zu erinnern, dich nicht ablenken zu lassen (du kannst es anziehen und loslassen – jedes Mal, wenn du dich ablenken lässt).
- Setze Kopfhörer auf und höre Musik, die dich in den Flow bringt (Seite 129).
- Stelle dir genug frischen Kaffee und Tee bereit, damit du nicht mehr aufstehen musst.
- Gehe noch einmal auf die Toilette, damit du erst einmal nicht mehr aufstehen musst.

Sobald du dir eine produktive Arbeitsumgebung geschaffen hast, ist es endlich Zeit, in den Flow zu kommen!

Arbeite in Blöcken von 25 Minuten

3 Stunden wirken oft einschüchternd und 3 Minuten sind ganz klar viel zu kurz. Der Italiener Francesco Cirillo hat eine effekti-

ve und oft genutzte Methode entwickelt, um sein eigenes Zeitmanagement zu optimieren, die sogenannte »Pomodoro-Technik« (die sich so nennt, da Francesco selbst die bekannte Küchenuhr in der Form einer Tomate dafür genutzt hat). So funktioniert sie:

- Starte deinen Timer für genau 25 Minuten. Diese Periode nennt man auch eine Pomodoro.
- Arbeite ohne Unterbrechung für diese 25 Minuten an nur einer Aufgabe.
- Wenn du unterbrochen wirst, starte von vorn.
- Wenn der Timer abgelaufen ist, mache eine Pause von etwa 5 Minuten, trinke etwas und schüttle dich einmal durch. Jetzt kannst du auch kurz deine Nachrichten checken. Aber Vorsicht, lass dich nicht von der Kraft von Social Media von deinen eigentlichen Aufgaben ablenken.
- Wenn du wirklich tief im Flow bist und Lust hast weiterzumachen, dann starte den Timer einfach erneut und arbeite weiter.

Pomodoros eignen sich hervorragend, um deine produktive Zeit zu tracken und deine Aufmerksamkeit auf nur eine Aufgabe zu lenken. Für 25 Minuten kann sich jeder von der Welt verabschieden und tief in ein Thema eintauchen. Dazu wirst du dich am Ende des Tages produktiver fühlen, da du sehr wahrscheinlich deine wichtigste Aufgabe erledigt haben wirst.

Konzentriere dich besser mit Musik

Durch einen befreundeten Musiker wurde ich auf eine Technik aufmerksam gemacht, die mir seitdem dabei hilft, schnell und unkompliziert meine Konzentration zu steigern. Es ist das Abspielen von bestimmten unterschiedlichen Frequenzen – »Binaural Beats« genannt – auf jedem Ohr, die die Gehirnaktivität beeinflussen. Wie in Kapitel 4 auf Seite 92 beschrieben, werden Gehirnwellen anhand ihrer Frequenz in fünf unterschiedliche Kategorien unterteilt: Gamma, Beta, Alpha, Theta, Delta. Jeder Bewusstseinszustand besteht aus mehreren aktiven Wellen. Beta ist vor allem in einem normalen Wachzustand aktiv, Theta in einem meditativen Zustand, Delta im Tiefschlaf und Alphawellen treten beim Tagträumen und beim Visualisieren auf. Diese Technik ist ein auraler Biohack, bei dem du auf einem Ohr einen Ton in einer bestimmten Frequenz und auf dem anderen Ohr einen anderen Ton mit einer leicht unterschiedlichen Frequenz hörst. Daher der Name Binaural Beats (»bi« für zwei und »aural« das Ohr betreffend). Die Technik ist ein Teil des sogenannten »Brainwave Entrainments« und führt zu dem Phänomen eines Beats, der unsere Gehirnwellen beeinflusst. Je nachdem wie unterschiedlich die Frequenz der beiden Töne ist, werden andere Gehirnwellen aktiviert.

Zusammen mit einem Neurofeedbackexperten habe ich einen Track entworfen, der dich mit unterschiedlichen Frequenzen um die 9,6 Hz in einen Zustand von entspanntem Fokus und mentaler Klarheit versetzen kann.[89] Du musst allerdings Kopfhörer benutzen, sonst funktioniert die Technik nicht. Falls du noch keine Erfahrung mit »Brainwave Entrainment« hattest, wird dir dieser Track mit seiner vereinnahmenden Wirkung einen guten ersten Eindruck davon geben. Ein Wort der Vorsicht: Es kann sein, dass dein Gehirn anders auf denselben Track reagiert wie meines, denn Biohacking ist eine individuelle Wissenschaft. Teste einfach, wie der Track auf dich wirkt und beobachte, welchen Effekt er auf dich hat. Ich habe große Teile dieses Buches mit eben diesem Sound in meinen Kopfhörern geschrieben.

Faste intermittierend

Intermittierendes Fasten ist ein exzellenter Weg, um deinen Blutzuckerspiegel stabil zu halten und deine Energie vor allem im Kopf zu bündeln. Während des Fastens bist du erhöht konzentrationsfähig und gelangst einfacher in den konzentrierten Geisteszustand. Die Fastenperiode beim intermittierenden Fasten beträgt zwischen 14 und 18 Stunden. Während des Fastens werden dem Körper keine oder sehr wenige Kohlenhydrate zugeführt. Wenn du dich generell kohlenhydratarm ernährst, hilft dir das Fasten, in einen ketotischen Zustand zu gelangen, in dem dein Gehirn seine Energie vornehmlich aus Ketonkörpern und nicht mehr aus Glukose gewinnt (Seite 50–53). Das führt zu einer erhöhten mentalen Klarheit mit weniger Leistungseinbrüchen, da unter anderem auch dein Blutzucker stabil bleibt.

Erhöhe deinen Fokus mit Smart Drugs

Auf dem Markt gibt es eine Vielzahl von Nahrungsmitteln und Nahrungsergänzungsmitteln, denen konzentrations- und gedächtnisfördernde Eigenschaften nachgesagt werden. Diese werden als Smart Drugs oder auch Nootropika bezeichnet. Nach vielen Selbstexperimenten bin ich hier enorm skeptisch geworden. Einige wenige Wirkstoffe haben sich allerdings für mich bewährt, die ich gern mit dir teile. Beachte, dass es eine kleine Auswahl ist, deren Wirkungsweisen auf meinen persönlichen Erfahrungen und Experimenten beruhen. Ich empfehle dir stets, deine eigenen Recherchen anzustellen, bevor du mit Smart Drugs startest.

Schokolade und Zimt

Einer meiner neuesten Lieblingshacks ist die Kombination von Schokolade und Zimt. Denn im Kakao befindet sich das biogene Amin Phenethylamin, ein Stoff, der unter anderem auch in vielen psychedelisch wirksamen Halluzinogenen vorkommt und mit dem die durch Schokolade hervorgerufenen Glücksgefühle in Verbindung gebracht werden. Phenethylamin wird allerdings recht schnell durch bestimmte Enzyme, die Monoaminoxidasen, abgebaut. Diesen Abbau kann man allerdings mit der Einnahme eines Monoaminoxidasenhemmers verzögern. Ein Lebensmittel, das eine signifikante Menge dieses Hemmers enthält, ist Zimt.

Nikotinkaugummis

Nein, ich war nie Raucher und Rauchen ist auch sicherlich nicht gesund. Mit Nikotin verbindest du in erster Linie wahrscheinlich das Rauchen, denn es ist einer der dominantesten Stoffe in Zigaretten. Reines Nikotin ist allerdings ein beeindruckender Wirkstoff mit vielen positiven Eigenschaften ohne die gefährlichen Giftstoffe, die in Zigaretten enthalten sind. Nikotin kann durchaus als Nootropikum oder Smart Drug bezeichnet werden, das die Motorik verbessert, die Gedächtnisleistung steigert und die Motivation anhebt, indem es dabei hilft, mehr von dem Glückshormon Dopamin im Gehirn zu speichern. Aber Vorsicht, Nikotin kann schnell süchtig machen! Genau deshalb solltest du nur mit geringen Dosen hantieren und es auch nie durchgehend einnehmen, sondern nach Gebrauch längere Pausen einlegen. Mir persönlich reicht dabei ein Nikotinkaugummi mit 2 Milligramm Nikotin pro Tag über einen Zeitraum von einer Woche. Danach mache ich eine Pause. Das ist übrigens wesentlich weniger als die bis zu 20 Milligramm Nikotin, die ein Raucher mit nur einer Zigarette aufnimmt.

Adaptogene Vitalpilze

Adaptogene Vital- oder Heilpilze beschreiben eine Kategorie von Gewächsen, die unserem Körper helfen, sich an stressige oder belastende Situationen anzupassen (also zu adaptieren). Sie unterstützen die Regulation verschiedener Stoffwechselprozesse und tragen dadurch auch dazu bei, Stress abzubauen, besser zu schlafen, den Hormonhaushalt zu normalisieren und den Energiehaushalt anzukurbeln. Medizinische Pilze müssen allerdings von bewusstseinsverändernden »Magic Mushrooms« mit dem halluzinogenen Wirkstoff Psilocybin unterschieden werden. Diese Pilze sind vor allem wegen ihrer psychedelischen Eigenschaften bekannt. Auch wenn Psilocybin bei einigen Anwendungen wie der Behandlung einer klinischen Depression als vielversprechend gilt,[90] ist der Besitz und Handel mit diesen Pilzen hierzulande illegal.

Während ihre kulinarischen Verwandten auf feuchten Böden wachsen, findet man medizinische Pilze in der Regel auf oder in der Nähe von Bäumen. Einige ähneln sogar eher einer Baumrinde als der üblich angenommenen Pilzform. Die meisten dieser Pilze sind getrocknet und als Pulver oder in Form von Kapseln in spezialisierten Apotheken oder online erhältlich. Achte dabei auf eine seriöse (Bio-)Qualität.

Die Vitalpilze, mit denen ich Erfahrungen gesammelt habe, sind Chaga, Reishi, Cordyceps und Löwenmähne. Die folgenden Informationen sollen dir lediglich als Einführung in die Welt der Heilpilze dienen, denn über jeden dieser medizinischen Pilze könnte man ein ganzes Buch füllen. Zu all diesen Pilzen gibt es bereits wissenschaftliche Erkenntnisse, allerdings sind diese immer mit Vorsicht zu genießen. Medizinische Pilze mit ihren ungefähr 130 vermuteten Funktionen[91] gelten unter Ärzten immer noch als unzureichend erforscht.[92] Mir persönlich haben diese Pilze besonders in schwierigen Stresssituationen schon enorm geholfen. Die Vitalpilze auf den Seiten 132 und 133 schätze ich besonders. Chaga und Reishi verwende ich generell zur Stressreduktion, die anderen beiden, Cordyceps und Löwenmähne, zur Energiegewinnung und Konzentrationsförderung.

Ein wunderbares Merkmal von Vitalpilzen ist die Tatsache, dass sie auch bei größeren Verzehrmengen als harmlos gelten. Wichtig für die Wirkung ist eine funktionierende Extraktionsmethode wie heißes Auskochen oder das Baden in Alkohol. Ansonsten können die immunstärkenden Polysaccharide nicht extrahiert und anschließend aufgenommen werden.

Lesetipp: Diese vier beschriebenen Vitalpilze sind nur ein kleiner Auszug. Wenn du dich darüber hinaus für das Thema interessierst, empfehle ich dir das Buch *Vitalpilze: Naturheilkraft mit Tradition – neu entdeckt* von der Gesellschaft für Vitalpilzkunde e. V. Darin erhältst du ausführliche Informationen zu den zwölf wichtigsten Vitalpilzen.

Chaga: Botanisch heißt dieser Pilz *Inonotus obliquus*. Ursprünglich wurde Chaga dafür verwendet, um Magenprobleme zu behandeln. Mittlerweile gilt der König der medizinischen Pilze als einer der stärksten Unterstützer eines kräftigen Immunsystems. Chaga besitzt zudem mehr Antioxidantien als jedes andere Lebensmittel und normalisiert Cholesterin und Blutdruck.[93] Der Pilz, der auf lebenden Bäumen wächst, verhindert wohl auch oxidativen Schaden an unseren Genen und gilt dadurch in einigen Kreisen als vielversprechendes Anti-Aging- und Anti-Krebsmittel.[94] Am gängigsten ist Chaga-Tee.

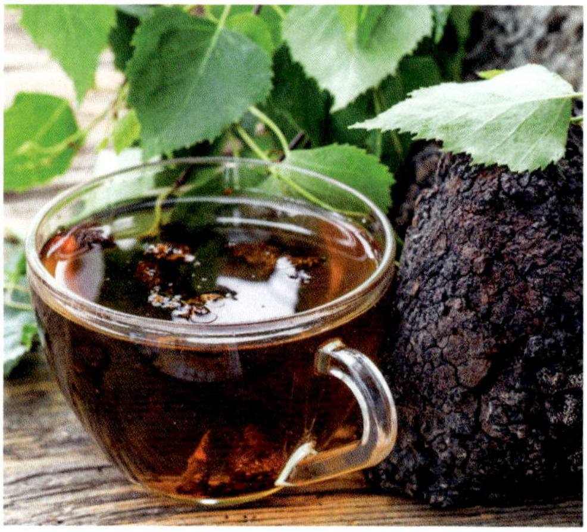

Cordyceps sinensis: Dieser Heilpilz ist einer meiner bevorzugten, denn er hilft mir, leichter in meinen Lieblingszustand, den Flow, zu gelangen. Cordyceps wird im asiatischen Raum schon seit mehr als 2000 Jahren zur Förderung der Libido und als Potenzmittel eingesetzt. Aber die für mich interessantesten Eigenschaften sind der ihm nachgesagte Effekt auf die Gedächtnisleistung, die Konzentrationsfähigkeit, die ATP-Produktion und den Abbau von oxidativem Stress.[95] Daher ist Cordyceps für mich eines der wichtigsten Nahrungsmittel, die mir spürbar in den Flow verhelfen.

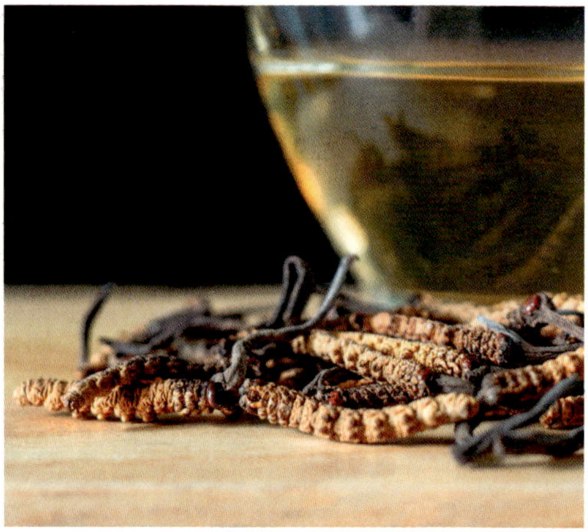

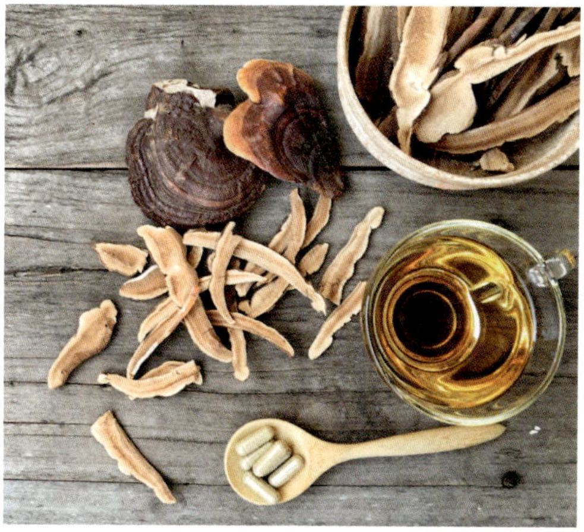

Reishi: Sein botanischer Name lautet *Ganoderma lucidum*. Dieser visuell beeindruckende Pilz besitzt eine leuchtende, hölzerne Oberfläche und wird schon seit Tausenden von Jahren mit Langlebigkeit und einer gesunden Konstitution in Verbindung gebracht. Nicht umsonst ist sein Spitzname »Pilz der Unsterblichkeit«. Tatsächlich hat man in Versuchen an Würmern bereits einen lebensverlängernden Effekt nachgewiesen.[96] Der Pilz wird auch gern von Bergsteigern eingesetzt, da er den Sauerstoffwechsel im Blut und die Funktionsfähigkeit der Lungen fördern soll. Bei Ratten zeigte Reishi zudem einen schützenden Effekt auf Neuronen[97] und einige Studien mit der Reishi-eigenen Ganoderinsäure haben vielversprechende Resultate bei verschiedenen Krebstherapien gezeigt.[98] Reishi lässt sich mit heißem Wasser als Tee zubereiten oder kann als Pulver verkapselt eingenommen werden.

Löwenmähne: Die aromatische Löwenmähne (*Hericium erinaceus*), auch Igelstachelbart oder Affenkopfpilz genannt, gilt als der beruhigendste Heilpilz, da er Magengeschwüre beseitigen und die Regeneration von Nervengewebe fördern soll. Der Vitalpilz besitzt einen ungewöhnlich hohen Anteil an essenziellen Aminosäuren, dazu viel Kalium, Zink, Eisen, Selen, Polysaccharide und Polypeptide.[99] Die Löwenmähne wird zudem gern zur Cholesterinsenkung, als Schlafmittel und Stimmungsaufheller verwendet.[100] Auf den Fotos siehst du, wie sich die Löwenmähne frisch (Foto links) und in getrocknetem Zustand (Foto rechts) präsentiert.

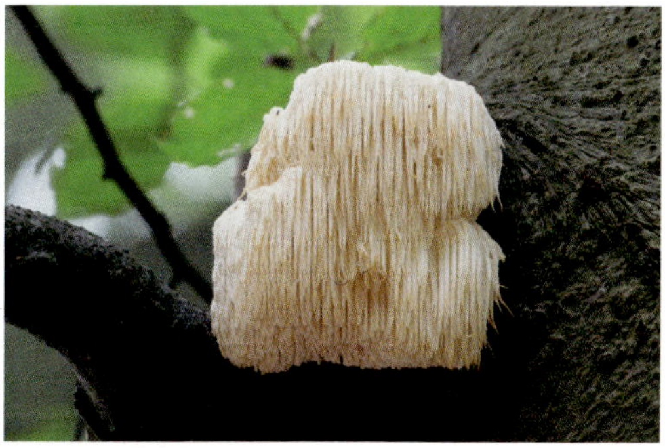

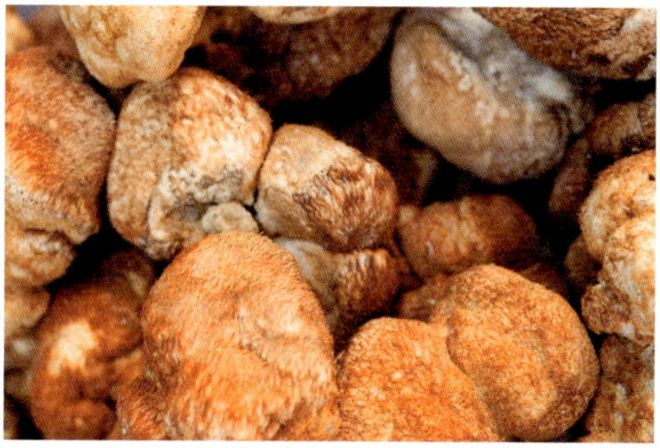

Limitiere deine Ressourcen

Da in einer Welt voller Reize unsere Zeit immer wertvoller wird, halte ich es für enorm wichtig, sich selbst zu beschränken und sich lieber weniger vorzunehmen, dafür aber mit maximalem Fokus und leidenschaftlicher Hingabe. Ich spürte die Vorteile von limitierten Ressourcen besonders während der Vorbereitung des ersten FlowFests 2017. Ich wollte ein grandioses Event veranstalten, allerdings standen mir nur begrenzte finanzielle Mittel zur Verfügung. Dadurch wurde ich gezwungen zu priorisieren: Ich verhandelte besser und organisierte gesponserte Produkte für meine Sprecher und Helfer, die ich mit einem größeren Budget wohl nie auf diese Weise bekommen hätte. Genauso half es mir während des Schreibprozesses an diesem Buch, mir enge Deadlines zu setzen, um schneller in den Flow zu kommen und weniger Zeit mit eher unwichtigen Punkten zu verbringen. Dich selbst zu beschränken kann dich dazu bringen, kreativer zu denken oder eine Arbeit in kürzerer Zeit zu Ende zu bringen. Probiere es aus und mache heute mal früher Schluss.

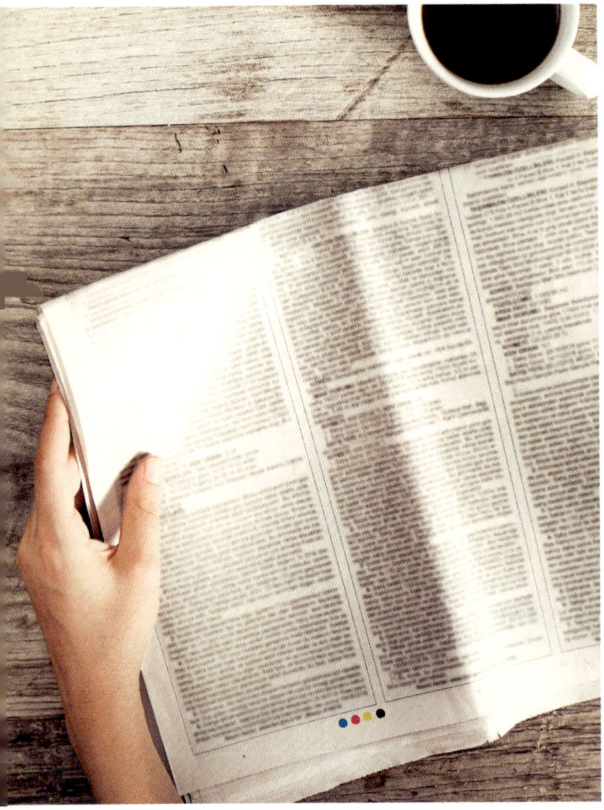

Könntest du dir eine komplette Zeitungsseite merken? Für Mattias Ribbing, den Gedächtniskünstler, ist das kein Problem.

Ein Fahrrad zur Gedächtnisoptimierung

»Max, schlage die Zeitung auf und nenne mir die Seitenzahl.« Wie ein Magier vor einem seiner besten Tricks sah mich Mattias mit einem breiten Grinsen an. Ich nannte ihm eine Seite und schon sprudelte er los mit allen Details wie den verschiedenen Überschriften der Beiträge, den Zitaten und sogar den Namen der Fotografen unter den Bildern. Als ich noch Minuten danach fassungslos war, sagte er nur: »Das ist kein Hexenwerk. Jeder kann das lernen und nun verrate ich dir, wie das funktioniert.«

Der Schwede Mattias Ribbing ist mehrfacher Buchautor, ein beliebter Sprecher auf Konferenzen, Musiker und ein echter Grandmaster of Memory, also ein im Wettkampf erprobter Gedächtnischampion. Sein Erinnerungsvermögen gilt als eines der besten der Welt. Wir lernten uns bei einer Zufallsbegegnung im Flugzeug kennen, nachdem wir zuvor beide auf derselben Konferenz in London gesprochen hatten. Dabei erklärte mir Mattias eine von ihm entwickelte Visualisierungstechnik, mit der jeder mühelos seine Gedächtnisleistung verbessern kann. Das Geheimnis steckt in der Eigenart unseres Gehirns, Erinnerungen an visuelle Bilder zu binden und als solche abzuspeichern. Mattias beruft sich zudem auf Studien, die gezeigt haben, dass sich Menschen besonders gut an dreidimensionale Bilder mit klaren Ecken, Rundungen und Kanten erinnern können.

Visualisierung festigt Erinnerungen

Die von Mattias Ribbing entwickelte Visualisierungsmethode nennt sich, nach ihrem Erfinder, »Ribbings Rad« und hilft dir dabei, in nur wenigen Minuten zahlreiche Dinge im Kopf zu behalten wie beispielsweise eine Einkaufsliste, die Packliste für deinen nächsten Urlaub oder alle Namen deiner Arbeitskollegen. Mit dem Ribbings Rad wird es dir nach nur wenigen Tagen viel leichter fallen, zehn wichtige Dinge im Kopf zu behalten, und zwar für die verschiedensten Szenarien. Beginne die Übung am besten mit leichten Aufgaben wie zum Beispiel deinen Plänen für den heutigen Tag. Sobald du das System verinnerlicht hast, kannst du diese Übung auch bei wichtigen Meetings anwenden, um eine Präsentation flüssig vorzutragen oder wichtige Punkte einer Unterhaltung im Kopf zu speichern. Die Übung eignet sich auch als idealer Grundstein für ein fortgeschrittenes Gedächtnistraining. Sie funktioniert wie folgt:

Zuerst musst du dir eine Liste mit zehn Aufgaben, Namen oder Objekten erstellen, an die du dich erinnern willst. Ich habe dir zu diesem Zweck eine hypothetische Liste erstellt, die du selbstverständlich nach Belieben anpassen kannst:

1. Briefumschlag zur Post bringen
2. Blogartikel schreiben
3. App auf Laptop installieren
4. Flugticket buchen
5. Meeting vorbereiten
6. Klempner anrufen
7. Lebensmittel einkaufen
8. Fahrrad aufpumpen
9. Blumen für Oma kaufen
10. Handy aufladen

Lies dir deine zehn Punkte aufmerksam durch und visualisiere jede Aufgabe (für die Aufgabe »Flugticket buchen« kannst du dir zum Beispiel ein dick aufgeblasenes Gummiflugzeug vorstellen). Wichtig: Lass deine Augen geöffnet, wenn du die Punkte visualisierst. Jetzt bist du bereit, um diese Dinge mithilfe von Ribbings Methode ganz einfach in deinem Gedächtnis zu verankern. Stelle dir nun ein ganz gewöhnliches Fahrrad vor, es steht direkt vor dir, du siehst es von der Seite. Der Lenker befindet sich links, der Gepäckträger rechts von dir. Dies wird ab sofort dein Hilfsmittel sein. Dieses unterstützende Bild dient dir dazu, deine Punkte dort visuell anzuheften, so als würdest du in einem Ordner lose Blätter sammeln.

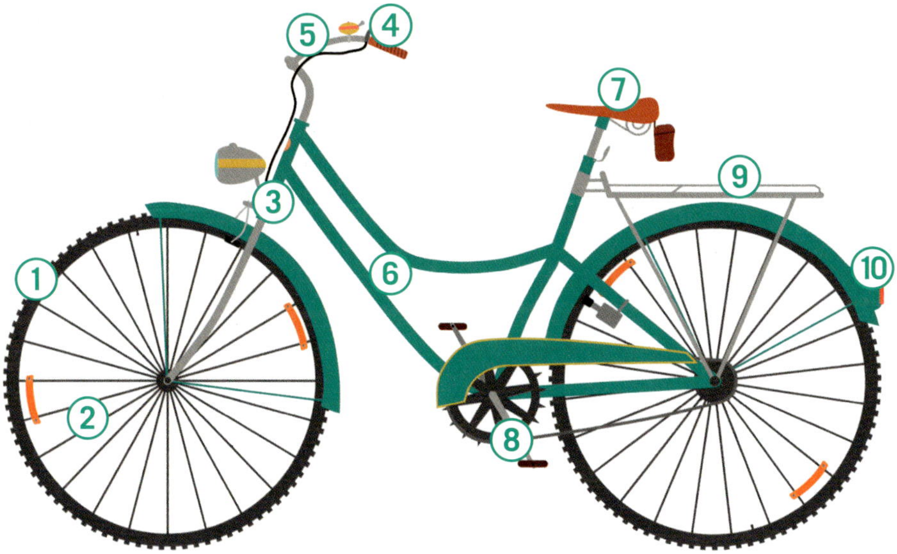

1. Konzentriere dich zuerst auf das Vorderrad und bringe dort deinen Briefumschlag an. Stelle es dir so realistisch wie möglich vor. Sieh ganz klar vor dir, wie du den Umschlag am Vorderrad anbringst, er klebt richtig am Rad.
2. Als Nächstes konzentrierst du dich auf die Speichen, links von der Radnabe. Am besten nutzt du einen Stapel Blätter, um den Blogartikel darzustellen, und steckst diese Blätter zwischen die Speichen.
3. Nun betrachte die Mitte des Rads, die Achse. Sieh ganz genau hin, gehe ruhig näher an das Rad heran, bis du die Achse, das Zentrum des Vorderrads, ganz genau sehen kannst. Balanciere nun deinen Laptop darauf, ganz vorsichtig. Denke immer daran, dass du das Fahrrad von links nach rechts bestücken wirst, so als würdest du einen Text schreiben.
4. Nun schau dir den Lenker an und klemme ein dick aufgeblasenes Gummiflugzeug zwischen die Handbremse. Das Flugzeug symbolisiert das Flugticket, das du buchen willst.
5. Um das Meeting zu symbolisieren, stelle dir einen Bürostuhl vor, den du ganz vorsichtig oben auf dem Lenker balancierst.
6. Um daran zu denken, den Klempner anzurufen, klemmst du einen großen Schraubenschlüssel zwischen den Rahmen in der Mitte des Rads.
7. Nun widmest du dich dem Sattel und stellst einen großen, geflochtenen Einkaufskorb darauf ab.
8. Der Blick wandert nach unten zu den Pedalen. Auf einem der Pedale liegt eine altmodische, glänzende Fahrradpumpe.
9. Hinten angekommen klemmst du einen großen, wunderschönen Blumenstrauß unter den Gepäckträger.
10. Zu guter Letzt betrachtest du das Rücklicht des Rads und legst das Ladekabel deines Handys darauf ab.

Und schon ist der Part des »Auswendiglernens« abgeschlossen. Sieh dir dein Rad und die einzelnen Teile noch einmal genau an, erinnere dich an jedes einzelne Stück und was daran befestigt ist. Hast du etwas vergessen? Dann wiederhole die Visualisierung noch einmal für diese Position. Wenn du dir das Rad mit den Gegenständen eingeprägt hast, kannst du zu jeder Tageszeit deine Informationen abrufen. Du kannst deine To-do-Liste ganz einfach an deinem Rad Punkt für Punkt ablesen, sogar von hinten nach vorn, wenn nötig. Morgen kannst du das Fahrrad mit deiner eigenen Liste bestücken und die alten Gegenstände einfach entfernen. Das alte Bild vom Rad mit der Übungsliste wird überschrieben und dein Gehirn wird die neuen Objekte speichern.

Wichtig! Nutze immer die gleichen Teile des Rads, um deine Aufgaben abzulegen. Du kannst dir für wiederkehrende Aufgaben auch ganz spezielle Gegenstände als Symbole ausdenken. Damit wird es dir noch leichter fallen, diese zu verankern. Je öfter du diese Übung wiederholst, umso leichter wird dir der Abruf der Informationen fallen. Versuche, Ribbings Rad für vier aufeinanderfolgende Tage zu nutzen, damit du dich an den Prozess gewöhnst und dein Gehirn trainierst, um dich nach Belieben an Dinge und Aufgaben zu erinnern.

Biohacker-Spickzettel

Fokus

- Finde immer einen Sinn in deinen Aufgaben.
- Unterteile deinen Arbeitsalltag in Blöcke mit der Pomodoro-Technik.
- Vermeide Parkinsons Gesetz und schaffe mehr in weniger Zeit.
- Nutze Techniken, um deine Aufmerksamkeit zu bündeln und deinen Fokus zu erhöhen.
- Nutze Visualisierungen, um dein Erinnerungsvermögen zu steigern.

Hast du Lust loszulegen? Dann melde dich zu meinem kostenfreien Videokurs an und erfahre, wie du die Inhalte und Übungen in diesem Buch in deinem Alltag umsetzen kannst. Gehe hierzu auf: biohacking-buch.de/kurs.

7 Umfeld – den Lebensraum optimal gestalten

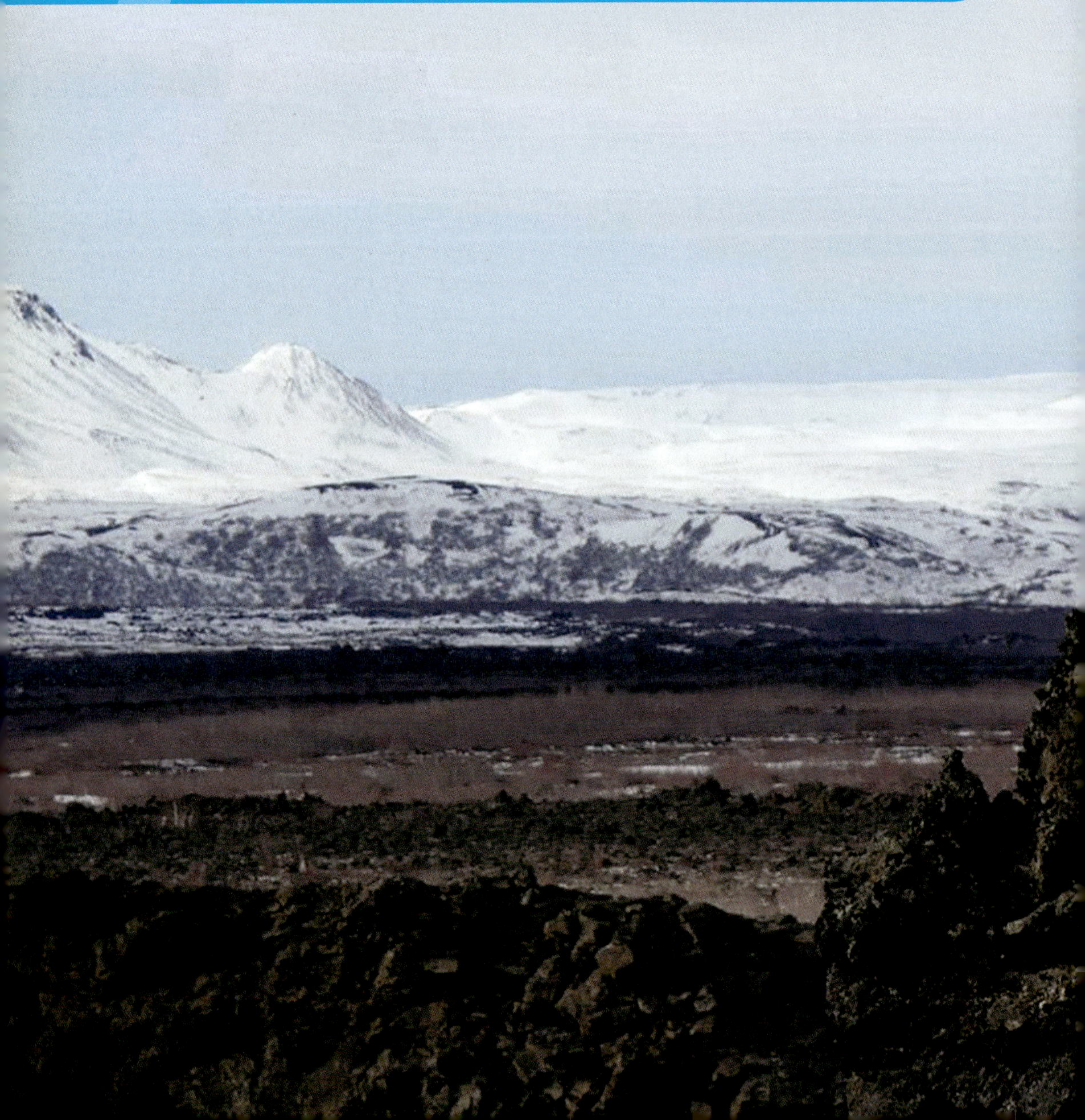

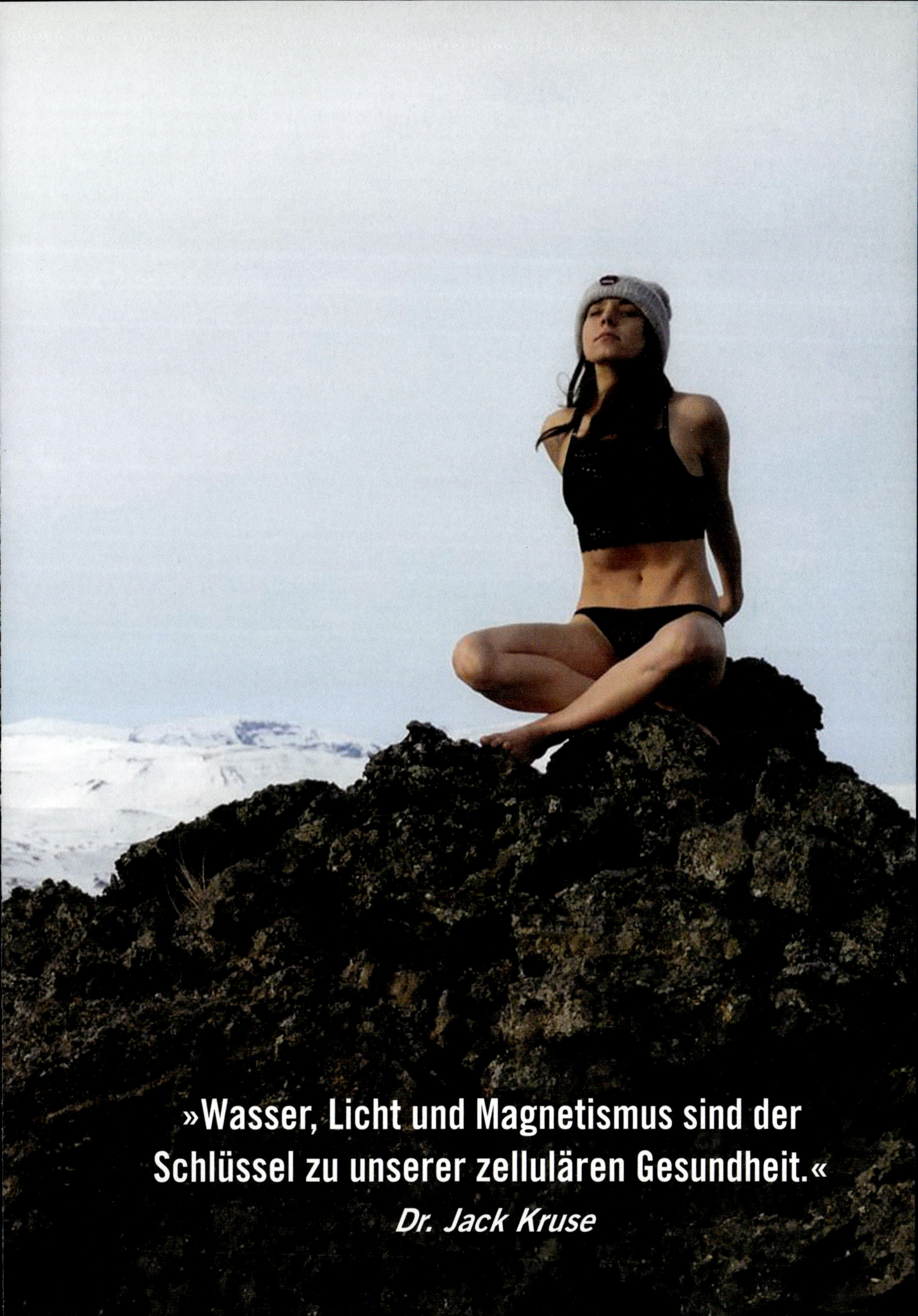

»Wasser, Licht und Magnetismus sind der Schlüssel zu unserer zellulären Gesundheit.«

Dr. Jack Kruse

Immer mehr Menschen verbringen ihren Alltag vorwiegend in künstlicher Umgebung, die unsere Zellen stark belastet. Ungesundes Kunstlicht, temperierte Räumlichkeiten und elektromagnetische Felder stören unseren Biorhythmus und mindern unsere zelluläre Leistungsfähigkeit. Es gibt jedoch effektive Methoden, um dir ein gesundes Umfeld zu erschaffen und zurück zu zellulärer Freude zu finden.

Der Weg zurück in eine gesunde Umgebung

»Wenn ich im Winter eine Kiwi esse, ist mein Körper verwirrt.« Anja Leitz spricht mit Leidenschaft, wenn es um den Einfluss der Umwelt auf unseren Körper geht. Die Neurofeedback-Therapeutin und Buchautorin vertritt ihre Standpunkte mit Leidenschaft und diskutiert häufig und gern, besonders über Facebook. Für Anja zählen vor allem die Zusammenhänge zwischen Körper, Geist und der Umwelt. Von Anja habe ich viel über die Bedeutung der äußeren Einflüsse auf unser Wohlbefinden gelernt. In einer Welt, in der wir in künstlich geschaffenen Umgebungen mit viel Elektrosmog wohnen, in temperierten Räumen arbeiten, uns von Kunstlicht bestrahlen lassen und aus dem Ausland einführte Lebensmittel verspeisen, die unter stark unterschiedlichen Licht- und Temperaturverhältnissen wachsen, fordern wir unsere Zellen auf noch nie dagewesene Art und Weise heraus.

Es ist allerhöchste Zeit, unser persönliches Umfeld wieder an unsere zellulären Bedürfnisse anzupassen. Denn wenn die äußeren Umstände uns stören, können uns diese maßgeblich schaden, indem sie unsere Hormone durcheinanderbringen, den Schlaf stören, zu Autoimmunerkrankungen führen oder auch einen Burn-out hervorrufen. Wenn die Verhältnisse allerdings mit unserem System harmonieren, fühlen wir uns energiegeladen, haben gute Laune und verspüren Tatendrang. Im Folgenden teile ich die wertvollsten Biohacks zur Optimierung des persönlichen Umfelds mit dir. Du erfährst, wie du dich mit ein paar einfachen Tricks vor den negativen Einflüssen von Kunstlicht schützen und wie du die positiven Eigenschaften von kalten Temperaturen für dich nutzen kannst.

Das richtige Licht bestimmt deinen Biorhythmus

Vielen ist Sonnenlicht im Zusammenhang mit Vitamin D ein Begriff. Aber darüber hinaus liefert uns direktes Sonnenlicht ein volles Spektrum mit UV-A-, UV-B-, Blaulicht- und Infrarotlicht-Frequenzen, die unseren Körper reparieren, informieren und ihn dabei unterstützen, optimal zu funktionieren. Natürliches Tageslicht besitzt eine ausgewogene Verteilung aller Frequenzbereiche, die unserem Körper als Zeitgeber dienen, biologische Prozesse stimulieren und für unsere Zellen als Energielieferanten fungieren. Allerdings verbringen immer mehr Menschen hierzulande viel zu wenig Zeit im natürlichen Sonnenlicht. Wir wohnen und arbeiten in größtenteils künstlichen Umgebungen mit künstlich zusammengesetzten Lichtspektren und wenig natürlichem Tageslicht. Dazu benutzen wir vermehrt Geräte mit hohem Blaulichtanteil wie Smartphones, Laptops und Fernseher. Zu viel Blaulicht beeinträchtigt unseren Biorhythmus und kann schnell zu Schlafstörungen und sogar Entzündungen führen. Im Folgenden zeige ich dir Möglichkeiten, wie du die Lichtverhältnisse in deinem Alltag optimieren kannst.

Tanke so oft wie möglich natürliches Sonnenlicht

Besonders im Winter, in dem wir uns trotzdem wie im Sommer verhalten, also im Dunkeln aufstehen, im Sommer gewachsenes Gemüse und Obst essen und uns mit Kunstlicht bestrahlen lassen, brauchen wir mehr von den fehlenden Lichtfrequenzen, die zum Beispiel für die Bildung des wichtigen Vitamin D3 verantwortlich sind, das im Körper an unzähligen Regulierungsprozessen beteiligt ist. Dazu werden mögliche schädliche Effekte bestimmter Frequenzen durch andere Frequenzen reguliert. Zu viel ultraviolette Strahlung (UV) kann nachweislich große gesundheitliche Probleme hervorrufen. Dagegen wirken die wärmenden Infrarotstrahlen (IR) eher besänftigend und werden auch in der Medizin häufig zur Reparatur und Regeneration verwendet. Im natürlichen Sonnenlicht ist beides vorhanden und so können die negativen Effekte der einen Strahlung durch die andere ausgeglichen werden.

Gehe daher so oft wie möglich, besonders während der dunklen Monate, in die Sonne. Das hat den schönen Nebeneffekt, dass man frische Luft schnappen, die Landschaft genießen und die innere biologische Uhr wieder richtig einstellen kann. Aber Vorsicht: Besonders, wenn du bisher eher wenig Zeit in der Sonne verbracht hast, gib deiner Haut Zeit, sich an die Strahlen zu gewöhnen. Wenn du empfindlich auf Sonnenlicht reagierst, sei vernünftig und beobachte deine Haut. Einen Sonnenbrand solltest du in jedem Falle vermeiden. Wenn du längere Zeit in der Sonne bleiben und deine Haut schützen willst, ohne die schädlichen Inhaltsstoffe von synthetischen Sonnencremes an deinen Körper zu bringen, kannst du einen mineralischen Sonnenschutz verwenden. Dieser beinhaltet im Gegensatz zu synthetischen Produkten natürliche Inhaltstoffe wie kleine mineralische Partikel, die die UV-Strahlung reflektieren und somit die Haut vor Verbrennungen schützen. Verwende die CodeCheck-App (Seite 33), um geeignete Produkte ausfindig zu machen.

Sollte ich Vitamin D supplementieren?

Wenn es dir nicht möglich ist, viel Zeit im Freien zu verbringen, kann dir ein Vitamin-D3-Präparat helfen, einige der Effekte auch ohne Sonnenlicht zu erhalten. Wenn die Statistiken nur annähernd stimmen, haben immer noch mehr als 70 Prozent aller Deutschen ein Defizit an dem durch die Sonne gewonnenen Prohormon. Ein optimaler Vitamin-D3-Spiegel (> 50 Nanogramm pro Milliliter im Blut) unterstützt maßgeblich das Immunsystem, stärkt die Psyche und hilft bei der Bildung starker Muskeln und Knochen.

Schütze dich vor zu viel blauem Licht

Während sich das Spektrum des natürlichen Tageslichts aus einem relativ gleichmäßigen und harmonischen Farbverhältnis zusammensetzt, überwiegen bei modernen Lampen und Bildschirmen meist die blauen Wellenlängen. Zu viel blaues Licht kann die Augen dauerhaft schädigen und ist zudem besonders hormonwirksam, was durch die Unterdrückung der Produktion von Melatonin auch den Schlaf stark beeinträchtigen kann. Für unseren Körper bedeutet dies Dauerstress. Typische Blaulichtquellen sind die Hintergrundbeleuchtung von Flachbildmonitoren (Notebooks, Computer, Smartphones und Fernsehgeräte) sowie Energiesparlampen, Leuchtstoffröhren und LED-Beleuchtung. Gerade vor Flachbildschirmen verbringen immer mehr Menschen täglich viele Stunden. Zusätzlich zur Strahlungsbelastung aus dem Monitor tragen Energiesparlampen an vielen Arbeitsplätzen zu einem noch höheren Blauanteil des Umgebungslichts bei. Wie kannst du dich also vor dem aggressiven blauen Licht deines Smartphones schützen? Neue Software-Updates einiger Hersteller verändern bereits automatisch die Farbgebung der Bildschirme ihrer Geräte. Nutzer von weniger modernen Geräten sowie Leute wie ich, die sich auch vor anderen Kunstlichtquellen schützen wollen, nutzen die auf Seite 96 bereits erwähnte Blueblocker-Brille mit orangefarbenen Gläsern, die blaue Lichtfrequenzen herausfiltert. Diese Brille kannst du im Internet oder auch bei einem Optiker bestellen. Dazu empfehle ich dir die App f.lux, die du dir kostenfrei im Internet auf deinen Rechner laden kannst. Diese Anwendung erlaubt es dir, die Farbgebung deines Bildschirms auf die jeweilige Tageszeit anzupassen und die Blaulichtanteile gegen Abend automatisch herausnehmen zu lassen.

Repariere deine Zellen mit roten Lichtquellen

Die positive Wirkung von roten Wellenlängen, die im Bereich zwischen 600 und 900 Nanometer (nm) liegen, auf unseren Körper ist schon seit Jahrzehnten bekannt. Rotlicht, nahes Infrarotlicht (NIR) oder die Low-Level-Laser-Therapie wird bereits weitläufig eingesetzt, um verschiedene Schmerzzustände, Muskelschmerzen, Wundheilungen, Hauterkrankungen und sogar Depressionen zu behandeln. Der Effekt regt auch den örtlichen Blutkreislauf an. Seit Kurzem gewinnen Behandlungen mit Rotlicht auch für gesunde Menschen an Bedeutung, da unsere künstlichen Lichtquellen, darunter Smartphones, Bildschirme und LEDs, uns mit ihrem sehr einseitigen Blaulicht überfordern und Entzündungen und Hormonungleichgewichte verursachen können. Infrarotlicht hilft dabei, Entzündungen und Schmerzen zu verringern, reduziert Müdigkeit, wirkt sich positiv auf die Hauterneuerung aus, beschleunigt die Regeneration bei Sportlern und regt sogar die Leistung der Mitochondrien an.

Wenn du die Vorteile von rotem Licht zu Hause genießen willst, dann besorge dir eine Rotlichtlampe (ich empfehle eine UFO-

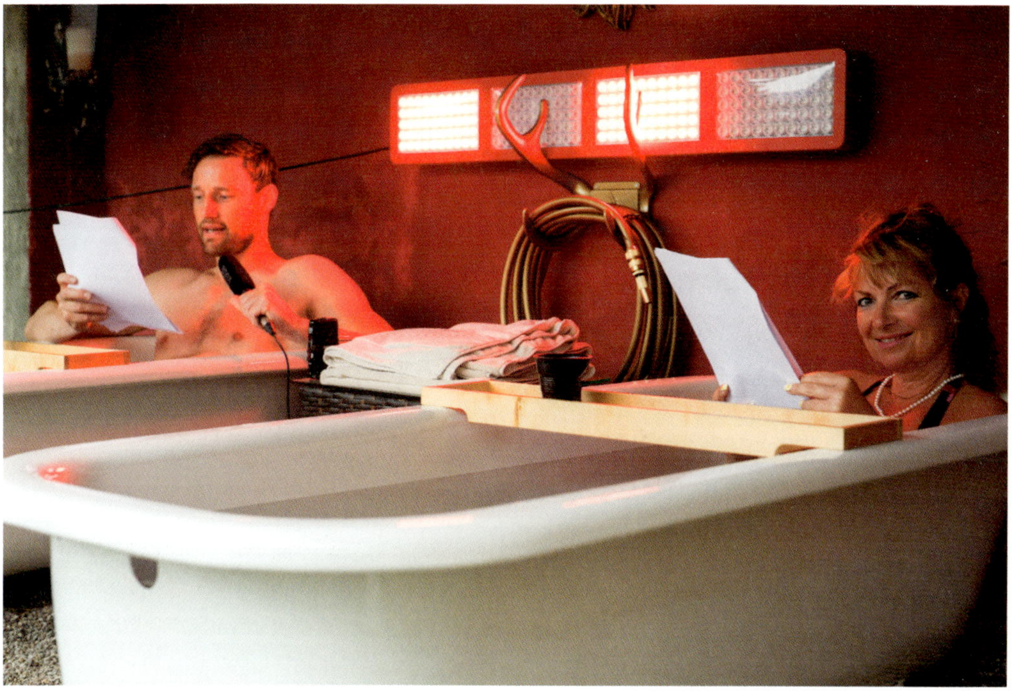

Während einer Aufnahme für meinen Podcast haben sich Anja Leitz und ich einen Gag erlaubt und uns in einer Badewanne sitzend mit Rotlicht bestrahlen lassen.

LED-Lampe mit 270 Watt im Lichtspektrum 660 Nanometer) und lege dich im Abstand von ungefähr 50 Zentimetern darunter. Lasse dir das rote Licht zwischen 15 und 25 Minuten auf den Körper scheinen, besonders auf die Körperstellen, die viel blaues Licht abbekommen, wie das Gesicht und die Halsregion. Rotes Licht kann unter anderem auch bei einer Darmtherapie helfen, indem du die rote Lampe auf deine Magengegend richtest. Mit Anja Leitz habe ich zu diesem Thema einen Podcast aufgenommen. Die Episode mit dem Titel *Das optimale Umfeld für zelluläre Freudensprünge* kannst du dir kostenfrei auf meiner Website ansehen. Eine Liste mit meinen Podcast-Episoden findest du im Anhang auf den Seiten 162 und 163.

Lesetipp: Dies ist nur ein kurzer Exkurs in die weite Welt der Photobiologie. Wenn du dich weiter für das Thema interessierst, hole dir das Buch *Better Body – Better Brain* von Anja Leitz. Darin erfährst du neben wertvollen Informationen zur Chronobiologie auch die detaillierten Eigenschaften der verschiedenen Lichtfrequenzen, wie sich diese auf die unterschiedlichen Körperfunktionen auswirken und wie du deinen Körper und deinen Geist damit weiter optimieren kannst.

Kann Rotlicht auf den Hoden den Testosteronspiegel erhöhen?

Einen interessanten Tipp, der wissenschaftlich allerdings noch wenig belegt ist, habe ich von dem finnischen Mediziner und Biohacker Dr. Olli Sovijärvi bekommen. Olli wendet bei einigen seiner männlichen Patienten mit Testosteronmangel eine Rotlichttherapie im Hodenbereich an, um dort die Produktion von Testosteron zu stimulieren. Seine Annahme beruht darauf, dass rotes Licht mit einer Wellenlänge von 670 Nanometer oder Infrarotlicht die Mitochondrien stimulieren, ATP zu produzieren. Dadurch wird die für die Zellen verfügbare Energie erhöht und die Testosteronproduktion angekurbelt. Wichtig ist auch, dass die Hoden dabei nicht sonderlich erwärmt werden, denn Hitze könnte die Spermien zerstören. Die Studienlage bei Menschen ist zwar noch sehr dürftig, allerdings gibt es einige Untersuchungen an Ratten mit vielversprechenden Ergebnissen. Eine koreanische Studie fand heraus, dass eine tägliche 30-minütige Low-Level-Lasertherapie (LLLT) mit einer Wellenlänge von 670 Nanometer einen signifikanten Anstieg des Serumtestosterons am vierten Tag zeigte, ohne schädliche Gewebepenetration.[101] Ich empfehle hier auf jeden Fall, noch weitere Studienergebnisse abzuwarten, bevor du diese empfindliche Region mit rotem Licht bestrahlst.

Frieren und Schwitzen für ein längeres Leben

»Tief Luft holen und los!« Der erste Schritt unter die eiskalte Morgendusche wird wohl nie der angenehmste sein. Aber mittlerweile ist kaltes Wasser eines der wichtigsten Elemente meiner Morgenroutine. Das Treffen des kalten, harten Wasserstrahls auf die noch von der Bettdecke warme, weiche Haut setzt Mechanismen in Gang, die mir einen energetischen Start in den Tag ermöglichen und dabei auch gleich noch meinen Fettstoffwechsel ankurbeln. Diese energie- und gesundheitsfördernden Effekte von Kälte auf den Körper werden vor allem dem Konzept der »Thermogenese« zugeschrieben, also der Wärmebildung des Körpers durch Stoffwechselaktivität. Was aber passiert im Körper genau, wenn er mit Kälte oder auch Hitze konfrontiert wird?

Kälte ist ein evolutionäres Werkzeug

Jeder kennt den Reflex, der eintritt, wenn das geliebte Geschwisterchen den Gartenschlauch einmal ganz unabsichtlich in unsere Richtung schwenkt und das kalte Wasser beim schützenden Wegdrehen auf die empfindliche Rückenfläche trifft. Ganz automatisch pressen wir die Brust nach vorn und holen tief Luft, oft gefolgt von weiteren schnellen Atemzügen. Dieser Kälteschockreflex ist so gut wie unkontrollierbar und hilft dabei, unseren Körper mit Sauerstoff zu füllen, mit dem wir Energie generieren können, um den Temperaturabfall auszugleichen. Beim kalten Duschen können wir diesen Effekt nutzen, um unseren gesamten Körper mit Sauerstoff zu füllen und uns damit richtig wach und energiegeladen zu fühlen.

Um 1820 begann der deutsche Landwirt und autodidaktische Naturheiler Vincenz Prießnitz die sogenannte »Hydrotherapie« anzubieten. Er nutzte kaltes Wasser, um alles – von gebrochenen Knochen bis hin zu erektiler Dysfunktion – zu heilen. Sein Haus wurde in ein Sanatorium umgewandelt und seine Patienten hofften auf Heilung durch die Kaltwasseranwendung. Für die positiven Effekte der Kälteexposition wird vor allem die Ausschüttung von zwei Hormonen verantwortlich gemacht: Adiponektin und Irisin.

Adiponektin fördert die Fettverbrennung

Der Nutzen von Adiponektin scheint fast zu schön, um wahr zu sein: Es verbrennt im Wesentlichen Fett. Bei Versuchstieren erhöht Adiponektin den Stoffwechsel,

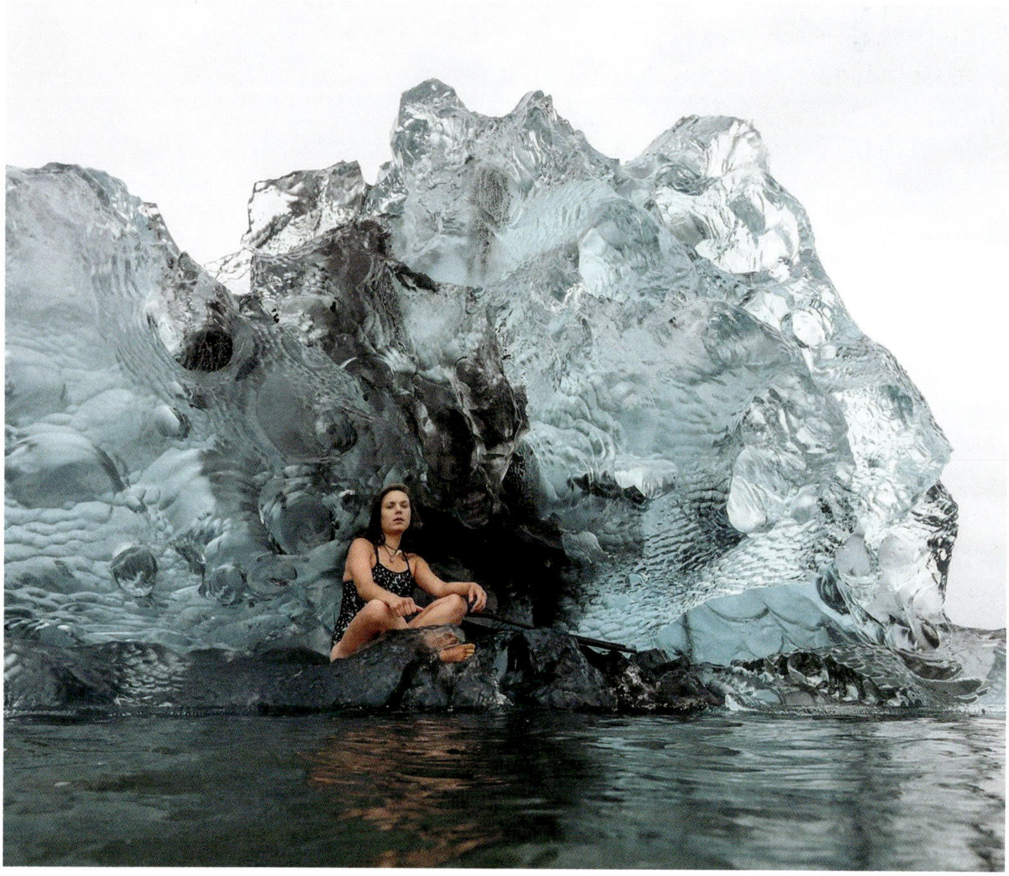

Durch absichtliches Frieren können wir unsere körpereigene Fähigkeit trainieren, uns selbst wieder aufzuwärmen. Aber Vorsicht! Taste dich langsam an die Kälte heran.

ohne den Hunger zu steigern. Es kann die mitochondriale Dichte erhöhen und die Effizienz im menschlichen Skelettmuskel steigern. Dies kann den nachträglichen Trainingseffekt von Eisbädern erklären. Tatsächlich berichten viele Befürworter der kalten Thermogenese von einer Kraft- und Muskelsteigerung.

Die beste Eigenschaft von Adiponektin hat jedoch nichts mit dem Aussehen zu tun. Adiponektin wird als mögliches Heilmittel für Herz-Kreislauf-Erkrankungen untersucht. Testpersonen reagierten auf die Injektion mit erhöhter Insulinsensitivität, entspannten Blutgefäßen und Herz-Kreislauf-Entzündungen verringerten sich unmittelbar. Erstaunlicherweise werden bei einem Herzinfarkt große Mengen an Adiponektin freigesetzt. Der Körper versucht dann verzweifelt, die Schädigung schnellstens zu heilen. Eine weitere Funktion von Adiponektin, die besonders in der Krebsbehandlung interessant ist, ist die Abschaffung alter und kranker Zellen durch einen bewussten, programmierten Zelltod, genannt Apoptose.

Irisin erhöht das Muskelwachstum

Von großem Interesse ist außerdem der Botenstoff Irisin, der vom Muskelgewebe abgegeben wird. Irisin wird auch während eines anstrengenden Trainings freigesetzt, jedoch vier- bis fünfmal langsamer als bei der kalten Thermogenese. Irisin bewirkt niedrigere Myostatinstufen. Dabei handelt es sich um ein Protein, das Muskelwachstum hemmt und den Körper somit vor unkontrollierbarem Muskelwachstum schützt. Weniger Myostatin bedeutet daher im Umkehrschluss größere und stärkere Muskeln, was besonders für Kraftsportler interessant ist.

Irisin ist außerdem an dem Prozess beteiligt, weißes Fett in braunes umzuwandeln. Unser Körper bildet zwei Arten von Fett: braunes und weißes. Das nervige der beiden ist das weiße, das für unser Hüftgold und den Schwabbelbauch verantwortlich ist. Braunes Fett sitzt zwischen den Muskeln. Der große Unterschied zwischen den beiden Fetten besteht darin, dass das braune Fett mit Mitochondrien versehen ist, die metabolisch aktiv werden können. Diese Art von Fett kann demnach Kalorien verbrennen, unter anderem auch weißes Fett.

Ist unser Körper nun extremer Kälte ausgesetzt, geschehen zwei Dinge im Fettstoffwechsel: Das vorhandene, metabolisch aktive braune Fett beginnt, Kalorien zu verbrennen, um den Körper zu erwärmen. Gleichzeitig führt die Ausschüttung von Irisin auf Dauer dazu, weißes Fett in braunes Fett umzuwandeln, um dem Körper weitere Ressourcen zur Energiegewinnung zu liefern. Dieser Vorgang ist vielleicht das stärkste Argument für die Thermogenese als Fettverbrennungsinstrument.

Häufige Fragen zur Kälteanwendung

Immer wieder werden mir Fragen zur Kältetherapie gestellt. Deshalb möchte ich an dieser Stelle die am häufigsten auftauchenden Fragen klären.

Wie kalt sollte die Temperatur sein?

Beim Duschen ist es so gut wie unmöglich, das Wasser zu kalt zu drehen. Oft ist auch die kälteste Stufe noch nicht richtig unangenehm kalt. Prinzipiell gilt, dass alles unter 15 Grad Celsius zur kalten Thermogenese führt. Bei Eisbädern solltest du aufpassen, dir keinen Gefrierbrand zu holen. Solange das Wasser mindestens vier Grad Celsius hat, wird deine Haut keine Kälteverbrennungen aufweisen. In Kältekammern oder der sogenannten Cryo-Sauna musst du achtgeben, dass deine Haut trocken ist. Nässe kann in der Cryo-Kammer zu schweren Gefrierverbrennungen führen.

Wie lange solltest du dich der Kälte aussetzen?

Die ersten Effekte der Hyperventilation finden gleich zu Beginn statt. Steigst du zum Beispiel unter die kalte Dusche, beginnst du sofort, deinen Körper mit Sauerstoff zu fluten. Die Ausschüttung von Hormonen braucht hingegen schon etwas länger. Ein Eisbad sollte mit fortschreitender Immersion, also schrittweisem Eintauchen des Körpers, zwischen 5 und 10 Minuten dauern. Beginne zum Beispiel nur mit den Beinen unter Wasser und tauche den Körper nach und nach in das eiskalte Wasser, bis zum Schluss nur noch der Kopf und die Hände über dem Wasser sind. Für die letzte Minute kannst du auch noch die Hände unter Wasser tauchen. Eine Runde in der Kühlkammer dauert in der Regel 3 Minuten. Diese Zahl nehme ich persönlich als Richtwert für meine kalten Duschen. Hier habe ich das Gefühl, dass ich den größten Nutzen für den geringsten Aufwand bekomme.

Wie kannst du loslegen?

Ganz einfach: Wenn du am Morgen in die Dusche steigst, stelle den Temperaturregler auf kalt und lasse ihn dort. Atme tief und ruhig mit der Box-Breathing-Technik (Seite 115) und lasse dich mindestens 30 Sekunden von dem kalten Wasser treffen. Zähle langsam bis Null herunter und konzentriere dich auf die Atmung. Fühle, wie sich jeder Teil deines Körpers mit Sauerstoff füllt und zum Leben erwacht. Eine der effektivsten Methoden, um deinen Körper ideal auf die Kälte vorzubereiten, ist die sogenannte Power-Atmung von Wim Hof, die ich auf den Seiten 102 und 103 beschrieben habe.

Die Sauna als Jungbrunnen

In den skandinavischen Ländern sind Saunabesuche ein wichtiger Bestandteil der Gesellschaftskultur. Besonders in Finnland besitzen zahlreiche Privathaushalte eine eigene Sauna. Ich habe diese faszinierende Kultur während eines Trips mit einigen Biohacker-Kollegen ins finnische Hinterland kennengelernt. Dort erlebte ich die wohl denkwürdigste Saunaerfahrung meines Lebens, angeleitet von unserem Gastgeber, einem skandinavischen Haudegen mit stechend blauen Augen und einem festen Händedruck. Schon bald klopften wir uns gegenseitig mit Birkenruten ab, sprangen nach mehreren Aufgüssen in den Teich und wiederholten das Ganze vier- bis fünfmal. Vor der Sauna gab es Birkensaft und Wasser zur Erfrischung und auch in der Sauna wurde ständig frisches Wasser herumgereicht. Die abwechselnde Hitze und Kälte löste in mir eine starke Ausschüttung von Endorphinen und Stickstoffmonoxid aus. Stickstoffmonoxid sorgt unter anderem für eine Weitung der Gefäße, die Entspannung von Muskelzellen und die Abwehr von Bakterien im Körper. Ich war völlig entspannt und konnte kaum mehr sprechen. Den anderen ging es genauso. Ich bin wahrlich kein Saunaanfänger und sauniere oft mehrmals pro Woche, aber das war etwas komplett Neues.

Einige vorteilhafte Eigenschaften des Saunierens sind mittlerweile bereits gut erforscht und mehrfach nachgewiesen. Vor allem eine Verbesserung der allgemeinen körperlichen Fitness und eine deutlich geringere Infektanfälligkeit werden immer wieder als positive Effekte von regelmäßigen Saunabesuchen genannt. Dies kann mit der Stimulation von Immunsystem und Kreislauf durch den Saunabesuch begründet werden. Verschiedene Studien konnten nachweisen, dass Nutzer der finnischen Sauna seltener unter grippalen Infekten leiden und allgemein weniger häufig erkran-

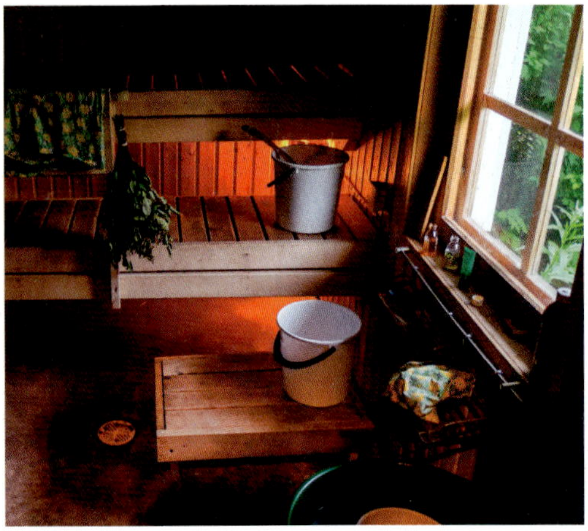

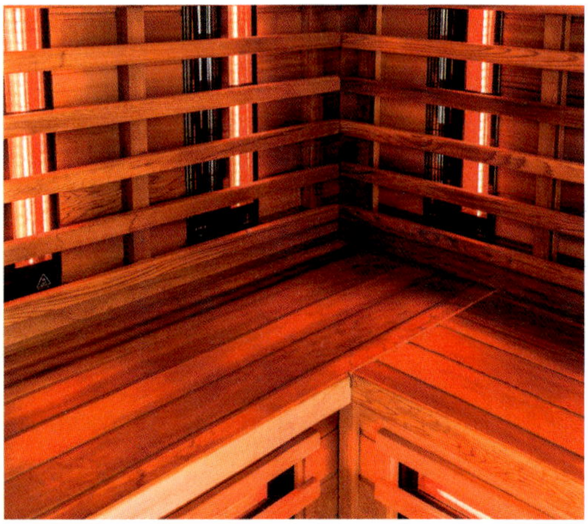

In Finnland gehört Saunieren zur Tradition. Da ist in jeder noch so kleinen Hütte Platz für eine Sauna (links). In der Infrarotsauna wird die Wärme mit rotem Infrarotlicht erzeugt, dem viele gesundheitliche Vorteile zugeschrieben werden (rechts).

Achte auf deine Gesundheit!

Nicht immer ist ein Saunabesuch förderlich für die Gesundheit. Wenn du Fieber hast, solltest du auf den Saunabesuch verzichten. Die Temperaturregulierung deines Körpers kann aus dem Gleichgewicht geraten und zu einer Verschlechterung des Gesundheitszustands führen. Zur Vorbeugung von grippalen Infekten hingegen sind Saunabesuche sehr empfehlenswert, bei einer bestehenden Erkrankung können sie jedoch einen negativen Effekt haben. Bei schweren Lungen- und Herzerkrankungen, sehr hohem Blutdruck, Schilddrüsenüberfunktion, Hautproblemen, Herzschwäche, Epilepsie und bestehenden Erkrankungen des Gehirns sollte auf jeden Fall immer zuerst Rücksprache mit einem Arzt gehalten werden.

ken als Nichtsaunagänger. Unbestritten ist auch die erholsame Wirkung der Sauna. Pure Entspannung und ein gesteigertes Wohlbefinden gehören neben den körperlichen Auswirkungen zu den bestimmenden Faktoren für den allgemeinen Gesundheitszustand. Aber wie kommt es zu den genannten Effekten?

Bei einem Saunagang steigt die Körpertemperatur an, sie erhöht sich im Körperinneren um etwa ein bis zwei Grad Celsius. Die Wärmeregulation deines Körpers reagiert auf diesen Einfluss. Atem- und Herzschlagfrequenz nehmen deutlich zu und die Blutgefäße erweitern sich. Du schwitzt und verlierst bei einem durchschnittlichen Saunagang von etwa 15 Minuten rund einen halben Liter Schweiß. Eine kalte Dusche nach der Sauna kehrt diesen Effekt wieder um und die erweiterten Blutgefäße ziehen sich zusammen. Das Blut wird ins Körperinnere geleitet, damit die Körperwärme dort konstant bleibt. Wenn du öfters in die Sauna gehst, trainierst und stärkst du damit dein Herz-Kreislauf-System. Auch für Lunge und Atemwege ist die Sauna ein wahrer Segen. Regelmäßige Anwendungen erhöhen deine Lungenkapazität um 10 bis 14 Prozent und sorgen für eine bessere Durchblutung der Schleimhäute. Sehr positiv ist die Sauna auch für Asthmatiker, da viele Patienten seltener unter Anfällen leiden. Gleiches gilt auch für Personen mit chronischer Bronchitis.

Bei unserem Ausflug in Finnland war unter anderem Dr. Rhonda Patrick, eine renommierte Wissenschaftlerin aus den USA, mit von der Partie. Rhonda gilt als Expertin für die Auswirkungen von Hitze und Kälte auf den menschlichen Organismus und hat einen Zusammenhang zwischen regelmäßigen Saunagängen und Langlebigkeit bei Nagetieren festgestellt. Demnach wirkt schon ein 20-minütiger Saunabesuch lebensverlängernd.

Die Infrarotsauna als Alternative für Biohacker

Die Infrarotsauna gilt als günstige Alternative zur klassischen Sauna mit ähnlichen Effekten auf die Gesundheit. Spezielle

Infrarotstrahler in den Kabinen erzeugen hierbei die Wärme mit geringeren Temperaturen als bei einer herkömmlichen Sauna. Dies ist vor allem für Menschen mit bestehenden Herz-Kreislauf-Problemen von Vorteil. Japanische Forscher ordneten für 41 Personen mit dieser Erkrankung den Besuch einer Infrarotsauna an. Für einen Zeitraum von drei Wochen besuchten die Patienten an je fünf Tagen pro Woche regelmäßig die Sauna. Nach dem Ende dieses Zeitraums stellten die Forscher bei den Studienteilnehmern eine deutliche Steigerung der Belastbarkeit fest.

Schütze dich vor elektromagnetischen Feldern

Der lebende menschliche Körper ist ein elektromagnetischer Apparat. Unsere Zellen, wie zum Beispiel die Mitochondrien, kommunizieren über Schwingungen und werden zusätzlich über externe Schwingungen beeinflusst. Elektromagnetische Felder, wie sie von Mobiltelefonen, Mikrowellen, WLAN und weiteren elektronischen Geräten hervorgerufen werden, haben Auswirkungen auf biologische Systeme und verursachen Entzündungen, Verstrahlung und Hyperthermie, eine ungewollte Überwärmung des Körpers. Wir kommunizieren stetig mit unserer Umwelt und je mehr elektromagnetische Schwingungen auf uns treffen, desto mehr elektromagnetische Strahlung prasselt auf uns ein. Wenn du also einen WLAN-Router in deinem Zimmer hast, dein Smartphone im Bluetooth-Modus deine Playlist auf einem externen Lautsprecher abspielt und vor deiner Haustür noch ein Fernsehturm steht, dann bedeutet das, dass deine Zellen stark gefordert werden. Zu viel EMF-Strahlung steht in Zusammenhang mit oxidativem Stress, Zelltod, DNA-Schäden, Tumorwachstum, Darmproblemen und Infertilität. Diese elektromagnetischen Felder werden in naher Zukunft noch zunehmen, daher ist es sinnvoll, sich bereits jetzt davor zu schützen. Folgende Tipps erfordern wenig Aufwand, sind aber effektiv:

1. Schalte nachts dein WLAN ab.
2. Schalte dein Handy in den Flugmodus und nimm es so oft wie möglich aus der Hosentasche.
3. Besorge dir Mehrfachstecker und schalte mehrere Geräte und Bereiche gleichzeitig ab.
4. Ziehe von Geräten den Stecker, wenn sie nicht benötigt werden.
5. Entledige dich überflüssiger Elektronen, indem du barfuß im Wald oder auf der Wiese läufst (Seite 85).

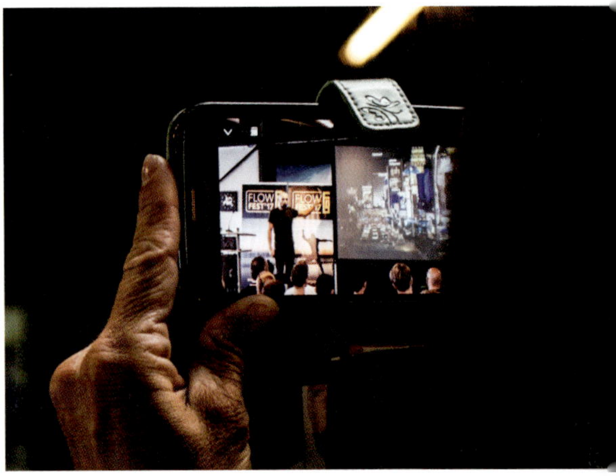

Die uns umgebende Strahlung beeinflusst massiv unseren Zellstoffwechsel – eine exzessive Handynutzung gehört ebenfalls dazu.

Es gibt zudem eine Therapie, die hier Abhilfe leisten könnte: Sie nennt sich PEMF-Therapie oder gepulste elektromagnetische Feldtherapie. Sie wird bereits erfolgreich eingesetzt, um verschiedene Krankheitsbilder von der Knochenheilung und Schmerzlinderung bis zur Ausbalancierung des neuroendokrinen Systems (einschließlich Hormonproduktion und Melatoninspiegel) zu behandeln. In einer Studie mit männlichen Wister-Ratten wurde gezeigt, dass die PEMF-Therapie den Ratten geholfen hat, sich von den Folgen der Mikrowellenstrahlung in Bezug auf die Testosteronproduktion zu erholen und auch oxidativen Stress zu bekämpfen. Tatsächlich erhöhte sich der Testosteronspiegel der Ratten im Vergleich zu vor der Mikrowellenbestrahlung, nachdem sie 60 Tage lang mit PEMF behandelt wurden.

Nimm dein Smartphone möglichst oft aus der Hose

Viele Männer tragen Handys und Smartphones in den Hosentaschen ganz in der Nähe der Fortpflanzungsorgane. Es ist tatsächlich so, dass Mobiltelefone Mikrowellen emittieren, die schädlich für normales Gewebe sind, wenn sie sehr nah an die Haut gehalten werden. Es gibt mehrere Studien, die Beziehungen zwischen Handynutzung und reduzierter Spermienzahl und Spermienqualität aufgezeigt haben. Diese negativen Auswirkungen sind sehr wahrscheinlich auch auf die Verringerung des Testosteronspiegels bei Männern zurückzuführen.

Bei aller Vorsicht, stresse dich nicht unnötig, denn unser Körper kann mit elektromagnetischer Strahlung durchaus umgehen. Denn das wäre ja noch zusätzlicher Stress! Versuche einfach, ein gesundes Maß zu finden, und eliminiere unnötige Strahlenquellen.

Biohacker-Spickzettel

Umfeld

- Bewege dich so viel wie möglich in natürlichen Lichtverhältnissen.
- Vermeide zu viel Blaulicht und ergänze Rotlicht.
- Nutze die Vorteile von kalten Duschen und Saunagängen.
- Reduziere die elektromagnetische Strahlung in deinem Umfeld.
- Stresse dich nicht zu sehr! Wir haben schon genug Stressoren in unserem Umfeld.

Hast du Lust loszulegen? Dann melde dich zu meinem kostenfreien Videokurs an und erfahre, wie du die Inhalte und Übungen in diesem Buch in deinem Alltag umsetzen kannst. Gehe hierzu auf: biohacking-buch.de/kurs.

8 Der zweiwöchige Biohacking-Crashkurs

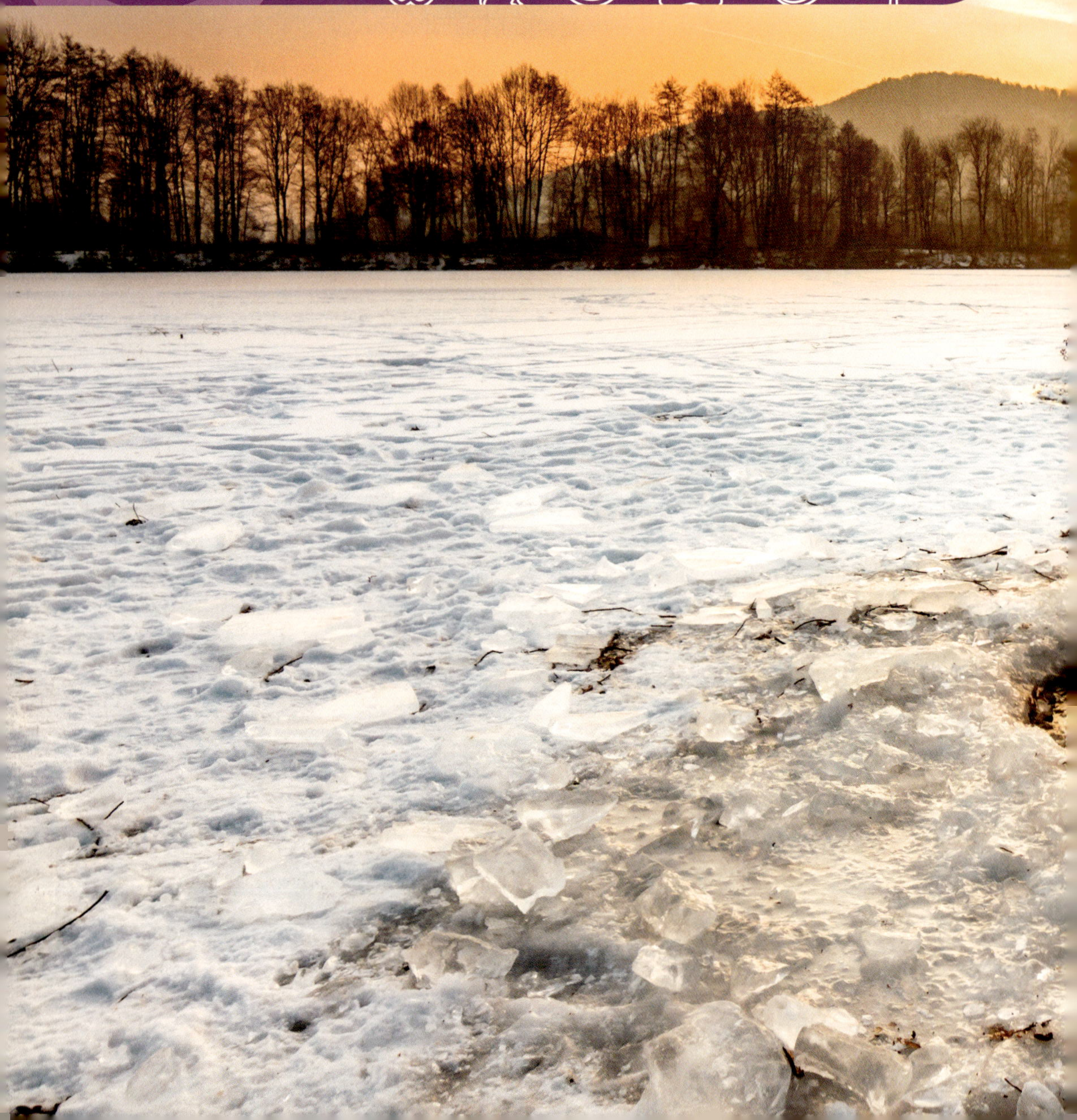

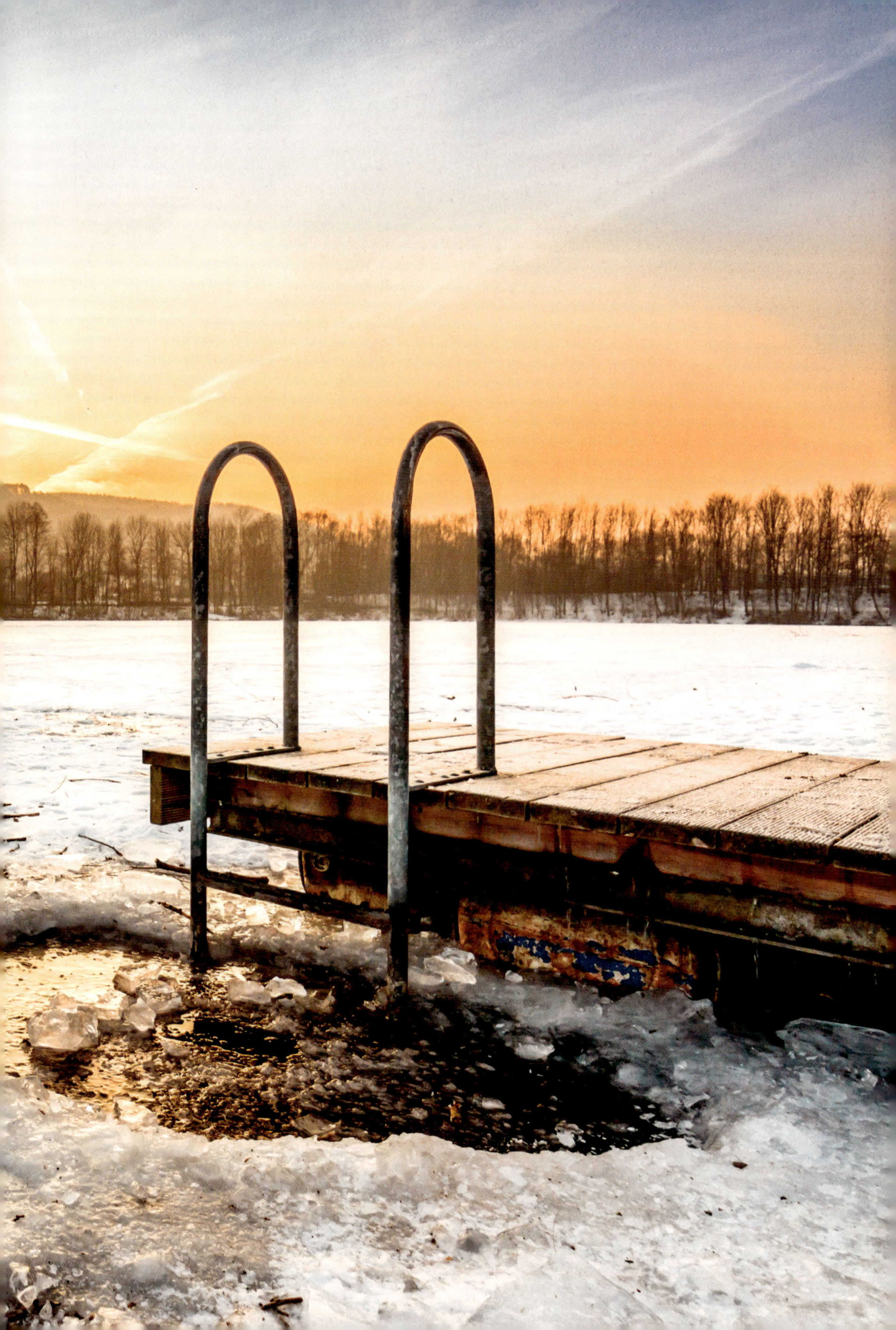

> Du hast bestimmt schon begonnen, einige der in diesem Buch genannten Biohacks umzusetzen und in deinen Alltag zu integrieren. Genauso ist es auch gedacht! Betrachte dieses Buch als eine Art Werkzeugkiste mit Tipps, Tricks und Methoden, die du benutzen kannst, um etwas in deinem Leben zu verändern. Dabei passt auch nicht jeder Schraubenschlüssel auf dieselbe Schraube. Finde für dich heraus, was du gut gebrauchen kannst und was in deinem persönlichen Alltag nicht umsetzbar ist.

Dein Biohacker-Fahrplan

Im folgenden Abschnitt möchte ich dir einen Plan mitgeben, mit dem du die für mich effektivsten Methoden sinnvoll in deinen Alltag einbauen kannst. Mit diesem Crashkurs erhältst du einen groben Fahrplan, um deinen Körper und deinen Geist komplett neu zusammenzusetzen und zu neuer Balance zu finden. Einige der Effekte, die du damit erzielen kannst, habe ich dir hier aufgelistet:

- optimierter Stoffwechsel
- höhere Energieproduktion
- erhöhte Neubildung von Nervenzellen
- bessere Hormonbalance und -empfindlichkeit
- verbesserte Schilddrüsenfunktion
- erholsamerer Schlaf
- Minderung von Sehstörungen
- reduzierter oxidativer Stress
- erhöhte Libido und besseres Sexualempfinden
- optimierte Melatonin- und Cortisolausschüttung
- optimierte Fettverbrennung
- höhere Gewichtsregulation
- gesteigerte Leistungs- und Konzentrationsfähigkeit
- optimierter Zucker- und Fettstoffwechsel
- höhere Knochendichte
- gesündere Haut, Nägel und Haare
- vermindertes Krebsrisiko
- Vorbeugung von Alzheimer und weiterer altersbedingter, neurodegenerativer Krankheiten
- Verbesserung bei Aufmerksamkeitsdefizitsyndrom (ADS) und Hyperaktivität (ADHS)
- Vorbeugung von Herz-Kreislauf-Erkrankungen
- bessere Blutdruckregulation
- optimierte Darmflora
- höhere Produktivität
- höhere Belastbarkeit und Stressresistenz

Diese Veränderungen geschehen nicht über Nacht. Gib dir selbst Zeit, damit sich neuronale Anpassungen entwickeln und neue Gewohnheiten physiologisch und psychologisch festigen können. Starte mit zwei Wochen und beobachte, wie du dich im Verlauf fühlst. Entscheide danach, welche Gewohnheiten du beibehalten und welche du nicht weiterführen willst. Langfristige Verhaltensänderungen treten übrigens nach den aktuellen wissenschaftlichen Erkenntnissen nach etwa zehn Wochen ein.[102]

Einmalige Tätigkeiten

Führe die folgenden Handlungen nur hin und wieder durch, wie einen Frühjahrsputz. Auch wenn sie zuerst vielleicht mühsam wirken, sie werden dir deine Lebensveränderung um einiges einfacher machen.

Optimiere deine Küche

Nimm dir einmal einen ganzen Tag Zeit und entledige dich der Lebensmittel, die dir sowieso nur ein schlechtes Gewissen einbringen. Sieh deine Regale und deinen Kühlschrank einmal durch und wirf Müsli, Toast, Nudeln, Süßigkeiten, Zucker, industriell erzeugte Fleischprodukte und minderwertige Speiseöle weg. Bestelle dir die Utensilien wie einen hochwertigen Mixer (»Kaufste billig, kaufste zweimal.«), eine Küchenmaschine, ein paar gute Messer und einen Gemüseschäler. Räume dein Gefrierfach leer und schaffe Raum für Eiswürfelbehälter, Eispacks und größere Mengen an Eis.

Optimiere dein Schlafzimmer

Wie in Kapitel 4 (Seite 95/96) beschrieben, können bereits schwache Lichtquellen, die auf unsere Augen und unseren Körper treffen, die Melatoninproduktion maßgeblich hemmen. Für einen besseren Schlaf verdunkle deine Fenster, schalte alle elektronischen Geräte aus und besorge dir eine Schlafmaske, sodass du komplett im Dunkeln schläfst.

Optimiere deine Lichtverhältnisse

Entsorge flackerndes und flimmerndes Licht und investiere in neue Lampen. Kaufe reichlich Kerzen und investiere in einen UVA/UVB-Strahler mit 100 Watt. Besorge dir eine LED-UFO-Rotlichtlampe mit 90 Watt und 660-Nanometer-Rotlichtdioden. Installiere dir die App f.lux auf deinem Rechner und bestelle dir online eine Blueblocker-Brille.

Optimiere dein elektromagnetisches Umfeld

Überprüfe, wo du deinen WLAN-Router ein- und ausschalten kannst und schreibe dir das Passwort auf. Installiere Zentralschaltungen, über die du mehrere Geräte gleichzeitig ein- und ausschalten kannst. Investiere in ein PEMF-Gerät zum Schutz vor zu viel elektromagnetischer Strahlung.

Lass dich ausführlich testen

Ein Biohacker prüft, ob sich die Veränderungen auch in messbaren Werten sehen lassen. Eine Messung veranschaulicht dir, was in deinem Körper passiert, sie hilft dir, dich besser kennenzulernen und motiviert zudem ungemein. Mache einen Termin bei deinem Hausarzt oder bestelle dir online deine gewünschten diagnostischen Tests. Wichtig ist, dass du so viele Daten wie möglich vermerkst: Tag der Messung, Uhrzeit und Konstitution. Ich empfehle dir Tests, die dir Infos über folgende Werte liefern:

- Cholesterin
- Triglyzeride
- Fettsäureprofil
- Langzeitzucker HbA1c
- Homocystein
- Vitamine D und B12
- Folsäure
- Mineralstoffe Kalium und Magnesium
- Spurenelemente Jod, Zink, Selen, Kupfer

- Coenzym Q10
- Entzündungsmarker hsCRP
- geschlechtsspezifische Hormone
- Schilddrüsenhormone

Wöchentliche Tätigkeiten

Führe die folgenden Aktionen ein- bis zweimal pro Woche aus. Bestimme am besten feste Tage und trage die Handlungen in deinen Kalender ein, damit sich Routinen bilden können.

Gehe einkaufen

Besorge dir ein paar große Einkaufstaschen aus Stoff und gehe einmal die Woche richtig einkaufen, entweder auf dem Markt oder in einem gut sortierten Supermarkt. Mittlerweile kannst du dir frische Lebensmittel auch online bestellen und nach Hause liefern lassen. Kaufe viel Gemüse, Nüsse, hochwertiges Fleisch, frischen Fisch, Eier, Butter und ein bisschen Obst.

Trainiere kurz, aber intensiv

Fordere deinen Körper mindestens einmal die Woche mit einem Biohacker-Tabata (Seite 75–81), einer Sprinteinheit oder einer Trainingseinheit mit den in Kapitel 3 von Seite 65 bis 74 vorgestellten Übungen heraus. Treibe deinen Herzschlag nach oben und setze dir Ziele zur Verbesserung deiner Mobilität, Schnelligkeit und Kraft.

Faste intermittierend

Suche dir ein bis zwei Tage aus, an denen du nur in einem gewissen Zeitfenster isst. Beschränke dich bei der Nahrungsmittelaufnahme auf ein Fenster von maximal 6 Stunden. In den verbleibenden 18 Stunden hat dein Körper genügend Zeit und extra Energie (die normalerweise für die Verdauung verwendet werden würde), um die Hormone einzustellen, Giftstoffe abzutransportieren und den Körper generell wieder auf Vordermann zu bringen. Ich persönlich faste meist am Dienstag und Donnerstag.

Tägliche Tätigkeiten

Die folgenden Aktionen kannst du jeden Tag ausführen. Versuche auch hier, Routinen zu entwickeln. Für mich sind vor allem der Morgen und der Abend eine ideale Zeit für Rituale. Zum Beispiel starte ich meinen Morgen gern mit einer zehnminütigen Meditation und einem anschließenden Biohacker-Kaffee. Abends trinke ich eine Tasse Tee und lese, bevor ich schlafen gehe (auch wenn die Versuchung, den Laptop mit ins Bett zu nehmen, oft wahnsinnig groß ist).

Gehe raus in die Sonne

Sonnenlicht stimuliert die Produktion wichtiger Hormone wie Vitamin D und Testosteron, fördert den Blutfluss und hebt die Stimmung durch die Ausschüttung von Dopamin. Sonnenlicht ist zudem eine effektive Energiequelle für unsere Zellen und wir benötigen tatsächlich weniger Nahrung, wenn wir mehr Sonnenlicht abbekommen. Natürliches Licht ist zudem ein wichtiger Zeitgeber für unsere innere Uhr. Für einen erholsamen Schlaf und ein energetisches Aufwachen ist ein gut eingestellter Biorhythmus essenziell. Das bedeutet, dass du auch nach draußen gehen solltest, wenn die Sonne nicht scheint, denn selbst dann kannst du von dem natürlichen Tageslicht profitieren.

Praktiziere Dankbarkeit

Dankbarkeit ist eine der einfachsten Methoden, um glücklicher zu sein. Pick dir etwas heraus, für das du heute dankbar bist, und schreibe es am besten auf, notfalls auch in einer Notiz-App im Handy. Oder nimm dir ein paar Minuten Zeit, um darüber nachzudenken. Konzentriere dich auf das Gefühl, das es in deinem Körper erzeugt. Versuche, deine Dankbarkeit mit deinem Partner, deiner Partnerin oder auch einem Freund zu teilen. So könnt ihr sie gegenseitig im Bewusstsein behalten und sie auch weiter praktizieren.

Trinke ausreichend Wasser

Deine Zellen benötigen Flüssigkeit, um effizient arbeiten zu können. Trinke jeden Morgen ein bis zwei Gläser Wasser. Wenn du dazu noch eine Prise Salz und einen Schuss Zitronen- oder Limettensaft hinzugibst, kannst du noch mehr aus der morgendlichen Hydratation herausholen. Das Salz hilft dabei, die Nebenniere zu aktivieren und die Zitrone unterstützt eine Normalisierung des pH-Wertes.

Dusche kalt für 30 Sekunden

Eine kalte Dusche ist der erste Schritt zur Kältetherapie. Das klingt erst mal wie eine Qual, aber die Vorteile sind es wirklich wert. Sich der Kälte auszusetzen, verringert Entzündungen, beschleunigt die Erholung, unterstützt die Fettverbrennung und hilft dabei, besser zu schlafen. Beginne damit, deinen ganzen Körper nach jedem Duschen kurz mit kaltem Wasser abzubrausen. Versuche dann, dich langsam auf bis zu 30 Sekunden oder einer Minute hochzuarbeiten.

Stehe regelmäßig auf

Zu langes Sitzen versteift die Muskeln, verlangsamt den Stoffwechsel und treibt deinen Blutzucker in die Höhe. Nimm dir vor, alle 20 bis 40 Minuten aufzustehen. Wenn es sein muss, stelle dir einen Alarm. Du kannst auch eine höhere Arbeitsfläche wie eine Theke oder einige gestapelte Bücher in ein Stehpult verwandeln.

Iss mehr Fett und weniger Zucker

Beginne damit, die Kohlenhydrate aus deinem Frühstück zu verbannen und ersetze sie durch Fett. Versuche es mal mit weich gekochten Eiern und Avocado oder etwas Wildlachs. Oder ersetze dein Frühstück durch eine cremige Tasse Biohacker-Kaffee (Seite 56).

Trainiere deine Geschmeidigkeit

Verwende eine feste Schaumstoffrolle oder einfach eine leere Plastikflasche und rolle deine Muskeln dort aus. Das macht dein Gewebe flexibler und führt zur Produktion von Serotonin, aus dem wiederum das Schlafhormon Melatonin gebildet wird.

Iss Gemüse mit kräftigen Farben

Buntes Gemüse und Obst enthält Fasern und Antioxidantien, die freie Radikale binden und aus dem Körper transportieren. Vor allem, wenn du viel Zeit im Sitzen vor dem Rechner verbringst und einen stressigen Job hast, können vermehrt freie Radikale entstehen, die nachweislich zu chronischen Krankheiten führen können. Die Polyphenole in buntem Gemüse sind besonders stark. Neben der Bindung von freien Radikalen fungieren sie als Präbiotika und dienen so den guten Bakterien im Darm als wertvolle Nahrung. Brokkolisprossen enthalten zudem Sulforaphan (Seite 37/38), ein Stoff, der Entzündungen entgegenwirkt.

Atme frische Luft

Geh jeden Tag mindestens einmal nach draußen und fülle deine Lungen mit frischer Luft, indem du tief in den Bauch durch die Nase einatmest und langsam durch deinen Mund ausatmest. Das hilft dir, dich zu entspannen und neue Energie zu tanken.

Meditiere 5 Minuten

Beginne mit nur 5 Minuten Meditation. Arbeite dich nach und nach hoch auf bis zu 20 Minuten täglich. Regelmäßiges Meditieren lindert nachweislich Stress, stärkt das Immunsystem, lindert Angst und Depressionen und vieles mehr. Dabei ist die Regelmäßigkeit wichtiger als die Länge der Meditation. Lege dich für 5 Minuten täglich fest, anstatt ab und an 20 Minuten pro Woche einzuschieben.

Bewege dich

Regelmäßiges Spazierengehen hilft dabei, deinen Stoffwechsel anzuregen, dein Gedächtnis zu schärfen, Tageslicht zu tanken und frische Luft zu atmen. Wechsle ab zwischen einem Spaziergang, Yoga oder einem kurzen Workout. Dein Körper ist gemacht, um sich zu bewegen, also schwing die Hufe!

Mache digitale Pausen

Die übermäßige Nutzung von Technologie, insbesondere von sozialen Medien, steht im direkten Zusammenhang mit einer Zunahme von Depressionen und Angstzuständen. Ignoriere Facebook, Instagram, Snapchat, Netflix und Videospiele jeden Tag mindestens für 2 Stunden und verbringe stattdessen lieber Zeit mit deinem Partner, deiner Partnerin oder anderen tollen Menschen in deinem Umfeld.

Supplementiere zielorientiert

Nahrungsergänzungsmittel sind ein zweischneidiges Schwert. Die falschen können mehr Schaden anrichten als sie dir guttun, die richtigen aber können deine Gesundheit und Leistungsfähigkeit sinnvoll optimieren. Überlege dir, was du mit dem Ergänzungsmittel erreichen willst, bevor du einfach irgendetwas schluckst.

Spiele regelmäßig

Kreativität ist eine Fähigkeit, die du trainieren kannst. Deshalb solltest du kreative Pausen zu einer Gewohnheit machen, um diesen Skill regelmäßig zu trainieren. Kreativsein schafft neue neuronale Wege und stärkt dein analytisches Denken. Die meisten Menschen arbeiten heutzutage viel zu hart und zu monoton. Halte dir in deinem Terminplaner Zeit frei, um kreativ zu sein und Spaß zu haben. Kreatives Spielen ist wichtig und ein idealer Weg, um in den Flow zu kommen.

Stresse dich nicht zu sehr

Ich kann es nicht oft genug erwähnen: Es ist nicht wichtig, dass du alle genannten Punkte immer einhältst. Es sind Wegweiser, die dir eine Richtung zu einem gesünderen, leistungsfähigeren und glücklicheren Selbst zeigen sollen. Also, wenn du dich demnächst auf einer super Fete oder einer feuchtfröhlichen Hochzeit wiederfindest, lass dich auch mal fallen! Am besten so elegant wie ich, als ich versuchte, es meiner Freundin Jacqueline gleichzutun und einen Handstand auf einer Vibrationsplatte ausprobierte.

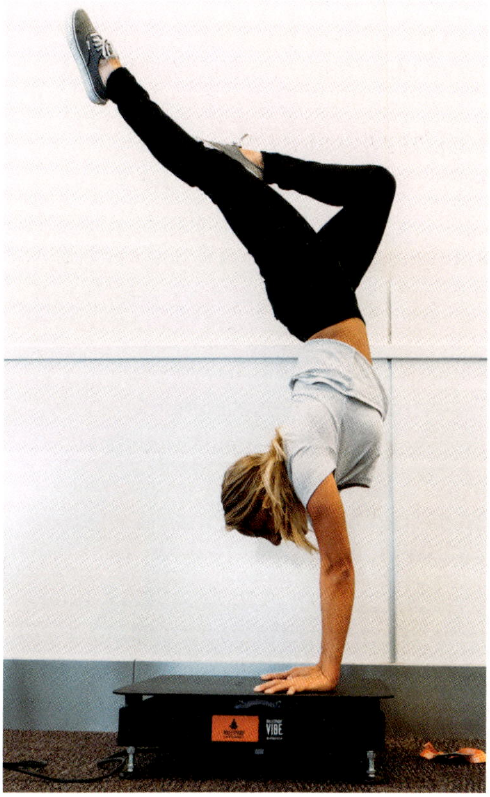

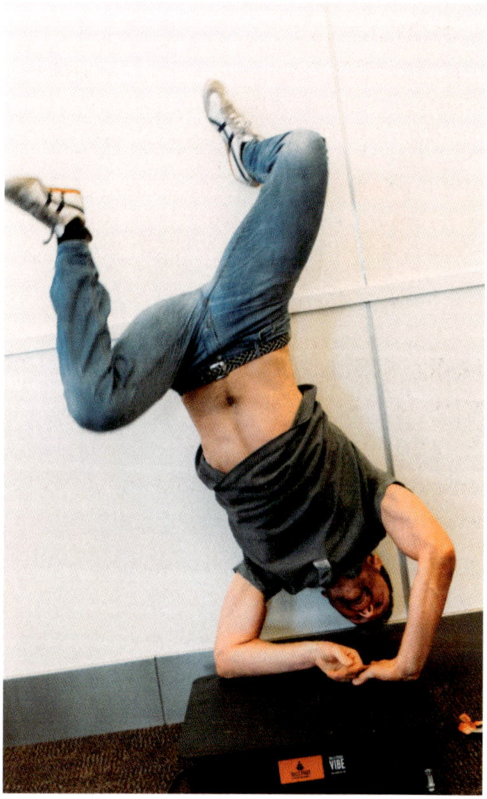

Wie du auf den Fotos siehst, ist mir der Handstand auf der Vibrationsplatte nur mäßig gelungen.

Schreibe mir deine Erfahrungen

Gib dir selbst ein Versprechen, dass du dich einmal für zwei Wochen zu mehreren der genannten Biohacks verpflichtest. Halte durch und beobachte, was sich in den zwei Wochen für dich verändert. Berichte mir gern, welche Erfahrungen du gemacht hast. Biohacking ist eine sehr individuelle Kunst. Mich würde interessieren, welche Methoden für dich besonders funktionieren und welche weniger. Schreibe mir jederzeit eine E-Mail an max.gotzler@flowgrade.de! Ich freue mich darauf, von dir zu lesen.

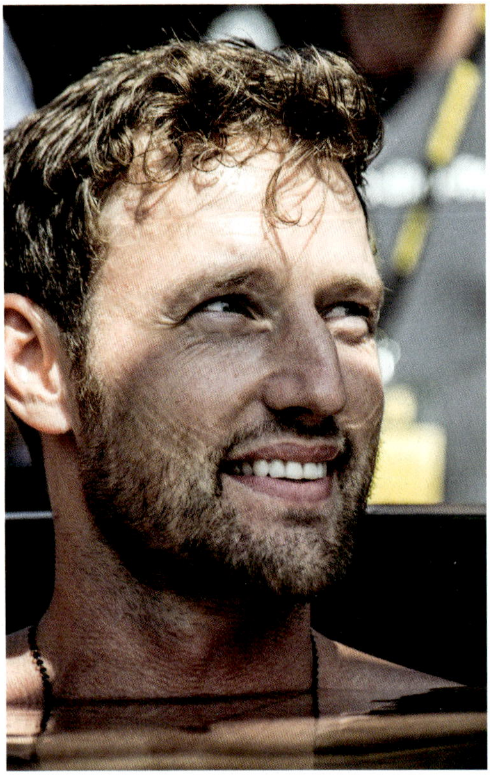

Das ist erst der Anfang!

Mit den Methoden in diesem Buch hast du nun schon einmal ein paar Werkzeuge, um deinen Körper und Geist auf die nächste Stufe zu bringen und dir ein Leben nach deinen Vorstellungen zu erschaffen. Aber das ist erst der Anfang! Die beschriebenen Techniken und Informationen sind deine Grundlagen, um loszulegen. Ein wichtiges Element von erfolgreichem Biohacking besteht aber im direkten Austausch mit weiteren Selbstoptimierern. Deshalb schließe dich im nächsten Schritt unserer Online-Community an und finde heraus, wie du deinen Körper und deinen Geist weiter kennenlernen, optimieren und in den Flow bringen kannst.

Eine der bereicherndsten Erfahrungen für mich sind Veranstaltungen, die gleich gesinnte Menschen zusammenbringen. Genau aus diesem Grund habe ich mit meinem Team im Sommer 2017 mit dem FlowFest die allererste Biohacking-Konferenz im deutschsprachigen Raum veranstaltet. Das Event war ein voller Erfolg! Neben Vorträgen von weltführenden Experten gab es Workshops für Acro-Yoga, Meditationsrunden, eine Eiswanne, Stände mit innovativen Produkten und Dienstleistungen und vieles mehr. Kurz: ein Tag im totalen Flow! Unsere Teilnehmer waren so begeistert davon, dass wir bereits während des Events entschieden haben, das FlowFest von nun an jedes Jahr zu organisieren. Hiermit lade ich dich herzlich ein, beim nächsten FlowFest dabei zu sein. Der persönliche Austausch, gepaart mit der Möglichkeit, neue Techniken und Produkte auszuprobieren, ist ein exzellenter nächster Schritt, um das in diesem Buch Gelernte im Kreise von positiven, lebensbejahenden Menschen anzuwenden.

Nach vielen Jahren der Suche nach meinem optimalen Selbst, mit etlichen Experimenten, frustrierenden Rückschlägen und grandiosen Erfolgen, blicke ich zurück auf eine der spannendsten Selbstfindungsphasen meines Lebens. Die Arbeit an diesem Buch hat mir geholfen, die wertvollen Erfahrungen dieser Zeit zu sammeln, für dich und andere Leser zu recyclen und nützlich zu machen. Bei aller Selbstoptimierung ist mir aber auch ein Licht aufgegangen. Setze dich nicht selbst unter Druck! Das Ziel ist nicht, unverwundbar zu werden und alles richtig zu machen.

Vielmehr solltest du darauf abzielen, »antifragil« zu werden, wie Anja Leitz es bereits im Vorwort nennt. Gelegentliche Rückschläge gehören dazu und werden dir dazu dienen, mehr über dich zu erfahren. Lasse nichts unversucht, um dir das Leben deiner Träume zu erschaffen. Die Qualität deines Lebens liegt zu 100 Prozent in deiner Verantwortung. Verliere keine Zeit und beginne noch heute, deine Träume Wirklichkeit werden zu lassen.

Mit antifragilen Grüßen
Max Gotzler

Dank

Während ich dies hier schreibe, sitze ich gerade im Wüstenstaub von Nevada, wo ich eine Woche in beinahe kompletter Abschottung meiner eigentlichen Realität beim Burning-Man-Festival verbringe. Es gibt kaum einen besseren Ort, um über Vergangenes zu sinnieren und Erlebtes zu reflektieren. Was ich vor allem spüre, ist eine ungeheure Dankbarkeit für alle Weggefährten, die mir in den letzten Jahren geholfen haben, meinen Weg zu finden und dieses Buch fertigzustellen. Vor allem möchte ich aber meinem Team und meiner Familie danken. Ich habe enormes Glück, einige sehr positive Menschen und wahrscheinlich die besten Eltern, die man sich wünschen kann, in meinem Leben zu haben. Eure kontinuierliche Inspiration ist unersetzlich.
Vielen Dank!

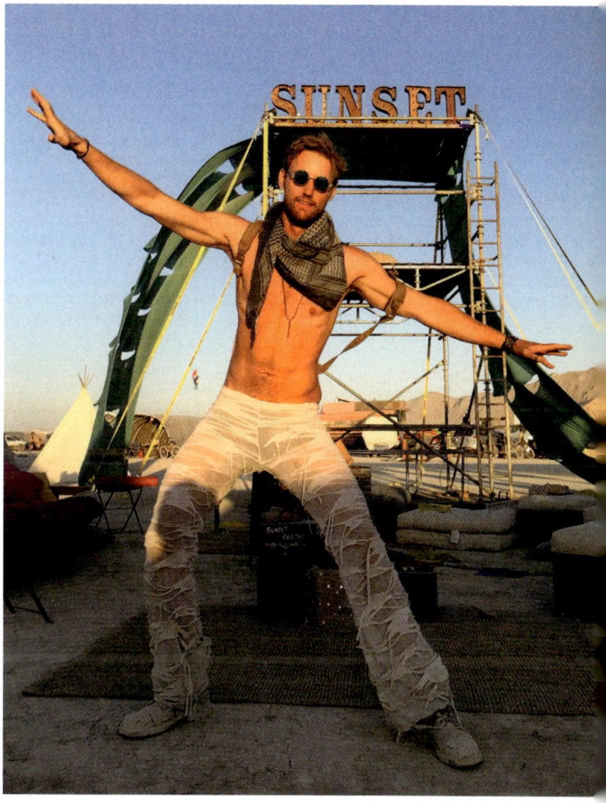

Was ist Flowgrade?

Mit Flowgrade habe ich eine Plattform zur umfassenden Selbstoptimierung für Menschen in stressigen Lebenssituationen erschaffen. Dort biete ich meinen Besuchern eine Kombination aus Artikeln, Produkten, Podcast-Episoden und Events an, um ihnen zu helfen, ihr Leben umzukrempeln und mehr Glücksmomente zu erfahren. Mehr Informationen findest du auf flowgrade.de.

Die Flowgrade-Show-Podcasts

Viele der Inhalte dieses Buches entstanden aus zahlreichen Gesprächen mit führenden Experten auf ihrem Gebiet. Über meinen Video-Podcast »Flowgrade Show« biete ich diese Gespräche für dich kostenfrei zum Anhören und Ansehen an. Das sind meine bisherigen Episoden:

1 *Die Routinen eines erfolgreichen Biohackers* mit Dave Asprey
2 *Mächtige Pilzextrakte und eine Zukunft der Cyborgs* mit Teemu Arina
3 *Insekten als alternative Eiweißquelle* mit Gabi Lewis
4 *Die richtige Körperhaltung in allen Lebenslagen* mit Kelly Starrett
5 *Über Paläo, Heilfasten und das digitale Nomadenleben* mit Nico Richter
6 *Der Flow und das Gefühl, Superkräfte zu besitzen* mit Steven Kotler
7 *Die Ernährungsweise eines Hollywoodschauspielers* mit Brandon Routh
8 *Wie du dein Gehirn glücklicher werden lässt* mit Emily Fletcher
9 *Mit Elektroschocks deine Gewohnheiten ändern* mit Maneesh Sethi
10 *Tägliche Micro-Actions für mehr Selbstbewusstsein* mit Nelli Lähteenmäki
11 *Mit Schlamm Toxine aus der Haut ziehen* mit Andy Hnilo
12 *Die optimale Diät für Bodybuilder* mit Ben Greenfield
13 *Testosteron erhöhen auf natürlichem Weg* mit Pessi Peura
14 *Glücklicher werden durch Dankbarkeit* mit UJ Ramdas
15 *Warum das Gehirn gern unproduktiv ist* mit UJ Ramdas
16 *Die Wirkmechanismen von Vitalpilzen* mit Jaakko Halmetoja
17 *Trainiere dein Gehirn, schneller zu lesen* mit Jonathan Levi
18 *Die Wahrheit über Zucker* mit Nadine Hüttenrauch
19 *Die Philosophie hinter dem Flow-Zustand* mit Jamie Wheal
20 *Die Grundlagen der ketogenen Ernährung* mit Marina Lommel
21 *Stressbewältigung durch Adaptogene* mit Tero Isokauppila
22 *Eine Anleitung für einen besseren Schlaf* mit Teemu Arina
23 *Erfolglose Jäger und lebendige Teepilze* mit Paul Seelhorst
24 *Zehn effektive Biohacks für mehr Fitness und Flow*
25 *Wie du über dich hinauswächst* mit Mark Verstegen
26 *Schamanismus, Lichtatmung und die Kraft der Farben* mit Klaus C. Ulbricht
27 *Wie du dauerhaft schmerzfrei bleibst* mit Steve Maxwell
28 *Ein Fahrplan für gesunden Alkoholkonsum* mit Todd White

29 *Optimiere deine Gehirnwellen mit Binaural Beats* mit Martin Schröder
30 *Mit Visualisierungen dein Gedächtnis schärfen* mit Mattias Ribbing
31 *Wie du chronischen Stress besiegst* mit Dr. Olli Sovijärvi
32 *Warum dein Körper im Winter keine Kiwis mag* mit Anja Leitz
33 *Warum Powerlifter kein Yoga machen sollten* mit Dr. Stuart McGill
34 *Leicht erkennbare Symptome von chronischen Entzündungen*
35 *Ski fahren in Unterwäsche oder wie du deine Mitochondrien optimierst* mit Dr. Jack Kruse
36 *Wie die Liebe dein Gehirn verändert* mit Jesse Lawler
37 *Über Entgiftung, Hashimoto und warum Frauen mit Cardio nicht abnehmen* mit Daniel Knebel
38 *Wie du ein Buch in 30 Tagen schreibst* mit Kasper van der Meulen
39 *Der Weg zur sinnvollen Nahrungsergänzung* mit Ryan Munsey
40 *Warum sich olympische Gewichtheber nicht ketogen ernähren* mit Philipp Rauscher
41 *Warum unser Darm durchlässig wird* mit Moritz von der Borch
42 *Über Vollmondfeste, Kunstlicht und gesunde Solarien* mit Alexander Wunsch
43 *Welcher Stress dir guttut* mit Sascha Fast
44 *Das optimale Umfeld für zelluläre Freudensprünge* mit Anja Leitz
45 *Die wichtigsten Eigenschaften von erfolgreichen NFL-Spielern* mit Nick Winkelman
46 *Wie du wertvollen Schlaf auch auf Reisen bekommst* mit Kelly Starrett
47 *Wie du deine größten Ängste überwindest* mit Sebastian Steudtner
48 *Wie du eine Essstörung besiegst* mit Jill Miller
49 *Wechsle deine Lebensmittel ab* mit Wolfgang Unsöld
50 *Was bedeutet Erfolg* mit Andreas Kluth
51 *Aktiviere deine Zellen* mit Daniel Knebel
52 *Wie du Rückschläge in Erfolge umwandelst* mit Alex Hipwell
53 *Der Wert der Selbstvermessung* mit Dr. Lutz Graumann
54 *Eine kurze Anleitung zur Stressbewältigung*
55 *Wie du die Pille besiegst* mit Daniel Knebel

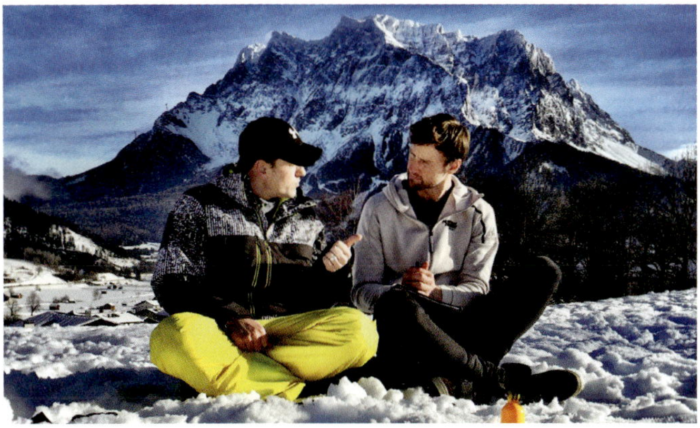

Mein drittes Interview mit Daniel Knebel habe ich vor der traumhaften Zugspitze aufgenommen.

Literaturempfehlungen

Eine wichtige Quelle für die Entwicklung meiner Arbeit sind die Werke anderer. Hier ist eine Sammlung von Büchern, die ich oft und gern weiterempfehle.

Ernährung

Dave Asprey: *Die Bulletproof-Diät. Verliere bis zu einem Pfund pro Tag, ohne zu hungern, und erlange deine Energie und Lebensfreude zurück.* riva Verlag, München

Julia Enders: *Darm mit Charme. Alles über ein unterschätztes Organ.* Ullstein Verlag, Berlin

Steven R. Gundry: *The Plant Paradox. The Hidden Dangers in "Healthy" Foods That Cause Disease and Weight Gain.* Harper-Wave, New York

Anja Leitz: *Fett. Das Handbuch für einen optimierten Stoffwechsel.* riva Verlag, München

Jimmy Moore: *Keto Clarity. Your Definitive Guide to the Benefits of a Low-Carb, High-Fat Diet.* Victory Belt Publishing, Las Vegas

Miriam Schaufler, Walter A. Drössler: *Lektine – das heimlich Gift.* riva Verlag, München

Bewegung

Timothy Ferriss: *Der 4-Stunden-Körper. Fitter – gesünder – attraktiver. Mit minimalem Aufwand ein Maximum erreichen.* Goldmann, München

Stuart McGill: *Rückenreparatur. Die McGill-Methode, um Rückenschmerzen selbst zu heilen.* riva Verlag, München

Kelly Starrett: *Werde ein geschmeidiger Leopard. Die sportliche Leistung verbessern, Verletzungen vermeiden und Schmerzen lindern.* riva Verlag, München

Erholung/Schlaf

Teemu Arina, Olli Soijärvi, Jaakko Halmetoja: *Biohacker's Handbook. Sleep.* biohackingbook.com

Dave Asprey: *Hirntuning. Die Bulletproof-Methode für höhere geistige Leistungsfähigkeit, besseren Schlaf und mehr Energie.* riva Verlag, München

Balance

Rolf Dobelli: *Die Kunst des guten Lebens. 52 überraschende Wege zum Glück.* Piper Verlag, München

Tim Ferriss: *Tools der Titanen. Die Taktiken, Routinen und Gewohnheiten der Weltklasse-Performer, Ikonen und Milliardäre.* FinanzBuch Verlag, München

Vishen Lakhiani: *Lebe nach deinen eigenen Regeln: 10 Schritte zum unkonventionellen Denken.* Allegria Verlag, Berlin

Jamie Wheal: *Stealing Fire. How Silicon Valley, the Navy SEALs, and Maverick Scientists Are Revolutionizing the Way We Live and Work.* Dey Street Books, New York

Fokus

David Allen: *Getting Things Done. The Art of Stress-Free Productivity*. Penguin Books, London

Kasper van der Meulen: *Mindlift. Mental Fitness For The Modern Mind*. Lifestyle Entrepreneurs Press, Corte Madera/Kalifornien

Timothy Ferriss: *Die 4-Stunden-Woche. Mehr Zeit, mehr Geld, mehr Leben*. Ullstein Verlag, Berlin

Umfeld

Wim Hof, Koen de Jong: *Die Kraft der Kälte. Wie du mit der Iceman-Methode gesünder, stärker und leistungsfähiger wirst*. riva Verlag, München

Anja Leitz: *Better Body – Better Brain. Das Handbuch zur Selbstoptimierung von Körper und Geist*. riva Verlag, München

Steven Kotler: *The Rise of Superman. Decoding the Science of Ultimate Human Performance*. New Harvest/Houghton Mifflin Harcourt, New York

Quellenverzeichnis

1 Vom Leistungssportler zum Biohacker

1 en.wikipedia.org/wiki/Haka_in_popular_culture

2 Cuddy, Amy JC; Caroline Ashley Wilmuth, and Dana R. Carney: *The benefit of power posing before a high-stakes social evaluation*. (2012)

3 Ranehill, Eva, et al.: *Assessing the robustness of power posing: No effect on hormones and risk tolerance in a large sample of men and women*. Psychological Science 26.5 (2015), S. 653–656

4 Kotler, Steven: The rise of superman: *Decoding the science of ultimate human performance*. Houghton Mifflin Harcourt (2014)

5 Kotler, Steven, Wheal, Jamie: *Stealing Fire: How Silicon Valley, the Navy SEALs, and Maverick Scientists Are Revolutionizing the Way We Live and Work*. HarperCollins Publishers Inc. (2017)

6 Schatten, Heide, Qing-Yuan Sun, and Randall Prather: *The Impact of Mitochondrial Function/dysfunction on IVF and New Treatment Possibilities for Infertility*. Reproductive Biology and Endocrinology: RB&E 12 (2014), S. 111. PMC. Web. 2 Aug. 2017

7 Camara, Amadou K. S., Edward J. Lesnefsky, and David F. Stowe: *Potential Therapeutic Benefits of Strategies Directed to Mitochondria*. Antioxidants & Redox Signaling 13.3 (2010): S. 279–347. PMC. Web. 2 Aug. 2017

8 Hill, Shauna, and Holly Van Remmen: *Mitochondrial Stress Signaling in Longevity: A New Role for Mitochondrial Function in Aging*. Redox Biology 2 (2014), S. 936–944. PMC. Web. 2 Aug. 2017

2 Ernährung – essen wie ein technisierter Höhlenmensch

9 Hu, Tian et al.: *Effects of Low-Carbohydrate Diets Versus Low-Fat Diets on Metabolic Risk Factors: A Meta-Analysis of Randomized Controlled Clinical Trials.* American Journal of Epidemiology 176. Suppl 7 (2012), S. 44–54. PMC. Web. 2 Aug. 2017

10 http://healthimpactnews.com/2013/sweden-becomes-first-western-nation-to-reject-low-fat-diet-dogma-in-favor-of-low-carb-high-fat-nutrition/

11 Dyerberg, J.: *Coronary heart disease in Greenland Inuit: a paradox. Implications for western diet patterns.* Arctic medical research 48.2 (1989), S. 47–54

12 Aggarwal, Bharat B., et al.: *Inflammation and cancer: how hot is the link?* Biochemical pharmacology 72.11 (2006), S. 1605–1621

13 www.marksdailyapple.com/how-to-deal-with-overtraining/

14 www.paleo360.de/gesunde-ernaehrung/leaky-gut-syndrom-paleo-hilft/

15 www.apotheken-umschau.de/Schlafstoerungen/Nachtschweiss--Ursachen-Infektionskrankheiten-56324_4.html

16 my.clevelandclinic.org/health/articles/blood-tests-to-determine-risk-of-coronary-artery-disease/c-reactive-protein

17 www.bfr.bund.de/de/presseinformation/2010/A/endokrine_disruptoren__substanzen_mit_schaedlichen_wirkungen_auf_das_hormonsystem-50488.html

18 www.urgeschmack.de/milch

19 www.just-food.com/analysis/a2-milk-launched-as-controversy-churns-on_id93493.aspx

20 www.zentrum-der-gesundheit.de/milch-ungesund-ia.html

21 Sanz, Y.: *Effects of a gluten-free diet on gut microbiota and immune function in healthy adult humans.* Gut Microbes 1(3) (2010), S. 135–137

22 Gundry M.D., Steven R.: *The Plant Paradox: The Hidden Dangers in »Healthy« Foods That Cause Disease and Weight Gain.* HarperCollins, Kindle Edition

23 www.klinikum.uni-heidelberg.de/Wie-wirkt-Sulforaphan.138791.0.html

24 www.spektrum.de/lexikon/ernaehrung/alkoholstoffwechsel/280

25 health.howstuffworks.com/wellness/drugs-alcohol/hangover4.htm

26 microbewiki.kenyon.edu/index.php/Gut_Microbiota_and_Obesity

27 www.ncbi.nlm.nih.gov/pmc/articles/PMC3104783/

28 www.ncbi.nlm.nih.gov/pmc/articles/PMC3597605/

29 Henderson, Samuel T., et al.: *Study of the ketogenic agent AC-1202 in mild to moderate Alzheimer's disease: a randomized, double-blind, placebo-controlled, multicenter trial.* Nutrition & metabolism 6.1 (2009)

30 www.healthline.com/nutrition/23-studies-on-low-carb-and-low-fat-diets

31 Dashti, Hussein M., et al.: *Bene cial effects of ketogenic diet in obese diabetic subjects.* Molecular and cellular biochemistry 302.1-2 (2007), S. 249–256

32 Afaghi, Ahmad, Helen O 'Connor, and Chin Moi Chow: *Acute effects of the very low carbohydrate diet on sleep indices.* Nutritional neuroscience 11.4 (2008), S. 146–154

33 Gibson, A. A., et al.: *Do ketogenic diets really suppress appetite? A systematic review and meta-analysis.* Obesity Reviews 16.1 (2015), S. 64–76

34 Lee, Jaewon, et al.: *2-Deoxy-D-glucose protects hippocampal neurons against excitotoxic and oxidative injury: evidence for the involvement of stress proteins.* Journal of neuroscience research 57.1 (1999), S. 48–61

35 Cox, Pete J., et al.: *Nutritional Ketosis Alters Fuel Preference and Thereby Endurance Performance in Athletes.* Cell Metabolism 24.2 (2016), S. 256–268

36 Volek, Jeff S., et al.: *Metabolic characteristics of keto-adapted ultra-endurance runners.* Metabolism 65.3 (2016), S. 100–110

37 www.researchgate.net/publication/265017011_Migraine_improvement_during_short_lasting_ketogenesis_A_proof-of-concept_study

38 Johnson, James B. et al.: *Alternate Day Calorie Restriction Improves Clinical Findings and Reduces Markers of Oxidative Stress and Inflammation in Overweight Adults with Moderate Asthma.* Free radical biology & medicine 42.5 (2007), S. 665–674. *PMC.* Web. 6 Aug. 2017

39 Martin, Bronwen, Mark P. Mattson, and Stuart Maudsley: *Caloric Restriction and Intermittent Fasting: Two Potential Diets for Successful Brain Aging.* Ageing research reviews 5.3 (2006), S. 332–353. *PMC.* Web. 6 Aug. 2017

40 Anson, R. Michael et al.: *Intermittent Fasting Dissociates Beneficial Effects of Dietary Restriction on Glucose Metabolism and Neuronal Resistance to Injury from Calorie Intake.* Proceedings of the National Academy of Sciences of the United States of America 100.10 (2003), S. 6216–6220. *PMC.* Web. 6 Aug. 2017

41 Alirezaei, Mehrdad et al.: *Short-Term Fasting Induces Profound Neuronal Autophagy.* Autophagy 6.6 (2010), S. 702–710. *PMC.* Web. 6 Aug. 2017

3 Bewegung – fit werden und schmerzfrei bleiben

42 www.medicaldaily.com/why-7-minute-workout-works-high-intensity-circuit-training-331160

4 Erholung – im Schlaf und im Wachzustand regenerieren

43 www.ncbi.nlm.nih.gov/pubmed/20469800

44 www.ncbi.nlm.nih.gov/pubmed/22402738

45 www.faz.net/aktuell/wirtschaft/fast-jeder-dritte-leidet-unter-schlafstoerungen-14843839.html

46 Chikly, Bruno, and Alaya Chikly. *Verbindung von Gehirn und Lymphsystem: neue Erkenntnisse und ihre Bedeutung für die Therapie.* Osteopathische Medizin 17.4 (2016), S. 4–9

47 Jessen, Nadia Aalling et al.: *The Glymphatic System – A Beginner's Guide.* Neurochemical research 40.12 (2015), S. 2583–2599. *PMC.* Web. 18 Sept. 2017

48 www.ncbi.nlm.nih.gov/pubmed/25266053

49 www.ncbi.nlm.nih.gov/pubmed/20469800

50 www.faz.net/aktuell/wirtschaft/fast-jeder-dritte-leidet-unter-schlafstoerungen-14843839-p4.html

51 www.psychologytoday.com/blog/the-playing-field/201402/flow-states-and-creativity

52 www.ncbi.nlm.nih.gov/pubmed/28544929

53 Carskadon, Mary A., and William C. Dement: *Normal human sleep: an overview.* Principles and practice of sleep medicine 4 (2005), S. 13–23

54 Ellenbogen, Jeffrey M., Jessica D. Payne, and Robert Stickgold: *The role of sleep in declarative memory consolidation: passive, permissive, active or none?* Current opinion in neurobiology 16.6 (2006), S. 716–722

55 Angarita, Gustavo A. et al.: *Sleep Abnormalities Associated with Alcohol, Cannabis, Cocaine, and Opiate Use: A Comprehensive Review.* Addiction Science & Clinical Practice 11 (2016), S. 9. *PMC.* Web. 18 Sept. 2017

56 www.recmanagement.com/rmnews/0703.acsm.pr.pdf

57 www.strengthsensei.com/start-day-right-lime-salt/

58 www.ncbi.nlm.nih.gov/pubmed/21552190

59 www.ncbi.nlm.nih.gov/pubmed/28577556

60 www.sciencedirect.com/science/article/pii/S0167876008007940

61 www.ncbi.nlm.nih.gov/pubmed/23853635

62 www.jle.com/fr/revues/mrh/e-docs/magnesium_supplementation_improves_indicators_of_low_magnesium_status_and_inflammatory_stress_in_adults_older_than_51_years_wit_287101/article.phtml

63 www.ncbi.nlm.nih.gov/pubmed/27074515

64 ww.ibfnetwork.com/news/story/adrenalin_breathing_with_wim_hof

5 Balance – ein Geist wie ein Zen-Meister

65 link.springer.com/article/10.1007%2FBF00845519?LI=true

66 www.ncbi.nlm.nih.gov/pubmed/23724462

67 www.headspace.com/science/meditation-benefits

68 faculty.washington.edu/wobbrock/pubs/gi-12.02.pdf

69 www.ncbi.nlm.nih.gov/pubmed/25825998

70 www.ncbi.nlm.nih.gov/pubmed/27039954

71 www.ncbi.nlm.nih.gov/pubmed/?term=meditation+orgasm

72 www.ncbi.nlm.nih.gov/pmc/articles/PMC5035751/

73 www.geo.de/wissen/17372-rtkl-entspannung-wie-unsere-atmung-uns-dabei-hilft-zur-ruhe-zu-kommen

74 journals.sagepub.com/doi/abs/10.1207/S15327957PSPR0504_2

75 assets.csom.umn.edu/assets/71516.pdf

76 www.ncbi.nlm.nih.gov/pmc/articles/PMC3010965

77 Sierck, Udo, Radtke, Nati: *Dilemma Dankbarkeit.* Digitaldruck leibl.de, AG SPAK-Bücher, Neu-Ulm (2015), S. 21

78 www.psychologytoday.com/blog/the-athletes-way/201212/the-evolutionary-biology-altruism

79 sfi.usc.edu/news/2015/10/10146-usc-neuroscientists-use-testimony-groundbreaking-study-gratitude

80 www.ncbi.nlm.nih.gov/pmc/articles/PMC4588123/

81 www.ncbi.nlm.nih.gov/pubmed/12585811

82 www.ncbi.nlm.nih.gov/pmc/articles/PMC2733324/

6 Fokus – mehr erreichen in weniger Zeit

83 www.uni-muenster.de/Prokrastinationsambulanz/prokrastination.html

84 www.wsj.com/articles/to-stop-procrastinating-look-to-science-of-mood-repair-1389142943

85 www.psychologytoday.com/blog/dont-delay/200804/giving-in-feel-good-why-self-regulation-fails

86 nymag.com/scienceofus/2015/01/time-to-get-acquainted-with-future-you.html

87 de.wikipedia.org/wiki/Ego-Depletion

88 www.brandeins.de/archiv/2005/machtwechsel/was-ist-eigentlich-parkinsons-gesetz/

89 Binaural Beats for Focus & Mental Clarity von Flowgrade auf www.youtube.com

90 www.maps.org/other-psychedelic-research/211-psilocybin-research/psilocybin-studies-in-progress/1268-johns_hopkins_study_of_psilocybin_in_cancer_patients

91 www.ncbi.nlm.nih.gov/pubmed/25179726

92 www.bvl.bund.de/DE/08_PresseInfothek/01_FuerJournalisten/01_Presse_und_Hintergrundinformationen/01_Lebensmittel/2015/2015_02_06_pi_Vitalpilze

93 chagahq.com/benefits-of-chaga/

94 onlinelibrary.wiley.com/doi/10.1002/biof.552210120/abstract

95 www.orthoknowledge.eu/der-cordyceps-sinensis-ein-pilz-mit-breitem-anwendungsspektrum/

96 www.ncbi.nlm.nih.gov/pubmed/19837596

97 www.sciencedirect.com/science/article/pii/S0940299310002332

98 examine.com/supplements/ganoderma-lucidum/

99 www.mykotherapien.com/Vitalpilze/hericium.asp

100 onlinelibrary.wiley.com/doi/10.1002/jsfa.1928/abstract

7 Umfeld – den Lebensraum optimal gestalten

101 www.alliedacademies.org/articles/the-effects-of-low-level-laser-therapy-lllt-on-the-testis-in-elevatingserum-testosterone-level-in-rats.pdf

8 Der zweiwöchige Biohacking-Crashkurs

102 www.ncbi.nlm.nih.gov/pmc/articles/PMC3505409/

Register